TRAITÉ

DES

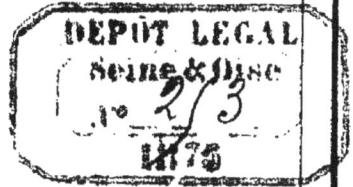

OPÉRATIONS D'URGENCE

PAR

LOUIS THOMAS

Professeur suppléant de clinique chirurgicale
et Chef des travaux anatomiques à l'École de médecine de Tours,
Chirurgien-adjoint de l'hôpital, ancien interne des hôpitaux de Paris,
Lauréat de la Faculté de Médecine, Membre correspondant
de la Société de Chirurgie, etc.

PRÉCÉDÉ D'UNE INTRODUCTION ET REVU

PAR M. LE PROFESSEUR VERNEUIL

Avec 61 figures dans le texte

—

PARIS

ADRIEN DELAHAYE, LIBRAIRE-ÉDITEUR

PLACE DE L'ÉCOLE-DE-MÉDECINE

—

1875

TRAITÉ

OPÉRATIONS D'URGENCE

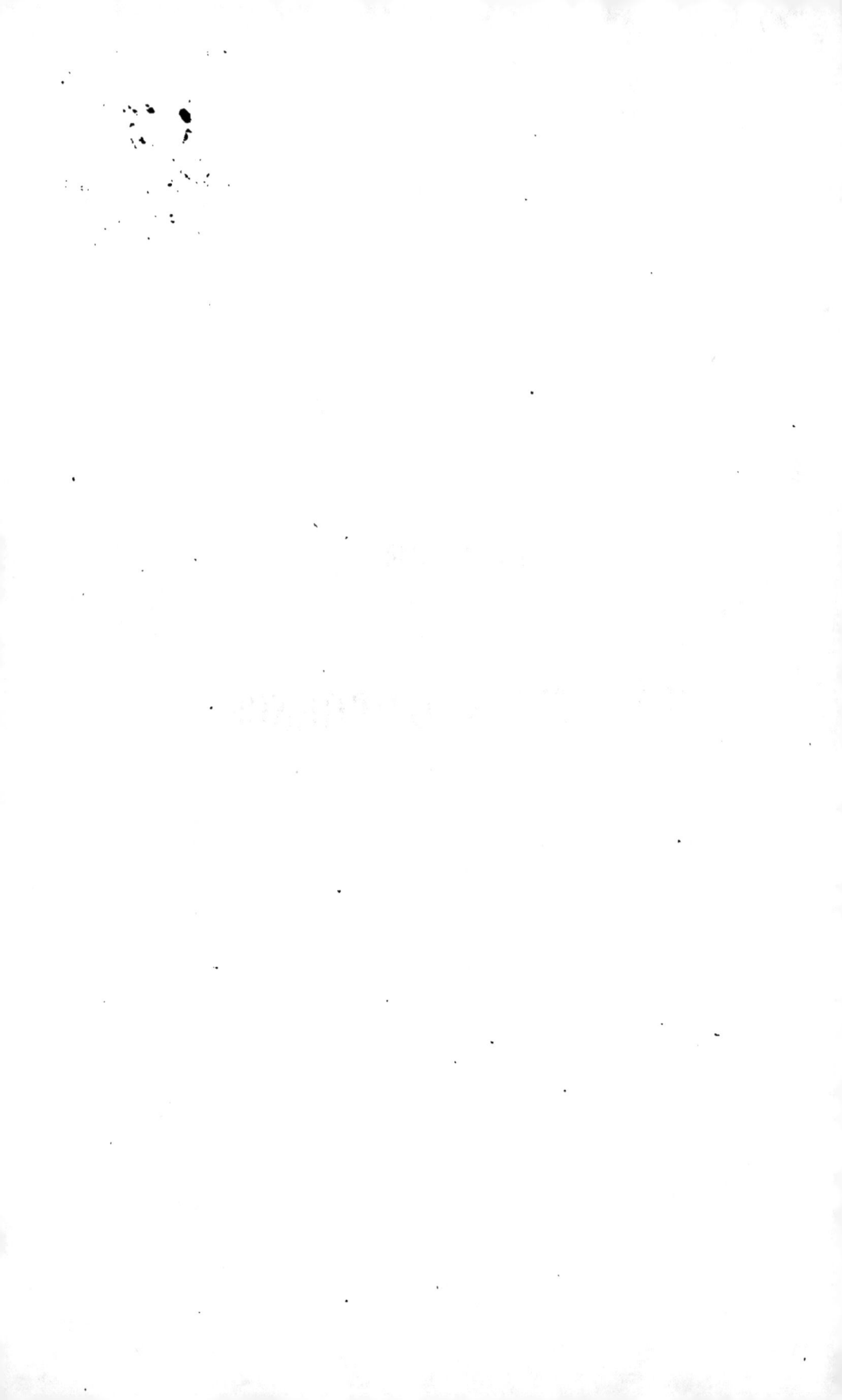

A

LA MÉMOIRE DE MES MAITRES

C. DENONVILLIERS

ET

E. FOLLIN

L. T.

Ce livre est la reproduction du Cours de Médecine opératoire que depuis deux ans j'ai professé à l'École de médecine de Tours.

En présence d'un auditoire composé d'étudiants aspirant, les uns au titre d'officier de santé, les autres au doctorat, j'ai recherché, pour que cet enseignement fût utile à tous, les circonstances dans lesquelles l'officier de santé peut et même doit s'affranchir de la loi qui lui interdit la pratique des opérations.

A ce point de vue spécial, on peut diviser la Médecine opératoire en deux parties. Dans l'une, figurent les opérations, dont l'exécution, qui peut être momentanément ajournée, appartient exclusivement au docteur et pour lesquelles il a le loisir de revoir ses auteurs et au besoin de s'entourer de conseils. Dans l'autre, se trouvent, au contraire, les opérations destinées à conjurer des accidents menaçant immédiatement l'existence et se présentant avec un caractère d'urgence tel qu'elles doivent être pratiquées sans le moindre retard. Ce sont ces dernières que tout médecin, docteur ou officier de santé, peut être appelé à exécuter, qui m'ont paru devoir faire plus spécialement, pour ne pas dire ex-

clusivement, l'objet du cours de Médecine opératoire dans une École secondaire.

Pour parer aux éventualités de la pratique, le manuel opératoire et les indications de ces *Opérations
d'urgence* doivent être constamment présents à l'esprit du médecin. Mais, comme l'occasion de les
pratiquer, surtout pour quelques-unes, ne se présente que rarement, il peut arriver que, le moment
d'agir venu, la mémoire fasse défaut. J'ai donc
pensé qu'il serait utile pour les praticiens d'avoir
réunies, en un volume portatif et facile à consulter,
toutes les données nécessaires à leur exécution. J'hé-
sitais cependant à donner suite à mon projet, et
sans doute mon manuscrit eût attendu longtemps
encore avant de voir le jour, si mon cher maître,
le professeur Verneuil, ne m'eût offert l'appui de
son nom, de son expérience et de ses conseils. En
présence d'une telle proposition, mes scrupules n'a-
vaient plus d'excuse, et je me mis résolûment à la
besogne.

J'ai décrit les opérations d'urgence d'après leurs
indications et ainsi abordé successivement, dans
des chapitres distincts, les opérations nécessitées par
les hémorrhagies, la suffocation, l'étranglement intestinal et la rétention stercorale, la rétention d'u-
rine, les corps étrangers de l'œil, de l'oreille, du
pharynx, de l'œsophage, et les amputations que
réclament immédiatement les grands traumatismes.
Ces causes m'ont seules paru exiger, quoique à
des degrés différents, une intervention chirurgicale
immédiate. Enfin j'ai terminé par un chapitre con-

sacré à l'anesthésie, qui est l'acte préliminaire obligé de quelques-unes de ces opérations. En adoptant ce plan, plus conforme à ce qui se passe dans la pratique, j'ai pu donner une large place aux indications dont la connaissance imparfaite est la cause de bien des hésitations et souvent de temporisations fâcheuses.

Comme ce livre ne s'adresse pas à des chirurgiens (mes prétentions ne sont pas si hautes) et a été écrit seulement pour les médecins ne se livrant qu'accidentellement et sous le coup d'une impérieuse nécessité à la pratique des opérations, j'ai cru devoir en bannir toute discussion n'offrant pas un intérêt pratique, passer sous silence l'historique des opérations, être sobre de noms d'auteurs, éviter en un mot toutes les questions qui sont sans utilité au lit du malade. En présence de plusieurs procédés opératoires, j'ai décrit celui qui m'a paru le meilleur, applicable dans la très-grande majorité des cas, sans mentionner les autres et surtout sans me livrer à une critique qui aurait été déplacée dans un ouvrage de cette nature.

Pour en faciliter l'intelligence, de nombreuses figures ont été intercalées dans le texte. En ce qui concerne les opérations nécessitées par les hémorrhagies, j'ai remplacé les figures représentant les ligatures d'artères qui se trouvent dans la plupart des traités de médecine opératoire par des planches d'anatomie. Celles-ci, empruntées à l'excellent ouvrage du professeur Sappey et par conséquent d'une exactitude rigoureuse, m'ont paru destinées à rendre plus de services au praticien en lui rappelant les dispositions anatomiques de la région sur laquelle il va porter l'instrument. Les figures relatives au cathétérisme et à la ponction de la vessie ont été tirées du *Traité des opérations des voies urinaires* de mon ancien collègue Reliquet, qui les a mises obligeamment à ma disposition.

Après avoir ainsi sommairement exposé le plan de cet ouvrage et l'esprit dans lequel il a été conçu, j'ajouterai que les épreuves en ont été revues par le professeur Verneuil qui m'a encouragé et dirigé dans cette entreprise et dont l'affection ne m'a pas toujours ménagé les critiques. Qu'il veuille bien recevoir ici l'expression de ma très-vive reconnaissance.

Je dois enfin des remercîments à l'éditeur, M. Adr. Delahaye, pour les sacrifices qu'il s'est imposés et les soins qu'il a apportés à cette publication.

Louis THOMAS.

INTRODUCTION

J'approuve hautement M. Louis Thomas d'avoir
écrit un livre qui répond à un véritable besoin.

On a bien divisé, assez arbitrairement, il est
vrai, en *petite* et *grande* chirurgie les actes manuels
de la thérapeutique chirurgicale. On s'accorde à
dire que la première est accessible à tous les praticiens et la seconde réservée à ceux qui possèdent une instruction spéciale, une certaine har-
diesse et une dextérité au-dessus de la moyenne.
Enfin la loi consacre cette dichotomie correspondant aux deux ordres de médecins qu'elle s'obstine
à reconnaître. Mais personne n'a encore eu l'i-
dée si simple, si conforme aux réalités de la pratique et aux devoirs de l'humanité de trier, dans
l'immense série des opérations chirurgicales, celles,
en petit nombre d'ailleurs, que doit connaître à
fond et pratiquer à l'occasion sans hésiter tout membre du corps médical, quels que soient son titre
officiel, son rang dans la hiérarchie et la direction
spéciale ou non de ses travaux. Dans certains cas

d'urgence, en effet, il n'y a plus ni officier de santé, ni docteur ni médecin, ni chirurgien, ni encyclopédiste ni spécialiste ; mais seulement, d'un côté, un homme en danger de mort prompte, et en face de lui un autre homme qui peut le sauver par une intervention rapide et bien conduite. Si ce dernier, timide ou inhabile, ajourne l'acte sauveur ou l'exécute mal, il compromet gravement la vie de son semblable et assume sur lui-même une lourde responsabilité, jusqu'à celle de l'homicide involontaire inclusivement.

Le praticien doit donc être prêt en tout temps et en tous lieux à employer certaines ressources suprêmes de la chirurgie ; mais, pour être à la hauteur de cette tâche, il lui faudrait des études approfondies et incessantes, une connaissance exacte des dispositions anatomiques, un jugement assez sûr pour saisir à propos les indications, pour choisir entre les méthodes et les procédés et enfin une main exercée au maniement de la panoplie chirurgicale. Cet ensemble de qualités n'est pas commun ; on pourrait cependant l'acquérir, presque toujours par malheur il en est autrement. L'officier de santé d'abord se croit naturellement dispensé et se met à l'abri derrière une loi qui lui impose en quelque sorte des crimes de lèse-humanité. Le docteur n'a pas cette excuse, mais il en invoque d'autres : la rareté des cas pressants dans une clientèle restreinte, exercée au fond des campagnes ; puis, dans les villes, la facilité d'appeler

à son secours les confrères plus familiarisés avec l'art
chirurgical ou d'envoyer les pauvres à l'hôpital.

Jadis il a bien étudié quelque peu la pathologie
externe et la médecine opératoire, ne fût-ce que
pour acquérir son diplôme, mais il a oublié faute
d'exercice, dit-il, et ne pense plus à réapprendre.
Alors l'occasion surgissant à l'improviste de conjurer un péril menaçant, il hésite, tremble, temporise et se borne à mettre en usage cette funeste série de demi-mesures qui font tant de victimes. Là
où il faudrait lier un vaisseau récemment ouvert, il
tamponne la plaie ou la bourre de perchlorure de
fer. Là où il faudrait débrider sans perdre une
heure, il pratique un taxis forcé et prolongé, etc.
Parfois il se décide à agir, mais combien souvent il
échoue ou laisse l'entreprise inachevée! Que d'accidents redoutables causés par le cathéter conduit
d'une main ignorante et maladroite!

Communément le pauvre confrère, presque aussi
à plaindre qu'à blamer, a le sentiment de son infé-
riorité et le remords tardif de son insouciance; il
s'accuse, mais accuse aussi et ses maîtres autrefois
trop indulgents et ses livres qui lui apprennent mal
à se tirer des mauvais pas. Maintes et maintes fois
nous avons reçu de praticiens honnêtes et estimés
les aveux les plus complets et les plus humbles con-
fidences. Un grand nombre réclamaient un livre
spécial capable de les sortir d'embarras.

Je leur répondais par la liste de nos excellents

traités de médecine opératoire. Ils répliquaient que
ces ouvrages sont trop courts ou trop longs, qu'on
ne saurait tous les posséder, que les meilleurs vieil-
lissent vite, qu'au chapitre consulté on ne trouve
presque jamais ni détails explicites, ni mention des
cas particuliers, ni énumération suffisante des difficultés et des incidents imprévus, ni indications et
contre-indications précises, et puis trop d'historique,
trop de procédés mauvais complaisamment mis en
même ligne que les bons et pas assez de raisons capables de motiver le choix.

Tous ceux qui débutent aujourd'hui ou qui, vieil-
lis dans le métier, n'ont pas oublié leurs premières opérations, reconnaîtront l'exactitude de ces
dires et le bien fondé de ces reproches.

Il faut donc un livre substantiel, concis, ferme-
ment rédigé et portatif qu'on puisse lire et re-
lire au quart d'heure décisif et dans les moments
de loisir ; un catéchisme de la chirurgie d'urgence
susceptible d'être en quelque sorte appris par cœur,
renfermant tout ce qu'il est indispensable de savoir,
n'admettant guère dans ses pages que les notions
essentielles et les préceptes à peu près universelle-
ment acceptés.

M. Louis Thomas a tenté l'entreprise et l'a, je crois,
menée à bien. Il m'a fait l'honneur de me demander
quelques conseils sur le plan général et m'a prié de
revoir ses épreuves ; j'y ai consenti de grand cœur.

Si l'œuvre n'est pas sans défaut, on reconnaîtra

du moins que l'auteur a saisi du premier coup l'étendue exacte et les proportions vraies de son sujet, qu'il a compris judicieusement la nécessité d'être affirmatif en tous points et même au besoin absolu ; qu'en d'autres termes, il n'a pas voulu discuter plus dans son livre qu'on ne discute devant l'ennemi. Cette manière de faire a évidemment ses dangers, moindres toutefois que ceux qu'engendrent l'incertitude et l'indécision.

Certes ceux qui prendraient l'âge de l'auteur pour mesure de la valeur de l'œuvre pourraient hésiter à suivre des règles formelles tracées par un jeune chirurgien de province suspect d'ardeur juvénile et d'esprit entreprenant.

Je n'hésite point à les rassurer. M. Louis Thomas, à la vérité, n'a point encore la tête couronnée de neige, mais il n'en a pas moins une maturité précoce, un sens clinique très-droit et une intelligence remarquable des nécessités de la pratique.

Le Traité des opérations d'urgence me paraît destiné à rendre un autre service. Composé dans une école secondaire pour l'auditoire spécial qu'elle renferme, j'estime qu'il deviendra la base de l'enseignement opératoire dans tous les établissements de ce genre.

Les notions simples, claires, précises qu'il renferme se graveront sans peine et d'une manière indélébile dans de jeunes cerveaux non encore encombrés par la multiplicité des matières à apprendre plus tard. Et ainsi nos campagnes et nos provinces se peupleront sinon de chirurgiens complets et accomplis, du moins de praticiens à la hauteur de leur mission dans les cas pressants et difficiles.

Si ce service est rendu à nos paysans, à nos ouvriers, à tous ceux qui ne peuvent appeler à eux les grands maîtres, je serai heureux et fier qu'ils le doivent à un de mes meilleurs élèves, aujourd'hui devenu l'un de mes meilleurs amis.

VERNEUIL.

CHAPITRE PREMIER

DES OPÉRATIONS NÉCESSITÉES PAR LES HÉMORRHAGIES

PREMIÈRE SECTION

HÉMORRHAGIES CAPILLAIRES

Les hémorrhagies capillaires réclament rarement une opération chirurgicale, et lorsque celle-ci est nécessaire, elle est ordinairement d'une extrême facilité.

Rien de plus simple en effet que d'exercer à la surface d'une plaie une compression directe, qui sera le plus souvent efficace, ou de recourir à la cautérisation.

Si l'hémorrhagie capillaire est fournie par une surface ulcérée végétante, ainsi que cela a souvent lieu à la suite de l'ulcération des tumeurs molles et vasculaires, on arrêtera l'écoulement sanguin soit simplement par la compression, soit par l'application de boulettes de charpie imbibées de perchlorure de fer, soit enfin par la cautérisation pratiquée avec le fer rouge ou avec la pâte de Canquoin, appliquée en couche mince à la surface de l'ulcération.

L'hémorrhagie capillaire est-elle fournie par une plaie étroite et anfractueuse? La compression se pratique encore facilement en bourrant cette cavité, aussi exactement que possible et en commençant par la profon-

1

deur, de charpie sèche ou imbibée de liquides hémostatiques.

Il est important, au point de vue pratique, de distinguer les hémorrhagies capillaires accompagnant une
plaie récente de celles qui sont fournies par une plaie
en suppuration. Ces dernières, qui sont des hémorrhagies secondaires, sont souvent la conséquence d'une intoxication ; aussi les moyens locaux dirigés contre elles
échouent-ils souvent. Contre ces hémorrhagies septicé-
miques, en même temps qu'on applique à la surface de
la plaie ou dans sa profondeur de la charpie imbibée de
perchlorure de fer, ou qu'on pratique la cautérisation
avec le fer rouge, il faut administrer le sulfate de qui-
nine. A la dose d'un gramme ce sel constitue alors le
meilleur hémostatique et réussit mieux que tous les
moyens locaux à arrêter l'écoulement sanguin et surtout à en prévenir le retour.

C'est seulement lorsque les hémorrhagies capillaires
proviennent de certaines cavités naturelles, que la compression, pour être exercée sur leurs parois, nécessite
des manœuvres spéciales désignées sous le nom de *Tam-
ponnements* et que nous allons décrire.

Tamponnement des Fosses Nasales.

On se propose, non pas de remplir complétement la
cavité de la fosse nasale qui est le siége de l'hémorrhagie, mais seulement d'obturer ses orifices antérieur et
postérieur, de telle sorte que le sang, versé entre les
deux obstacles, s'y accumule et forme un caillot qui,
en comprimant les parois de la cavité, met un terme à
l'écoulement sanguin.

On fait ordinairement usage, pour pratiquer cette
opération, d'un instrument dit *Sonde de Belloc*. Cette

sonde, de la longueur d'une sonde de femme, mais d'une courbure plus prononcée, consiste en une canule, ouverte à ses deux extrémités, et renfermant un ressort de montre terminé d'un côté par un bouton perforé et fixé, par son autre extrémité, à une tige droite qui permet de le repousser hors de la canule.

Après avoir préparé un bourdonnet de charpie, du volume d'une noix, au milieu duquel on fixe, solidement et par un double nœud, trois fils cirés, forts et ayant une longueur de 30 à 40 centimètres, on place le malade, la bouche largement ouverte, assis en face d'une fenêtre. On introduit alors, dans la narine qui est le siège de l'écoulement sanguin, la sonde de Belloc, dont la concavité est tournée en bas, et on la conduit, d'avant en arrière, jusque dans le pharynx, en suivant le plancher de la fosse nasale (fig. 1). Lorsque son bec est ar-

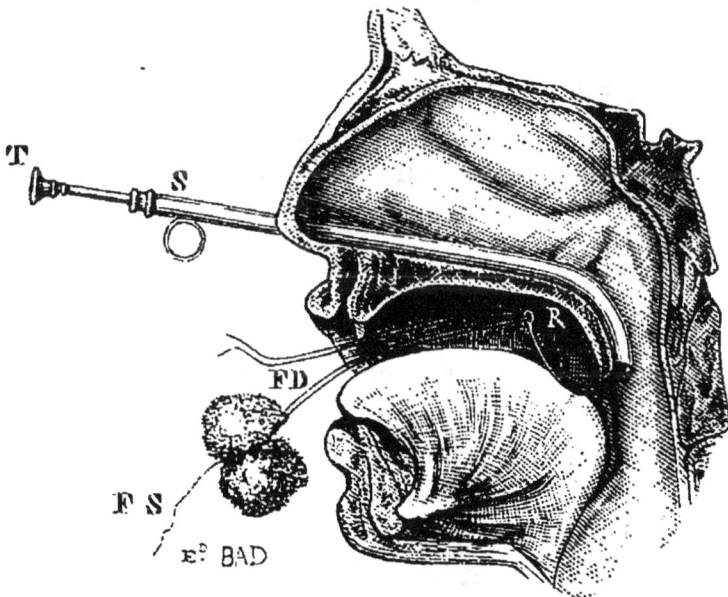

Fig. 1. — Tamponnement des fosses nasales.
S, sonde de Belloc. — R, ressort. — T, tige portant le ressort — FD, fil double nasal. — FS, fil simple buccal.

rivé dans le pharynx, ce dont on est averti par les mouvements de déglutition qu'il provoque, le chirurgien pousse la tige qui chasse le ressort, dont l'extrémité boutonnée apparaît alors dans la bouche, en contournant le voile du palais.

Dans le châs que présente le bec de la sonde, attiré en avant soit avec une pince, soit avec les doigts, on passe un des fils fixés au bourdonnet et on le réunit par un double nœud avec un des deux autres fils, le troisième restant libre. On retire alors le ressort qui rentre dans la sonde, puis la sonde et les deux fils, fixés à son extrémité, sont ramenés à l'extérieur par la narine.

Pour terminer l'opération, on tire fortement sur ces fils et on engage le bourdonnet dans l'orifice postérieur de la fosse nasale, en le dirigeant avec le doigt introduit derrière le voile du palais. Séparant alors et écartant les fils, on remplit la narine de boulettes de charpie sur lesquelles les fils sont ensuite noués solidement.

Le troisième fil, qui est resté libre dans la cavité buccale, est maintenu relevé sur la joue par une bandelette agglutinative et servira plus tard à retirer le bourdonnet de charpie, engagé dans l'orifice postérieur de la fosse nasale.

A ce procédé, décrit par tous les auteurs, j'ai apporté la modification suivante : avant d'introduire la sonde de Belloc, je passe, dans son châs, un fil, long de 40 à 50 centimètres, que je noue à ses deux extrémités. La sonde introduite, comme à l'ordinaire, je saisis, dans la bouche, avec une pince, non plus le bec de la sonde, mais l'anse de fil que j'amène à l'extérieur. Ceci fait, je retire immédiatement la sonde et il reste un fil, allant de la narine dans la bouche, en contournant le voile du palais et auquel je fixe, tout à mon aise, les fils nasaux du bourdonnet de charpie. Le reste de l'opération se pratique ensuite comme dans le procédé décrit plus haut.

Grâce à cette petite modification, on évite un temps très-ennuyeux de l'opération, qui consiste à passer un fil, à travers les yeux de la sonde, dans l'intérieur même de la bouche, remplie de sang et de salive et alors que le malade se livre à des mouvements involontaires de déglutition ou à des efforts de vomissement. La manœuvre est ainsi rendue plus facile, plus rapide et moins pénible pour le patient.

Le tamponnement des fosses nasales peut être pratiqué sans le secours de la sonde de Belloc ; quelques chirurgiens même préfèrent n'en pas faire usage. Cet instrument peut être, en effet, parfaitement remplacé soit par une sonde molle ou une bougie, soit même par une branche mince et souple de bois vert, une branche d'osier, par exemple, qu'on recourbe et dont on arrondit l'extrémité. L'introduction se fait, comme pour la sonde de Belloc, en suivant le plancher de la fosse nasale. Lorsque l'extrémité de la sonde, de la bougie ou de la petite branche est arrivée dans le pharynx, sur la paroi postérieure duquel on la distingue aisément, il est facile de la saisir avec des pinces ou avec les doigts et de l'attirer dans la bouche afin de fixer sur elle les fils nasaux du bourdonnet de charpie. Comme cette partie de l'opération ne laisse pas que de présenter quelque difficulté et d'être en outre assez désagréable et pénible pour le malade, nous conseillons, comme pour le tamponnement avec la sonde de Belloc, de fixer d'abord à l'extrémité de la sonde, bougie ou branche d'osier, un fil assez long qu'on saisit dans le pharynx et qu'on amène par la bouche à l'extérieur. On retire immédiatement la sonde, bougie ou branche et, le fil conducteur naso-buccal ainsi passé, on peut prendre tout son temps pour fixer à son extrémité buccale les fils du bourdonnet de charpie.

Le tamponnement des fosses nasales doit être laissé en place vingt-quatre ou quarante huit heures, pendant lesquelles on recommande au malade le repos.

Pour le retirer, on coupe le nœud situé en avant du tampon antérieur qu'on enlève avec des pinces ; le tampon postérieur se retire, sans difficulté, par la bouche, à l'aide du fil buccal.

Lorsque les tampons seront retirés, le malade gardera encore le repos, pendant quelques jours, et évitera de se moucher avec force pour ne pas débarrasser la narine du caillot qu'elle contient.

Tamponnement du Vagin.

Après avoir débarrassé, soit avec les doigts, soit par une lotion, à grande eau, la cavité vaginale des caillots qu'elle contient, on porte directement, dans cette cavité, des boulettes de charpie ou de coton, en aussi grande quantité que possible, de façon à distendre tous les replis de ses parois. On applique ensuite sur l'orifice vulvaire un tampon plus volumineux, une compresse et un bandage en T.

Lorsqu'on aura à sa disposition un spéculum, on devra en faire usage ; le tamponnement sera ainsi appliqué d'une façon plus méthodique et la compression sera plus énergique et plus régulière. Le spéculum une fois introduit, on porte avec une pince à pansements des boulettes de charpie, d'abord sur le col utérin, puis dans les culs-de-sac vaginaux, de façon à les distendre. Le spéculum est ensuite retiré graduellement, à mesure que la cavité vaginale se remplit de boulettes de charpie.

Pour remédier à la difficulté qu'on éprouverait à extraire la charpie ou le coton transformés par la pression et l'imbibition en une masse compacte, on peut fixer à chacune des boulettes un fil qu'on laisse pendre au dehors de la vulve, ou mieux encore, suivant le procédé dit *à queue de cerf-volant*, toutes les boulettes sont fixées, à quelques centimètres de distance les unes des autres, sur un même fil, dont l'extrémité pend à l'extérieur.

Après le tamponnement du vagin, l'urèthre se trouvant comprimé, il sera nécessaire de pratiquer le cathétérisme.

Le tamponnement sera retiré après 24 ou 48 heures. Si l'hémorrhagie avait été très-abondante et si on avait lieu d'en craindre le retour, il serait plus prudent de ne pas retirer tous les bourdonnets à la fois.

Lorsque l'hémorrhagie est fournie par un cancer ou un épithéliôme du col utérin, avant d'en venir au tamponnement du vagin, on touchera d'abord la surface de la tumeur avec une solution concentrée de perchlorure de fer, et ensuite avec le fer rouge si le premier moyen échoue.

Tamponnement du Rectum.

On introduit dans cette cavité, aussi haut que possible, de façon à dépasser le siége de l'hémorrhagie, le milieu d'une compresse carrée, dont les quatre coins sont à l'extérieur. On remplit ensuite le cul-de-sac ainsi formé de boulettes de charpie isolées ou réunies en queue de cerf-volant. Un bandage en T solidement assujetti maintient l'appareil en place.

Si l'anus présentait trop de résistance à l'introduction de la compresse ou des boulettes de charpie, il se-

rait alors nécessaire de faire la *dilatation forcée* de cet
orifice. Cette petite opération se pratique de la façon
suivante : après avoir introduit dans l'anus l'index
gauche, puis, sur la face dorsale de celui-ci, l'index
droit, le chirurgien écarte transversalement ces deux
doigts, se tournant leur face dorsale, jusqu'à la rencontre de la résistance osseuse du détroit inférieur du
bassin.

L'orifice anal une fois relâché, le tamponnement du
rectum peut être alors exécuté avec la plus grande facilité.

DEUXIÈME SECTION

HÉMORRHAGIES ARTÉRIELLES

GÉNÉRALITÉS.

La *ligature des deux bouts de l'artère divisée* est le seul
moyen hémostatique qui donne au chirurgien une sécurité complète et prévient d'une façon certaine le retour d'une hémorrhagie artérielle.

C'est donc à cette opération, généralement facile
lorsqu'il s'agit d'une plaie récente, qu'il faut, sauf quelques rares exceptions, donner la préférence. Faute d'y
avoir recours, on expose le blessé à tous les dangers des
hémorrhagies consécutives.

Les autres moyens hémostatiques, quoique ayant
suffi, dans certains cas, à arrêter définitivement des
hémorrhagies fournies par des artères d'un calibre
parfois important, sont infidèles et ne doivent être con-

servés qu'à titre de moyens adjuvants ou provisoires. C'est ainsi qu'en présence d'une hémorrhagie artérielle qui peut, par son abondance, entraîner, en quelques instants, la mort du blessé, le chirurgien exercera une compression à la surface de la plaie avec le doigt ou, si celle-ci est profonde, avec de la charpie ou de l'étoupe, pour mettre un terme à l'écoulement sanguin.

Nous ferons remarquer, à ce sujet, que, dans aucun cas, on ne devra verser à la surface de la plaie ou dans sa profondeur, un de ces liquides hémostatiques, le per-chlorure de fer notamment, dont on fait trop souvent usage et qui présentent le grand inconvénient de mo-difier l'aspect des tissus et de rendre beaucoup plus la-borieuse la recherche ultérieure des deux bouts de l'ar-tère. C'est seulement contre les hémorrhagies en nappe et non contre les hémorrhagies artérielles, à moins qu'on n'ait renoncé, par suite de difficultés insurmonta-bles, à faire la ligature des deux bouts de l'artère dans la plaie, qu'on peut faire usage des liquides hémostati-ques.

Compression.

La *compression directe* ne sera employée par le chi-rurgien, qui se trouve en présence d'une hémorrhagie artérielle, que comme un moyen hémostatique *provi-soire*, destiné à lui permettre de suspendre momentané-ment l'écoulement sanguin pendant qu'il se met en demeure de pratiquer la ligature des deux bouts de l'artère. Cependant une exception doit être faite lorsque l'artère lésée est tellement importante et si rap-prochée du cœur, comme le tronc brachio-céphalique ou l'artère sous-clavière en dedans des scalènes, qu'on ne saurait songer à y appliquer une ligature. Si en pareil cas, on était assez heureux pour obtenir, par la com-

1.

pression directe, l'arrêt de l'hémorrhagie, on pourrait espérer d'obtenir la guérison au prix d'un anévrysme. Les chances de succès seraient assurément minimes, mais elles seraient encore supérieures à celles de la ligature qui, appliquée sur ces vaisseaux, a toujours été suivie de mort. Sauf ces cas exceptionnels, la compression directe n'est, comme je l'ai déjà dit, qu'un moyen provisoire qu'il faut abandonner pour la ligature des deux bouts de l'artère.

La *compression indirecte*, qui s'exerce entre la plaie et le cœur, soit sur l'artère lésée, soit sur le tronc qui lui donne naissance, peut être employée comme moyen hémostatique provisoire lorsque la compression directe est impuissante à suspendre l'hémorrhagie ; mais c'est surtout à titre de moyen *adjuvant* qu'on y a recours. Cependant la compression indirecte digitale, unie à la compression directe, a été employée avec succès comme moyen hémostatique définitif, dans certains cas de blessures artérielles où la ligature dans la plaie était impraticable. Ce traitement, qui doit être permanent et continué pendant plusieurs jours, exige des aides nombreux et intelligents qu'on n'a pas toujours sous la main, surtout à la campagne. Mais si on dispose du personnel nécessaire, il ne faut pas oublier que la compression digitale permanente a rendu des services, notamment dans la thérapeutique des fractures compliquées de déchirure des vaisseaux.

En suspendant le cours du sang dans le segment du membre sur lequel siége la plaie, la compression indirecte permet de débarrasser celle-ci des agents de la compression directe, de la nettoyer des caillots qu'elle contient, enfin de la mettre et de la maintenir complétement à sec. On peut alors rechercher avec facilité les deux bouts de l'artère dont on doit pratiquer la ligature.

La compression indirecte constitue, comme on le voit, un temps préliminaire de cette opération.

On l'exerce soit avec les doigts, soit à l'aide d'appareils.

La *compression indirecte digitale* ne peut être pratiquée indistinctement sur tous les points du trajet d'une artère. Deux conditions sont nécessaires pour qu'elle soit efficace, d'abord, que l'artère ne soit pas située trop profondément et ensuite qu'elle repose sur un plan osseux fournissant un point d'appui. De là pour les différentes artères des lieux d'élection importants à connaître.

A la *face :* l'artère *faciale* sera comprimée à son passage sur l'os maxillaire inférieur, en avant du muscle masséter ; l'artère *temporale* au-devant de l'oreille externe, entre le tragus et l'apophyse zygomatique ou sur le frontal.

Au *cou :* on comprimera l'artère *carotide primitive* sur la colonne vertébrale, en dedans du muscle sterno-mastoïdien. Le tubercule antérieur de l'apophyse transverse de la sixième vertèbre cervicale (tubercule carotidien de Chassaignac) servira de point de repère. C'est en dedans de lui qu'on rencontrera l'artère et que devra porter la compression. Ce tubercule est facile à sentir, à deux pouces environ au-dessus de la clavicule, en plaçant les doigts dans la dépression qui existe entre le bord interne du sterno-mastoïdien et la trachée.

L'artère *vertébrale* sera comprimée comme la carotide primitive, en arrière de laquelle elle est située, sur la colonne vertébrale en dedans du muscle sterno-mastoïdien, et *au-dessous* du tubercule carotidien. Au-dessus de ce tubercule, elle échappe à la compression par suite de son passage dans le canal ostéo-musculaire que forment pour la recevoir les apophyses transverses des vertèbres et les muscles intertransversaires du cou.

Au-dessous de ce tubercule, le doigt, qui presse perpendiculairement sur la face antérieure de la colonne vertébrale entre la trachée et le bord interne du sterno-mastoïdien, comprime simultanément deux artères, la carotide primitive et la vertébrale.

L'artère *sous-clavière* sera comprimée dans le creux sus-claviculaire, en dehors des muscles scalènes, à son passage sur la première côte, derrière la partie moyenne de la clavicule. L'artère sera plus accessible, et par suite la compression plus facile, si on a le soin d'abaisser le moignon de l'épaule. C'est ordinairement avec le pouce qu'on exerce cette compression. Elle devient bientôt très-fatigante; aussi conseille-t-on d'avoir recours, au lieu du doigt, à une pelote à manche, dont on se sert comme d'un cachet.

Au *membre supérieur :* on comprimera l'artère *axillaire* dans le creux de l'aisselle, sur la tête de l'humérus, l'artère *humérale*, à la partie moyenne du bras, en dedans et en arrière du muscle biceps, sur la face interne de l'humérus, et les artères *radiale* et *cubitale*, sur le radius et le cubitus, immédiatement au-dessus de l'articulation du poignet.

L'*aorte* peut être comprimée sur la colonne vertébrale, au niveau de l'ombilic, à travers la paroi abdominale relâchée. Cette compression a été conseillée et employée avec succès dans les hémorrhagies utérines. On pourrait également y avoir recours dans le cas d'hémorrhagies résultant de la blessure des vaisseaux iliaques, et des branches de l'artère iliaque interne, de l'artère fessière par exemple.

L'artère *iliaque externe* peut être également comprimée à travers la paroi abdominale placée dans le relâchement par suite de la flexion de la tête, des

jambes et des cuisses. Cette compression s'exerce sur
le détroit supérieur du bassin.

Au *membre inférieur :* l'artère *fémorale* sera comprimée
sur le pubis, au niveau de l'éminence ilio-pectinée.
Par suite de la disposition inclinée de la surface osseuse sur laquelle repose cette artère, la pression devra
être dirigée un peu obliquement en haut et en arrière.
On pourrait encore comprimer cette artère sur la face
interne du fémur à son passage dans la gaîne du troisième adducteur, mais sur ce point la compression
est bien plus difficile à exercer qu'au pli de l'aine.

L'artère *poplitée* pourrait à la rigueur être comprimée dans le creux du jarret, mais elle ne peut être
que difficilement atteinte et la compression s'exerce
en outre simultanément sur le nerf sciatique poplité
interne et la veine poplitée. Pour ces raisons on doit
lui préférer la compression de l'artère fémorale au pli
de l'aine.

Les artères de la jambe sont situées trop profondément pour être soumises à la compression digitale.

Au *pied :* l'artère pédieuse sera facilement comprimée
dans toute son étendue depuis le ligament annulaire
du tarse jusqu'à son entrée dans le premier espace
intermétatarsien.

Pour pratiquer la compression digitale, voici comment on procède : après avoir reconnu la position
de l'artère et senti ses battements, on applique sur
elle, suivant sa direction, et perpendiculairement au
plan osseux sur lequel elle repose, les extrémités des
quatre derniers doigts de la main droite réunis sur une
même ligne. Puis on presse graduellement et d'une
façon continue jusqu'à ce que l'écoulement sanguin
soit arrêté, ou, si déjà il avait été suspendu par la
compression directe, jusqu'à ce que les battements

cessent d'être perçus dans le tronc artériel ou ses branches terminales, au-dessous du point comprimé.

Ce mode de compression a l'avantage de pouvoir être appliqué dans toutes les régions du corps, c'est même le seul auquel on puisse avoir recours dans le cas d'hémorrhagies artérielles de la tête et du cou. Mais il présente ce grand inconvénient de ne pouvoir être pratiqué que par un aide possédant quelques connaissances anatomiques ou tout au moins assez intelligent pour qu'on puisse faire son instruction séance tenante. La compression doit être autant que possible en effet limitée à l'artère, dont il faut par conséquent connaître la situation exacte, ainsi que les rapports, et qu'il faut savoir retrouver si elle venait à glisser sous les doigts, à la suite d'un mouvement du malade. Or, la présence d'un pareil aide est une condition qui ne se réalise pas toujours dans la pratique et il faut alors recourir à la *compression indirecte mécanique*.

Bien des appareils ont été imaginés pour faire la compression artérielle indirecte, mais ces appareils, plus ou moins ingénieux, bons tout au plus dans l'arsenal d'un grand hôpital, ne peuvent trouver place dans la Chirurgie d'urgence. Les seuls qui puissent en pareil cas, suppléer, à l'aide qui fait défaut pour exercer la compression digitale sont le *garrot* et la *bande élastique*.

Le garrot est un appareil d'une extrême simplicité, qui présente cet avantage précieux de pouvoir être improvisé instantanément et en tous lieux. Il se compose d'un lien circulaire, un mouchoir noué à ses deux bouts par exemple (fig. 2), qu'on passe autour du membre, d'un morceau de bois grossièrement arrondi ou d'un bouchon, qu'on place, au-dessous du lien, sur le trajet de l'artère, et enfin d'un bâtonnet qu'on glisse sous le lien et à l'aide duquel on le tord de manière à produire une constriction suffisante du membre. Pour protéger la peau, au niveau du point où se fait la torsion, on peut glisser, entre elle et le lien, une plaque de cuir ou de carton.

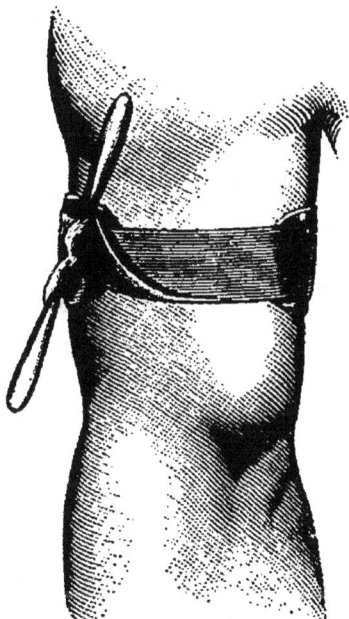

Fig. 2. — Garrot.

En l'absence d'un aide, capable de pratiquer la compression digitale, le médecin appliquera donc un garrot sur la racine du membre qui est le siége de l'hémorrhagie et, le cours du sang ainsi interrompu, il pourra procéder à la recherche des deux bouts de l'artère. Un aide sera cependant nécessaire pour maintenir le bâtonnet du garrot, mais ce rôle peut, on le conçoit, être confié au premier assistant venu.

L'application d'un garrot, au-dessus de la blessure, suspend la circulation artérielle dans le segment du membre situé au-dessous de lui, mais présente l'inconvénient de s'opposer à la circulation en retour : de là un écoulement de sang veineux, à la surface de la plaie, d'autant plus abondant que des veines plus volumineuses auront été intéressées en même temps que l'artère. Cette hémorrhagie veineuse rend sinon impossible, du moins beaucoup plus difficile, la recherche des deux bouts de l'artère. Pour rendre la plaie tout à fait exsangue et faciliter cette recherche toujours minutieuse, on pourrait alors appliquer un second garrot au-dessous de la blessure ou bien encore avant d'appliquer le garrot au-dessus de la blessure procéder de la façon suivante : Le chirurgien, exerçant la compression digitale sur le tronc artériel, fait élever le membre de telle façon que le sang veineux s'écoule ; dans cette attitude et la compression digitale suspendant toujours la circulation artérielle, un aide applique, au bout de quelques minutes, un garrot au-dessus de la blessure ; la compression digitale est alors abandonnée et le membre ramené dans la position horizontale. L'application d'un second garrot au-dessous de la blessure est inutile, le membre étant presque complétement exsangue, par suite de l'écoulement du sang veineux, qu'il contenait, avant l'application du garrot.

On pourrait encore procéder de la même manière s'il s'agissait, non plus de lier les deux bouts de l'artère dans la plaie, mais de faire la ligature à distance de l'artère blessée ou du tronc qui lui donne naissance, et si cette ligature devait être pratiquée à une distance assez éloignée de la racine du membre pour permettre l'application d'un garrot.

Si l'on avait sous la main une bande de tissu élastique et un tube de caoutchouc, on pourrait exercer la compression indirecte par la *méthode d'Esmarch*. Ce procédé d'hémostase, qui trouve surtout son application dans la pratique des amputations, peut également être employé avec avantage et de préférence au garrot dans le cas qui nous occupe. Pour exercer la compression élastique, une bande de caoutchouc ou de tissu élastique, ayant une longueur de 8 à 10 mètres, et un tube de caoutchouc, de la grosseur du pouce et long de 4 à 5 pieds, sont seulement nécessaires. Galante a fixé à l'une des extrémités du tube en caoutchouc, un crochet et à l'autre une gourmette, qu'on accroche ensemble après l'enroulement du tube autour du membre. Il a en outre réuni la bande élastique et le tube en caoutchouc, dans une petite boîte très-portative.

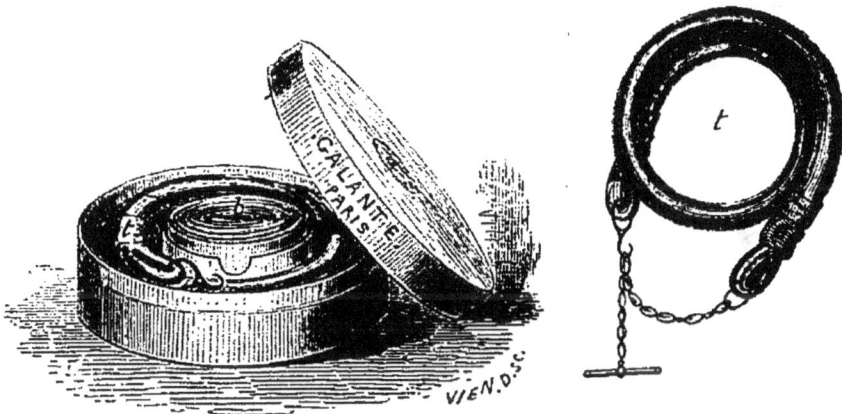

Fig. 3. — Appareil d'Esmarch.
t, tube de caoutchouc. — *b*, bande élastique.

On fait, avec la bande de caoutchouc, un bandage roulé, uniformément et énergiquement serré, depuis l'extrémité du membre jusqu'à 8 ou 10 centimètres au-dessus du lieu où doit être pratiquée l'opération. Sur le dernier tour de bande, on enroule le tube de caoutchouc deux ou trois fois autour du membre en tirant (fig. 4) sur lui de façon qu'il acquière au moins le double de

sa longueur, puis on en arrête les deux extrémités ou
on les confie à un aide. On déroule ensuite la bande
de caoutchouc de bas en haut et on l'enlève. La partie
sur laquelle on doit opérer est alors complétement
exsangue ; par l'application de la bande de caoutchouc,

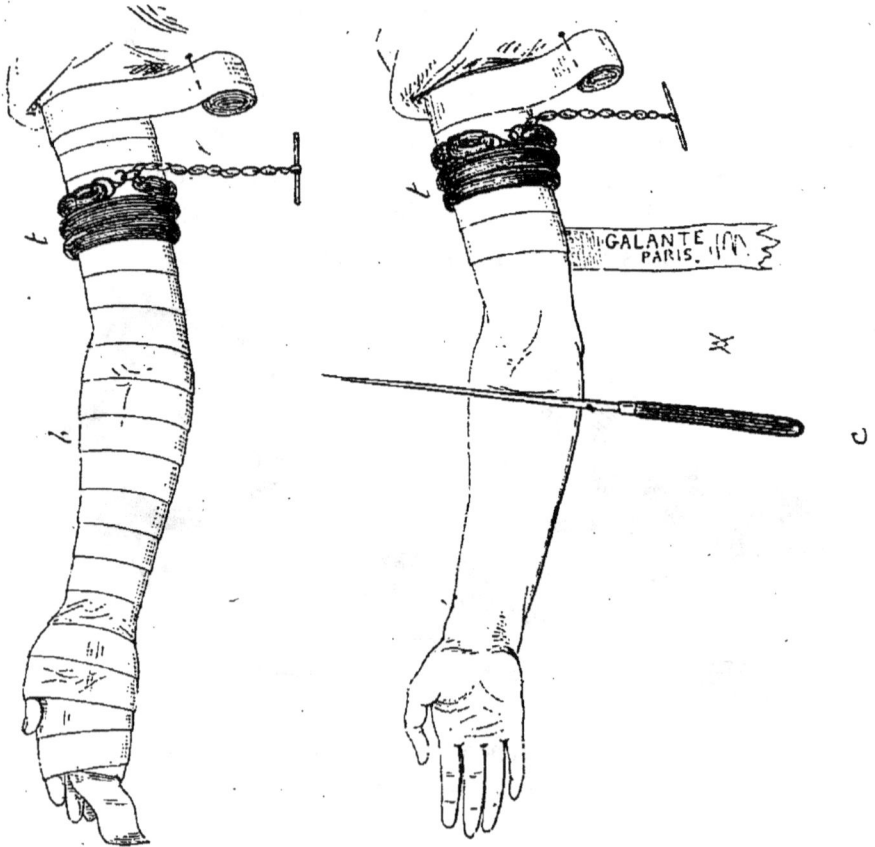

Fig. 4. — Appareil d'Esmarck appliqué.
b, bande élastique. — *t*, tube de caoutchouc.

on a refoulé le sang qu'elle contenait, tandis que la constriction exercée par le tube de caoutchouc s'oppose à
son retour. Ce procédé de compression est surtout efficace à la cuisse et au bras ; à l'avant-bras et à la

jambe, les artères situées entre deux os peuvent en
effet échapper à la compression; aussi, lorsqu'on aura
à pratiquer une opération sur ces segments des membres, sera-t-il préférable de continuer l'application de
la bande roulée au-dessus du genou ou du coude et d'appliquer sur la cuisse ou le bras le tube de caoutchouc
qui supprime la circulation artérielle dans la portion
du membre située au-dessous de lui.

Pour en terminer avec les moyens hémostatiques
provisoires ou adjuvants, il me reste à en signaler un
dont la connaissance importe au praticien, abandonné
à lui-même, sans aide ni appareil, en présence d'une
hémorrhagie artérielle, je veux parler de *l'attitude du
membre*. Pour certaines régions du corps, la compression des artères a lieu, en effet, en l'absence de toute
pression extérieure, sous la seule influence de la contraction ou de la tension des muscles, et cette compression peut être assez énergique pour suspendre
le cours du sang et arrêter une hémorrhagie artérielle.

Au membre supérieur, la flexion et l'extension forcées
de l'avant-bras sur le bras suspendent le cours du sang
dans les artères de l'avant-bras et de la main.

Au membre inférieur, la flexion forcée de la jambe
sur la cuisse suspend le cours du sang dans les artères
de la jambe et du pied.

La flexion forcée de l'avant-bras ou de la jambe est
un moyen hémostatique provisoire qui est appelé à rendre de réels services en permettant d'arrêter immédiatement une hémorrhagie artérielle de l'avant-bras ou
de la main, de la jambe ou du pied. Ce moyen peut encore être associé à la compression directe, lorsque, par
suite de difficultés insurmontables, on renonce à la
ligature dans la plaie. Mais ces attitudes ne sauraient

permettre de pratiquer cette dernière opération, et elles
ne peuvent à ce titre suppléer la compression digitale
ou mécanique exercée au-dessus de la plaie pendant la
recherche et la ligature des deux bouts de l'artère.

Il n'en est pas de même de l'extension forcée de
l'avant-bras qui permet de renoncer à la compression
indirecte pendant la ligature des deux bouts de l'artère
dans une plaie de l'avant-bras ou de la main. Le coude
du patient appuyé sur le bord d'une table, ou sur le
genou, l'avant-bras débordant, un aide presse sur la
main ou sur le poignet de manière à produire l'extension
forcée. Dans cette attitude, le cours du sang est interrompu dans les artères radiale et cubitale (Verneuil), et
le chirurgien, peut procéder, sans être gêné par l'écoulement sanguin, à la recherche et à la ligature des deux
bouts de l'artère dans la plaie.

Ligature dans la plaie.

Le cours du sang une fois interrompu, au niveau de
la plaie, soit par la compression digitale, soit par l'application d'un garrot ou de la bande élastique, soit par
l'attitude du membre, il faut alors pratiquer la ligature
des deux bouts de l'artère divisée ; c'est, comme je l'ai
déjà dit, le seul des moyens hémostatiques qui peut
inspirer une confiance absolue.

Si la plaie est récente et large, que l'artère en outre
soit superficielle, cette opération ne présente aucune
difficulté. La plaie nettoyée et débarrassée des caillots,
ses bords écartés, on aperçoit à sa surface les orifices
béants des deux bouts de l'artère. Rien de plus simple
alors que de les saisir avec une pince, en comprenant
entre ses mors toute leur circonférence, de les attirer
légèrement de façon à les dégager des parties voisines

et de les étreindre, avec un fil ciré, perpendiculairement à l'axe du vaisseau et assez fortement pour produire la rupture des tuniques interne et moyenne. Nous insisterons seulement sur la nécessité de lier toujours les deux bouts de l'artère et de ne pas s'en tenir à la ligature du bout supérieur qui pourrait suffire à arrêter momentanément l'écoulement sanguin. En agissant ainsi, on exposerait le blessé, surtout si la plaie siégeait dans une région riche en anastomoses artérielles, à une hémorrhagie par le bout inférieur, dans lequel la circulation collatérale ramènerait le sang avant son oblitération.

Si la section de l'artère, au lieu d'être complète, était incomplète, un fil double serait passé au-dessous d'elle soit avec la sonde cannelée, soit avec l'aiguille de Deschamps ou de Cooper (1), et les fils seraient serrés l'un au-dessus, l'autre au-dessous de la solution de continuité.

Si l'artère blessée était une branche collatérale d'une artère importante et que la lésion siégeât au niveau même de son origine, à la ligature du bout supérieur de l'artère blessée, il faudrait substituer la double ligature du tronc principal, au-dessus et au-dessous de l'embouchure de la collatérale divisée. On rechercherait néanmoins le bout inférieur de celle-ci pour en faire la ligature.

Lorsque les bouts de l'artère sont rétractés ou entourés de tissus denses dont il est impossible de les isoler, il faut renoncer à faire usage d'une pince pour

---

(1) Le praticien, qui n'aurait pas sous la main une aiguille de Deschamps ou de Cooper, pourrait en improviser une avec une aiguille courbe à suture qu'il fixerait par sa pointe entre les mors d'une pince à ligature.

les saisir et se servir d'un ténaculum (1) avec lequel on soulève l'orifice de l'artère et une partie des tissus voisins. On applique alors, au-dessous du ténaculum, une ligature, dite *médiate*, comprenant avec l'artère une certaine épaisseur des parties qui l'entourent. Il arrive quelquefois que, lorsque l'instrument est retiré, la ligature se trouve trop lâche et tombe. On passe alors dans les tissus, au lieu du ténaculum, une aiguille courbe armée d'un fil et portée sur une pince, de telle façon qu'on contourne l'artère à quelques millimètres en arrière de son extrémité. L'aiguille retirée, après avoir décrit autour de l'artère un cercle presque complet, on lie le fil et on étreint, dans l'anse qu'il forme, l'artère et une partie des tissus qui l'entourent.

Dans d'autres circonstances, les bouts de l'artère sont visibles dans la plaie, il est facile de les saisir avec des pinces, mais ils sont situés à une telle profondeur qu'il est impossible d'en faire la ligature (blessures de l'arcade palmaire profonde à la paume de la main, plaies de la région parotidienne, de la région fessière); on laissera alors dans la plaie, en l'entourant de charpie, la pince à verrou, qui étreint l'orifice du vaisseau. Ordinairement, après 48 heures d'application, la pince pourra être retirée sans qu'on ait à redouter une hémorrhagie consécutive.

Si les orifices de l'artère ne peuvent être distingués à la surface de la plaie, il faut suspendre momentanément la compression indirecte, le jet sanguin qui s'écoule révèle alors la situation de ces orifices ou tout au moins du bout supérieur.

Si l'écoulement sanguin ne se reproduit pas, lorsqu'on

_____

(1) A défaut de ténaculum, on se servira d'une aiguille à suture courbe ou d'une épingle recourbée fixée entre les mors d'une pince.

cesse la compression indirecte, il faut nettoyer avec
soin la plaie, en frotter la surface, avec une éponge,
assez rudement pour détacher les caillots qui oblitèrent
les orifices de l'artère, faire tous ses efforts, en un mot,
pour provoquer le retour de l'hémorrhagie. On conti-
nuera les manœuvres jusqu'à ce qu'on ait découvert et
lié les deux bouts de l'artère. C'est alors seulement
qu'on devra quitter le blessé, autrement une hémorrhagie consécutive pourrait faire regretter d'avoir man-
qué de patience et d'avoir agi avec trop de précipi-
tation.

Lorsque l'artère est située au fond d'une plaie étroite
et que par conséquent ses deux bouts échappent aux
regards, il ne faut pas hésiter à faire les débridements
nécessaires pour les rendre accessibles. Il en sera de
même lorsque les bouts de l'artère sont visibles, mais
que l'étroitesse de la plaie ne permet pas de faire les
manœuvres nécessaires pour en pratiquer la ligature,
ou pour les saisir, entre les mors d'une pince à verrou,
qu'on laisserait en permanence dans la plaie, ainsi que
nous en avons donné le conseil précédemment.

Le débridement de la plaie se fera suivant la direction de l'artère et dans une étendue proportionnée à
sa profondeur. Après avoir divisé les téguments, en
prenant soin d'éviter les veines superficielles, dont on
aura préalablement déterminé la situation en comprimant au-dessus de la plaie, on incisera, couche par couche, sur la sonde cannelée, les parties sous-jacentes,
en liant successivement les artérioles qui auraient été
divisées. Arrivé au fond de la plaie, on la débarrassera
des caillots qu'elle peut contenir, on abstergera sa surface à grande eau et, si cela est nécessaire, on fera suspendre momentanément la compression indirecte pour
reconnaître les extrémités de l'artère.

La ligature des deux bouts de l'artère dans la plaie devant être toujours pratiquée, aucune considération relative à l'étendue du débridement nécessaire pour arriver sur l'artère ne doit, sauf de bien rares exceptions, arrêter le chirurgien. Les dangers d'un débridement même très étendu sont généralement beaucoup moins grands que ceux des hémorrhagies consécutives auxquelles on expose le blessé en ne pratiquant pas la ligature dans la plaie. C'est ainsi que tous les chirurgiens sont unanimes pour approuver et recommander d'imiter la conduite de Michon, qui, dans un cas d'hémorrhagie artérielle abondante et rebelle, consécutive à une plaie de la partie supérieure et interne de la cuisse, pratiqua un large lambeau interne, comme pour la désarticulation coxo-fémorale, mit à nu tous les orifices béants des artères, les lia et sauva ainsi son malade.

On doit faire une exception cependant, lorsque l'hémorrhagie artérielle accompagne une fracture compliquée de plaie et de déchirure des vaisseaux. Ces lésions étaient considérées autrefois comme nécessitant toujours l'amputation, mais les chirurgiens modernes sont d'avis, à moins de délabrements très-considérables, de tenter la conservation du membre. Il faut alors mettre un terme à l'écoulement sanguin. Si les extrémités de l'artère sont facilement accessibles, on en fera la ligature. Dans le cas contraire, plutôt que de faire des débridements étendus, il sera préférable de lier d'emblée le tronc artériel principal du membre. La compression digitale permanente, continuée pendant plusieurs jours, a donné, comme nous l'avons dit précédemment, des succès en pareille circonstance. Mais ce traitement a l'inconvénient d'exiger un personnel nombreux et intelligent qu'on rencontrera bien rarement en dehors des hôpitaux. Si cependant on peut le réunir, on essaiera la compression digitale permanente, avant d'en venir à la ligature à distance de l'artère principale du membre.

Lorsque l'hémorrhagie artérielle est fournie, non plus par une plaie récente, mais par une plaie ancienne et en suppuration, la conduite du chirurgien doit être la même. Il faut pratiquer la ligature des deux bouts de l'artère dans la plaie. Pendant longtemps les chirurgiens ont craint, en appliquant une ligature sur une artère dans une plaie en suppuration, que la chute prématurée du fil ne fût suivie d'hémorrhagie. Mais Nélaton a démontré que la chute de la ligature avait toujours lieu à une époque assez éloignée pour que l'artère fût oblitérée et qu'on n'eût pas à redouter d'hémorrhagie. La règle que nous avons posée de pratiquer toujours la ligature des deux bouts de l'artère dans la plaie ne souffre donc pas ici d'exception. Si la plaie est trop étroite, on en pratiquera le débridement comme nous l'avons dit plus haut. Si les tissus sont trop friables et cèdent sous la pression de la pince, on fera usage du ténaculum et on appliquera une ligature médiate. Ces manœuvres seront assurément moins faciles que lorsqu'il s'agit d'une plaie récente, la recherche des extrémités de l'artère sera plus pénible, mais le salut du blessé impose au chirurgien le devoir de se conformer à cette règle en dehors de laquelle il n'y a qu'incertitude et danger.

Hémorrhagies suspendues.

Nous avons supposé jusqu'à présent que l'hémorrhagie artérielle avait lieu en présence du chirurgien, mais ce n'est pas le cas qui se présente le plus fréquem-

2

ment. Ordinairement, lorsque le chirurgien arrive près du blessé, l'hémorrhagie est suspendue, soit qu'elle se soit arrêtée spontanément, soit qu'elle ait cédé à la compression exercée directement sur la plaie par le blessé ou par les assistants. Le chirurgien doit-il alors s'abstenir d'aller à la recherche des deux bouts de l'artère et attendre ? Assurément non, si l'hémorrhagie a été fournie par une artère importante, à moins cependant que ce ne soit par un des gros troncs artériels dont la ligature a toujours été suivie de mort. Hors ce cas, temporiser serait une faute et espérer une suspension définitive de l'hémorrhagie une illusion. L'hémorrhagie se reproduira le plus souvent et, en l'absence du chirurgien, pourra entraîner la mort du blessé. Une intervention immédiate serait encore indiquée, quoique l'hémorrhagie soit fournie par une artère de petit calibre, si le blessé, affaibli par des pertes sanguines antérieures, se trouvait hors d'état de supporter un nouvel écoulement sanguin, fût-il relativement peu considérable.

Pour préciser davantage, nous ajouterons que, quand bien même l'hémorrhagie serait suspendue depuis plusieurs jours, s'il s'agissait de la lésion d'une artère importante, telle que la fémorale ou l'humérale, on ne devrait pas hésiter à aller à la recherche des deux bouts de l'artère pour en faire la ligature.

Cette recherche est rendue souvent difficile par l'infiltration sanguine qui s'est faite dans les mailles des tissus voisins, et, au milieu de parties présentant une teinte presque uniforme, on peut aisément s'égarer. On se rappellera alors qu'il existe, dans toute la longueur de la solution de continuité, depuis la plaie des téguments jusqu'à celle de l'artère, un caillot plus fluide et d'une teinte plus foncée que celle de l'infiltration des parties voisines. Ce caillot guidera à coup sûr le chirurgien jusque sur l'artère. Avant de débrider, il sera du reste toujours prudent d'introduire, par la plaie extérieure, une sonde molle ou une bougie qui, à travers le canal central que présentent le caillot et le sang infiltré, arrivera ainsi jusqu'à la plaie artérielle. Cette sonde servira de guide au chirurgien, et c'est au-dessus et au-dessous d'elle, suivant la direction de l'artère, qu'il pratiquera les débridements nécessaires.

Arrivé au fond de la plaie, on la débarrassera des caillots et, si on ne distingue pas les extrémités de l'artère, on fera cesser momentanément la compression indirecte pour pouvoir, par le retour de l'hémorrhagie, déterminer exactement leur situation.

Lorsque cependant l'artère divisée est d'un petit calibre et que l'écoulement sanguin est suspendu depuis quelque temps, il est permis de temporiser, si la recherche des deux bouts de l'artère doit nécessiter des débridements très-étendus. On exerce alors une compression directe, aussi énergique que possible, au niveau de la plaie, en même temps qu'on provoque le ralentissement de la circulation, en plaçant le membre dans une attitude convenable. Mais avant de prendre cette résolution, il est nécessaire d'être bien fixé sur l'artère qui a été intéressée. Dans certaines régions du corps, plusieurs artères sont si rapprochées qu'on pourrait, en s'en rapportant au peu d'abondance de l'écoulement sanguin, croire qu'il y a eu seulement blessure d'une artère collatérale d'un petit calibre, alors que c'est le tronc artériel principal du membre qui a été divisé. L'abondance de l'hémorrhagie ne fournit sur ce point que des probabilités, il en est de même de la situation de la plaie dont la profondeur et le trajet ne sont pas toujours exactement connus. Un élément de diagnostic bien plus important est fourni par l'exploration du tronc artériel ou de ses branches terminales au-dessous de la plaie. *Toutes les fois que les battements artériels cessent d'être perçus dans le tronc artériel principal d'un membre ou dans ses branches terminales, au-dessous de la blessure, c'est que le tronc a été divisé.* Il ne saurait alors être question de temporiser, il faut intervenir. Il en sera de même lorsque les battements, tout en étant perceptibles, sont néanmoins beaucoup plus faibles que du côté opposé et qu'il existe dans cette région des anastomoses artérielles capables de ramener le sang dans le bout inférieur de l'artère intéressée. On pourra alors acquérir la certitude du siége de la blessure artérielle, lorsqu'il sera possible d'interrompre, par la compression, cette circulation anastomotique. C'est ainsi que la compression de l'artère cubitale suspendra les battements qui existeraient, au niveau du poignet, dans l'artère radiale, blessée à la partie supérieure de l'avant-bras. Dans ce cas il ne saurait non plus y avoir de doute sur la source de l'hémorrhagie, et le chirurgien doit procéder à la recherche et à la ligature des deux bouts de l'artère dans la plaie.

Il peut se faire cependant que l'exploration du pouls soit négative quoique le tronc artériel n'ait pas été intéressé, si, par exemple, le sujet était considérablement affaibli par des hémorrhagies antérieures. Mais cette exception ne saurait infirmer la règle que nous avons posée de ne pas temporiser lorsque l'exploration du pouls est négative, car, dans ce cas, une nouvelle perte sanguine, si petite qu'elle soit, pouvant être suivie de la mort, il ne saurait non plus être question d'attendre, il faudra faire ou la ligature dans la plaie, ou en cas d'impossibilité la ligature à distance.

Ligature à distance.

Il serait à désirer qu'on ne fît jamais d'infraction à la règle que nous avons posée de pratiquer toujours la ligature des deux bouts de l'artère divisée dans la plaie, mais il est certaines circonstances où l'on éprouve des difficultés insurmontables pour satisfaire à cette indication, soit à cause de la situation trop profonde du vaisseau lésé, soit à cause de ses rapports avec des organes importants qu'il faut à tout prix ménager, ou bien encore par suite de l'infiltration sanguine considérable des parties voisines. Il faut alors pratiquer, entre la plaie et le cœur, la ligature de l'artère lésée ou du tronc qui lui a donné naissance. Ce moyen n'est pas infaillible et l'hémorrhagie peut se reproduire si les vaisseaux collatéraux ramènent le sang dans l'artère divisée avant que l'oblitération de ses extrémités ait eu le temps de s'effectuer. Pour cette raison, on ne doit y recourir que lorsque la ligature dans la plaie est absolument impossible.

La dilatation des voies collatérales augmentant de jour en jour, après la blessure d'un tronc artériel, on comprend facilement que le danger des hémorrhagies consécutives sera d'autant plus grand qu'un temps plus long se sera écoulé entre le moment de la blessure et celui où l'on pratique la ligature à distance. Le plus souvent, on peut le dire, cette opération n'a échoué et n'a pas été suivie d'une suspension définitive de l'hémorrhagie, que pour avoir été pratiquée trop tardivement.

En présence d'une hémorrhagie artérielle, le chirurgien doit donc prendre immédiatement un parti, ou pratiquer la ligature dans la plaie des deux bouts de

2.

l'artère ou faire la ligature à distance de l'artère divisée ou du tronc qui lui donne naissance. Cette opération, non plus que la première, ne doit souffrir aucun retard, que l'hémorrhagie soit fournie par une plaie ancienne ou récente, que l'écoulement sanguin soit suspendu ou persiste encore. Nous n'admettons d'exception, lorsque les hémorrhagies sont suspendues, que dans les cas où elles sont fournies soit par des artères d'un tel calibre qu'on ne peut songer à y appliquer une ligature, soit par des artères d'un très-petit calibre et ne pouvant donner lieu à des hémorrhagies assez abondantes pour compromettre l'existence du blessé.

La ligature à distance peut encore être pratiquée, dans certains cas, où l'hémorrhagie est suspendue comme opération préliminaire de la ligature des deux bouts de l'artère dans la plaie, lorsqu'on craint que cette recherche ne donne lieu à une hémorrhagie dont on ne pourrait se rendre maître. C'est ainsi, par exemple, qu'avant de procéder à la recherche des deux bouts de l'artère axillaire divisée, le médecin qui ne disposerait pas d'un aide dans lequel il aurait assez de confiance pour le charger de la compression de l'artère sous-clavière, agirait prudemment en pratiquant d'abord la ligature de cette artère en dehors des scalènes. Ainsi garanti contre les dangers d'une surprise hémorrhagique, il pourrait procéder sans inquiétude à la recherche et à la ligature des deux bouts de l'artère dans la plaie. Quoique, en pareil cas, la ligature à distance suffise à suspendre l'écoulement sanguin, comme le sang peut revenir dans la plaie avant l'oblitération des extrémités de l'artère divisée, on fera bien, pour se mettre à l'abri de toute hémorrhagie consécutive, de faire néanmoins la ligature de celles-ci. Si alors des débridements étaient nécessaires, il faudrait les faire aussi limités que possible de façon à ne pas intéresser les vaisseaux collatéraux qui doivent, par suite de l'oblitération du tronc princi- pal, pourvoir à la nutrition du membre.

Avant de procéder à la ligature à distance, il est im- portant d'établir, par l'exploration des battements du tronc artériel ou de ses branches terminales au-dessous de la blessure, quelle est la source de l'hémorrhagie. On évitera par là, ainsi que cela est arrivé, de faire la liga- ture de l'artère principale d'un membre pour remédier à une hémorrhagie fournie par une collatérale parfois peu importante et qui, à défaut de la ligature dans la plaie impossible, ne réclamait d'autre traitement que la compression directe. Nous croyons, à cette occasion, de- voir rappeler que, toutes les fois qu'une artère a été in- téressée, que l'écoulement sanguin ait encore lieu ou soit suspendu, les battements de cette artère cessent d'être perçus au-dessous de la blessure.

La ligature à distance, c'est-à-dire entre la plaie et le cœur, de l'artère lésée ou du tronc qui lui a donné naissance est une opération qui comprend trois temps : la découverte de l'artère, son isolement et enfin sa ligature.

Pour découvrir une artère, il faut préalablement déterminer exactement sa situation, car de l'incision des téguments dépend en grande partie le succès de l'opération. On reconnaît la situation de l'artère à ses battements, lorsqu'elle est superficielle, et aussi à la présence de saillies osseuses ou musculaires qui servent de points de repère et dont l'anatomie enseigne les rap- ports avec l'artère.

La direction de l'artère ainsi déterminée, on divise suivant elle les téguments et le tissu cellulaire sous- cutané, en ménageant autant que possible les veines superficielles dont on aura d'avance reconnu la situation, en comprimant au-dessus du point où on opère. On incise ensuite, dans une étendue égale, l'aponévrose, sur la sonde cannelée, ou même directement, si l'artère est profonde. On reconnaît alors les muscles, les saillies osseuses ou les nerfs qui, par leurs rapports connus avec l'artère, peuvent renseigner le chirurgien sur sa situation.

Si l'artère est située profondément, on reconnaîtra à la vue ou mieux avec le doigt l'interstice musculaire, dans lequel elle est située et on séparera les muscles avec le doigt ou la sonde cannelée, en commençant par l'angle inférieur de la plaie.

Une fois arrivé sur le paquet vasculo-nerveux, on placera le membre dans une attitude telle que les muscles soient relâchés, afin d'écarter le plus possible les lèvres de l'incision. Avec la sonde cannelée, on déchirera la gaîne qui entoure le paquet vasculo-nerveux, ou, si celle-ci est trop résistante, on l'incisera, en dédolant à la base d'un pli soulevé avec les mors d'une pince. Introduisant alors la sonde cannelée par cette ouverture, on déchirera la gaîne dans une étendue un peu moindre que celle de l'incision des téguments.

Ceci fait, on reconnaîtra l'artère, et pour cela, on étalera le paquet vasculo-nerveux, avec la pulpe du pouce ou de l'index gauche portés dans le fond de la plaie. On distinguera l'artère de ses veines satellites, à sa situation entre elles, à ses battements, à sa consistance plus grande, et aussi à ce qu'elle se gonfle lorsqu'on comprime dans l'angle inférieur de la plaie, tandis que les veines se gonflent lorsqu'on comprime dans l'angle supérieur. Les nerfs, qui peuvent présenter une coloration rouge à cause du sang qui les baigne, seront reconnus à l'absence de battements et surtout à ce qu'ils donnent au doigt la sensation d'un cordon plein qui ne s'aplatit pas sous la pression.

L'artère reconnue, on l'isolera des veines ou nerfs qui l'accompagnent avec la sonde cannelée, à laquelle on imprimera des mouvements alternatifs de va-et-vient, sur ses parties latérales d'abord, puis, en abaissant le pavillon de la sonde, à sa partie postérieure. Si la gaîne de l'artère est trop résistante pour être déchirée avec la sonde, on soulèvera un pli transversal de cette gaîne avec une pince, dont les mors seront appliqués suivant l'axe du vaisseau, et ce pli sera incisé à sa base. En écartant ensuite avec une pince successivement chacune des lèvres de l'ouverture on isolera l'artère avec la sonde cannelée comme nous venons de le dire, mais l'artère ne devra pas être dénudée dans une étendue plus grande qu'un centimètre. Ceci fait, on engagera au-dessous d'elle la sonde cannelée pour la soulever ou, si elle est située profondément, l'aiguille de Cooper. Le fil une fois passé, on retirera la sonde cannelée et l'aiguille et on procédera à la ligature qui sera faite perpendiculairement à l'axe du vaisseau et assez fortement pour produire la rupture de ses tuniques interne et moyenne. La ligature sera appliquée au milieu de la partie dénudée de l'artère. Mais avant de serrer le fil, on fera bien de rechercher s'il existe, au-dessus de ce point, une collatérale assez rapprochée pour s'opposer à la formation d'un caillot résistant. S'il en était ainsi, une ligature serait appliquée également sur cette branche collatérale, ou la ligature du tronc serait portée à une distance plus grande de la collatérale. Une distance d'un centimètre entre la ligature et l'origine de la collatérale est considérée comme suffisante pour la formation d'un caillot solide et résistant.

La dénudation de l'artère ne doit pas, avons-nous

dit, dépasser un centimètre ; une dénudation plus étendue pourrait en effet avoir pour conséquence le sphacèle de la paroi artérielle, la chute prématurée du fil et
une hémorrhagie consécutive. Celle-ci serait surtout
à craindre si on reconnaissait au toucher que les parois
artérielles ont perdu leur souplesse et sont athéro-
mateuses ; il serait alors prudent de ne pas dénuder
du tout l'artère et de la comprendre dans la ligature
avec sa gaîne.

Avant de serrer la ligature, il sera toujours bon de
s'assurer en outre si la compression du vaisseau, ou
du moins du cordon considéré comme tel, suspend l'hémorrhagie, ou, si celle-ci était arrêtée, les battements
de l'artère, au-dessous du point sur lequel on opère.

La ligature d'un tronc artériel important une fois
pratiquée, le membre sera placé dans la demi-flexion,
de façon que le vaisseau soit dans le relâchement, et le
malade sera condamné à un repos absolu. Il sera même
bon pour plus de précaution d'immobiliser le membre
en le plaçant dans une gouttière ou en l'entourant d'at-
telles latérales.

La plaie consécutive à la ligature d'une artère ne doit
jamais être réunie par première intention, on pansera
à plat, sans rapprocher les bords, et on évitera ainsi
les fusées purulentes qui pourraient se produire le long
de la gaîne des vaisseaux, si on avait cherché à obtenir une réunion immédiate.

Le fil de la ligature sera ramené dans l'angle inférieur de la plaie et fixé par une bandelette de taffetas
au-dessous de celle-ci. Si l'on observait un refroidissement marqué dans le segment du membre situé au-dessous de la ligature, il faudrait entretenir autour de lui
une chaleur modérée, en l'entourant de sachets remplis
de son, de sable ou de cendre, à une température de 30°.

La ligature tombera ordinairement vers le quinzième ou le vingtième jour, quelquefois plus tard. Jusque-là et même pendant les dix ou douze jours qui suivront la chute du fil, le malade devra garder le repos. On a vu en effet survenir, même à cette époque, des hémorrhagies consécutives à la suite de mouvements brusques ou d'efforts trop énergiques du blessé.

DES OPÉRATIONS NÉCESSITÉES PAR LES HÉMORRHAGIES ARTÉRIELLES DU MEMBRE SUPÉRIEUR.

Nous comprendrons, sous ce titre d'hémorragies artérielles du membre supérieur, celles qui sont fournies par les artères du membre supérieur depuis l'origine de l'axillaire au-dessous de la clavicule jusqu'à l'extrémité du membre.

Considérations anatômiques.

Le tronc artériel du membre supérieur, simple à son origine dans l'aisselle et au bras, se divise au niveau du pli du coude en deux branches qui, à la paume de la main, s'anastomosent pour former les deux arcades palmaires superficielle et profonde.

L'*artère axillaire* (fig. 5) se dirige obliquement de haut en bas et de dedans en dehors, du milieu de la clavicule vers la paroi externe de l'aisselle, pour se terminer au niveau du tendon du grand pectoral. Sa direction est assez bien indiquée par l'interstice celluleux qui sépare le grand pectoral du deltoïde.

Dans sa portion supérieure ou thoracique, elle est située au-dessous du grand pectoral et plus profondément du muscle sous-clavier, de l'aponévrose clavi-pectorale et du petit pectoral. Dans l'aisselle, le bras étant écarté

du tronc, elle est recouverte seulement par la peau et
l'aponévrose axillaire, et se trouve en dedans du muscle
coraco-huméral.

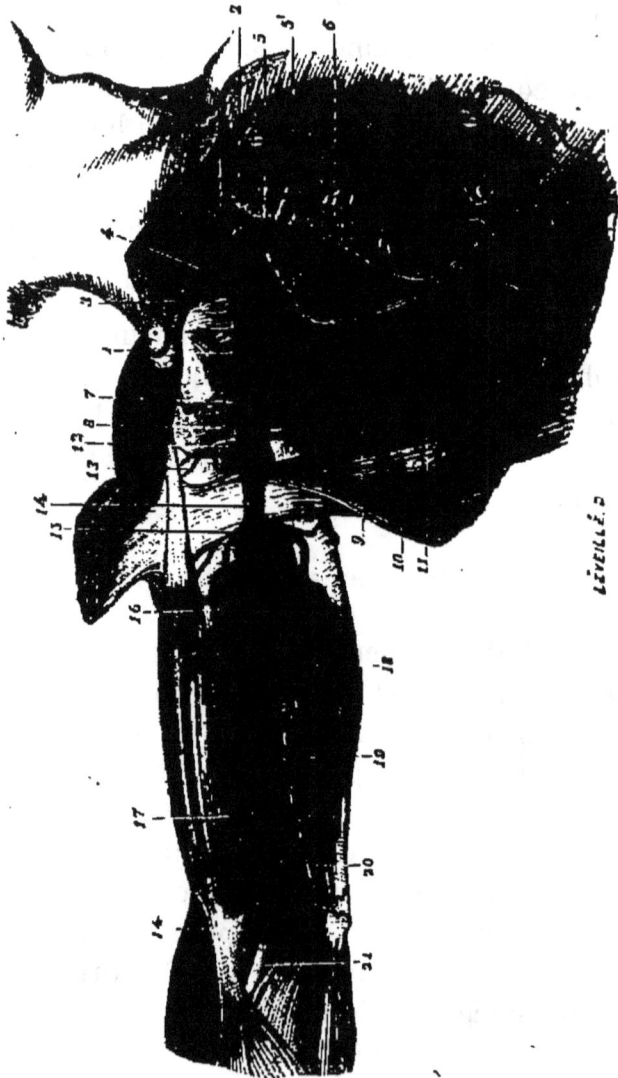

Fig. 5. — Artères Axillaire et Humérale.

1. Tronc de l'artère axillaire. — 2. Acromio-thoracique. —
3. Branche postérieure ou acromiale de cette artère. — 4. Rameau
qu'elle donne à la portion claviculaire du grand pectoral — 5. Bran-

La veine axillaire, située en avant et en dedans de l'artère dans sa partie supérieure, se place inférieurement à son bord interne.

Supérieurement, l'artère axillaire est située en dedans du plexus brachial ; derrière le petit pectoral, elle est entourée par les racines du nerf médian qui, dans l'aisselle, se place un peu en avant et en dehors de l'artère, entre elle et le bord interne du muscle coraco-huméral qui le recouvre.

L'artère humérale, continuation de l'artère axillaire, s'étend de la paroi externe du creux de l'aisselle (à l'union de son tiers antérieur et de son tiers moyen), à la partie moyenne du pli du coude. Elle est située en dedans du bord interne du muscle coraco-huméral supérieurement et du biceps dans ses deux tiers inférieurs. Le nerf médian, situé à son origine en dehors d'elle, la croise en avant, vers la partie moyenne du bras, pour se placer ensuite à son côté interne. Elle est accompagnée par deux veines satellites.

che antérieure ou thoracique de la même artère. — 5'. Thoracique postérieure. — 6. Thoracique inférieure, ou longue. — 6', 6'. Branches antérieures ou perforantes de la mammaire interne. — 7. Scapulaire inférieure se divisant en deux branches, l'une postérieure ou scapulaire, l'autre antérieure ou thoracique. — 8. Branche postérieure de cette artère se subdivisant en trois gros rameaux destinés au grand rond, au sous-scapulaire et au sous-épineux. — 9. Branche antérieure de la même artère se partageant en deux rameaux qui se rendent l'un au grand dorsal, l'autre au grand dentelé. — 10. Rameau qui se ramifie dans le grand dorsal. — 11. Rameau qui se distribue au grand dentelé. — 12. Origine de la circonflexe postérieure. — 13. Circonflexe antérieure. — 14, 14. Artère humérale. — 15. Humérale profonde, ou collatérale externe. — 16. Branches externes de l'humérale cheminant entre le brachial antérieur et le biceps auxquels elle se distribue. — 17. Autre branche externe qui pénètre dès son origine dans l'épaisseur du biceps. — 18. Branche superficielle de la portion interne du triceps. — 19. Branche superficielle du brachial antérieur. — 20. Collatérale interne. — 21. Nerf médian dont la portion brachiale a été excisée pour découvrir plus complétement l'artère humérale.

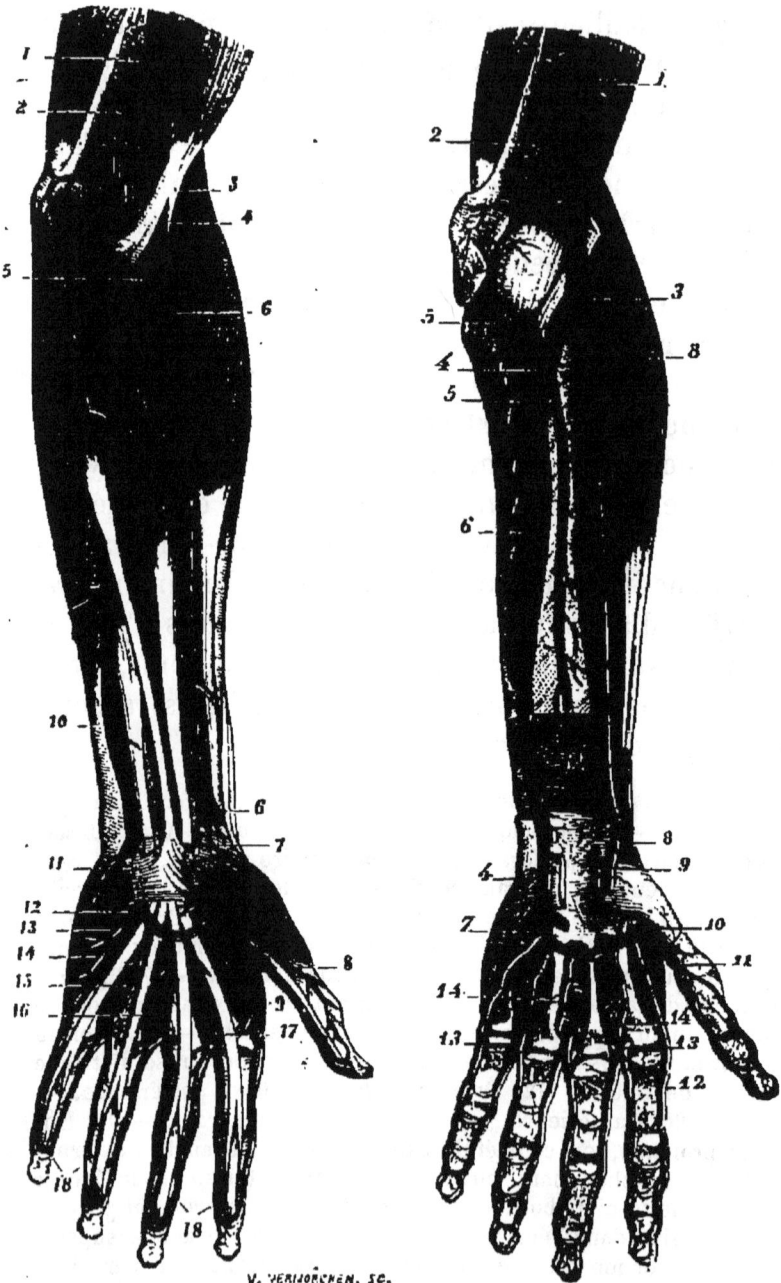

V. VERMORCHEN. SC.

Fig. 6 et 7. — Artères de l'avant-bras et de la main.

Fig. 6. — 1. Extrémité inférieure de l'artère humérale. — 2. Col-

L'*artère radiale* a son trajet représenté par une ligne étendue du milieu du pli du bras au milieu de l'espace qui sépare l'apophyse styloïde du radius du tendon du grand palmaire. Elle est située dans l'interstice qui sépare ce muscle du long supinateur, *premier interstice musculaire à partir du bord externe du radius*. Plus bas (fig. 6 et 7), elle croise, en arrière, l'articulation radio-carpienne, traverse ensuite, à sa partie supérieure, le premier espace inter-métacarpien et apparaît à la paume de la main, où elle forme l'*arcade palmaire profonde*.

Elle est accompagnée par deux veines satellites. Le nerf radial est situé à son côté externe.

L'*artère cubitale* suit d'abord, dans son tiers supérieur, la direction d'une ligne qui, du milieu du pli du coude, irait tomber sur le bord interne du cubitus à l'union du tiers supérieur et du tiers moyen de cet os. Pour le reste

latérale interne. — 3. Expansion fibreuse du biceps. — 4. Tendon de ce muscle. — 5. Origine de l'artère cubitale. — 6, 6. Artère radiale. — 7. Branche radio-palmaire. — 8. Collatérale externe du pouce. — 9. Collatérale externe de l'index. — 10. Extrémité inférieure de l'artère cubitale. — 11. Portion carpienne de cette artère. — 12. Arcade palmaire superficielle. — 13. Branche cubito-radiale disparaissant sous la masse des tendons fléchisseurs des doigts. — 14. Première branche digitale se prolongeant inférieurement pour former la collatérale interne du petit doigt. — 15. Seconde branche digitale se divisant en bas pour fournir la collatérale externe du petit doigt et la collatérale interne de l'annulaire. — 16. Troisième branche digitale se divisant comme la précédente, pour donner la collatérale externe de l'annulaire et la collatérale interne du médius. — 17. Quatrième branche digitale donnant la collatérale externe du médius et la collatérale interne de l'index. — 17, 18. Collatérales des quatre derniers doigts.

Fig. 7. — 1. Humérale. — 2. Collatérale interne. — 3. Bifurcation de l'humérale. — 4, 4. Cubitale. — 5. Tronc commun des interosseuses. — 6. Interosseuse antérieure. — 7, 7. Radiale. — 8. Radio-palmaire. — 9. Arcade palmaire profonde. — 10. Collatérale interne du pouce. — 11. Collatérale externe de l'index. — 12, 12. Les trois dernières branches digitales recevant chacune l'interosseuse antérieure correspondante et se divisant aussitôt pour donner les collatérales des doigts. — 13, 13. Interosseuses antérieures.

de son étendue, son trajet est représenté par une ligne tirée de la tubérosité interne de l'humérus au côté externe de l'os pisiforme (fig. 6 et 7). Elle se termine en formant l'*arcade palmaire superficielle*. Située supérieurement au-dessous des muscles épitrochléens et du fléchisseur superficiel des doigts, l'artère cubitale devient sous-aponévrotique à la partie moyenne de l'avant-bras et occupe le bord externe (par rapport à l'axe du corps, et non par rapport à celui de l'avant-bras) du tendon du cubital antérieur, *dans le premier interstice musculaire à partir du bord interne du cubitus*. Le nerf cubital est situé en dedans de l'artère cubitale.

L'*arcade palmaire superficielle* est située entre le pli cutané supérieur et le pli cutané moyen de la paume de la main, quelquefois à égale distance, ordinairement plus près du pli cutané moyen. Elle est placée immédiatement au-dessous de l'aponévrose palmaire, en avant des nerfs et des tendons fléchisseurs.

L'*arcade palmaire profonde* se trouve sous l'aponévrose profonde, en arrière par conséquent de l'arcade palmaire superficielle, des tendons fléchisseurs et des nerfs de la paume de la main. Le sommet de sa convexité est ordinairement à un centimètre au-dessus de l'arcade palmaire superficielle.

Anastomoses et circulation collatérale. — Les artères de l'avant-bras présentent, au poignet et à la paume de la main, des anastomoses importantes qui offrent, d'une part, cet avantage d'assurer, en cas de ligature des troncs, la circulation dans les parties sous-jacentes du membre, et, d'autre part, cet inconvénient, en cas de blessures artérielles, de favoriser les hémorrhagies consécutives.

Au coude les artères récurrentes et collatérales forment, par leurs anastomoses, une voie collatérale également suffisante à la nutrition du membre, dans le cas de ligature ou d'oblitération de l'artère humérale.

Les anastomoses entre l'humérale et l'axillaire sont moins riches. Elles sont formées par les branches ascendantes de l'humérale profonde et les branches descendantes de la scapulaire commune et des artères circonflexes. Le petit nombre d'anastomoses entre l'humérale et l'artère axillaire explique pourquoi la ligature de cette dernière artère dans le creux de l'aisselle a été quelquefois suivie de gangrène du membre.

Deux voies collatérales très-importantes, l'une antérieure ou thoracique, l'autre postérieure ou scapulaire, existent entre la sous-clavière et l'axillaire. Pour cette raison, la ligature de l'artère sous-clavière, en dehors des muscles scalènes, au-dessous de l'émergence de ses branches collatérales, serait moins souvent suivie de gangrène que celle de l'artère axillaire.

Anomalies. — Elles consistent, au bras, en une division prématurée de l'artère humérale, ordinairement vers le cinquième inférieur de l'humérus, quelquefois plus haut. Il existe alors, au bras, deux artères, dont l'une suit le trajet normal de l'artère humérale.

A l'avant-bras, l'artère cubitale peut présenter un développement incomplet, l'artère inter-osseuse ou l'artère du nerf médian constitue alors l'un des troncs artériels de l'avant-bras et fournit à la main l'arcade palmaire superficielle. Dans quelques cas, on a observé une indépendance absolue des artères radiale et cubitale à la paume de la main. Cette disposition exceptionnelle est éminemment favorable à la suspension des hémorrhagies de la paume de la main.

HÉMORRHAGIES ARTÉRIELLES DE LA MAIN.

Diagnostic de l'artère divisée. — Si la plaie siége :

1° Dans le *premier espace inter-métacarpien*, il y a blessure de l'*artère radiale* ;

2° A l'*éminence hypothénar*, blessure de l'*artère cubitale* ;

3° Dans la *paume de la main :* 1° *entre les plis cutanés supérieur et moyen*, l'hémorrhagie est fournie par l'*arcade palmaire superficielle* ; 2° *au niveau ou au-dessus du pli cutané supérieur*, il y a lésion de l'*arcade palmaire profonde*. Les deux arcades peuvent être blessées simultanément, si la plaie longitudinale, commençant au-dessus du pli cutané supérieur, finit au niveau du pli cutané moyen.

4° A l'*éminence thénar*, c'est l'*artère radio-palmaire* qui a été intéressée.

Ligature dans la plaie. — Dans tous les cas, on devra faire la ligature des deux bouts de l'artère dans la plaie, et, si celle-ci est trop étroite, pratiquer sans hésitation les débridements nécessaires suivant les règles que nous allons faire connaître.

Ligature de l'arcade palmaire superficielle. — Le pouce étant placé dans la plus grande abduction possible, on trace, dans le prolongement de son bord cubital, une ligne à travers la paume de la main. Entre cette ligne et le pli cutané moyen, à égale distance, on trace une seconde ligne parallèle à la première. Cette ligne correspond exactement à la portion transversale de l'arcade palmaire superficielle (fig. 8). Il suffit d'agrandir, suivant cette direction, la plaie, et d'inciser, dans une étendue égale et sur la sonde cannelée, l'aponévrose palmaire, pour mettre à nu les deux bouts de l'arcade palmaire et en pratiquer sans difficulté la ligature (Bœckel).

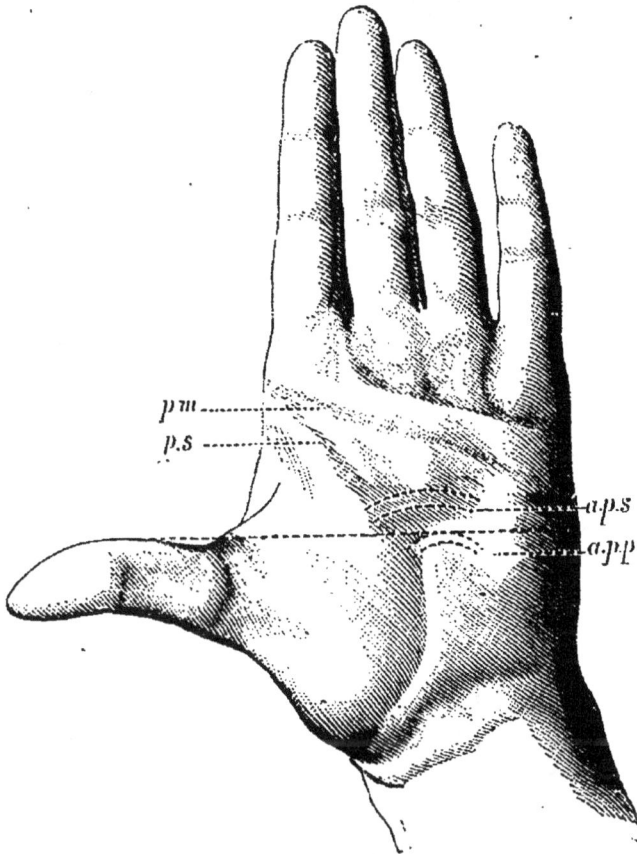

Fig. 8. — Situation des arcades palmaires par rapport aux plis de la main.

aps. Arcade palmaire superficielle. — *app*. Arcade palmaire profonde. — *ps*. Pli cutané supérieur. — *pm*. Pli cutané moyen.

Ligature de l'arcade palmaire profonde. — Quelques chirurgiens donnent le conseil de renoncer à la ligature des deux bouts de cette artère, lorsqu'elle a été divisée, cette opération entraînant des délabrements trop considérables. Si l'on songe cependant que dans certains cas l'hémorrhagie succédant à la division de cette artère a résisté à la compression directe et nécessité la ligature de l'humérale, on ne devra pas renoncer à la ligature dans la plaie sans avoir tenté de la pratiquer. La plaie sera débridée suivant la direction d'une ligne horizontale, tracée dans le prolongement du bord cubital du pouce placé dans l'abduction forcée. Après avoir divisé la peau et l'aponévrose, on recherchera le trajet suivi par l'instrument vulnérant, on écartera avec des crochets mousses les tendons et nerfs de la paume de la main, les doigts étant fléchis, et si, après avoir abstergé le fond de la plaie, on est assez heureux pour apercevoir les bouts de l'artère, on en pratiquera la ligature. Le passage d'un fil autour de l'artère pouvant présenter des difficultés insurmontables, à cause de la profondeur à laquelle elle se trouve, on se bornera alors à saisir ses extrémités avec des pinces à ligature ou avec des pinces à ressort croisé, analogues aux serres-fines, qu'on laissera en place, après les avoir entourées de charpie pour préserver de leur contact les parties voisines.

C'est après cette tentative faite avec ménagement, et en cas d'insuccès, qu'on sera seulement autorisé à pratiquer la compression directe et indirecte.

La compression indirecte pourra être exercée de la façon suivante : sur le trajet des artères radiale et cubitale, à la partie inférieure de l'avant-bras, on dispose deux bouchons que l'on fixe avec une bande de diachylon. On place ensuite, entre les deux bouchons et par-dessus la bande de diachylon, un troisième bouchon qu'on fixe à son tour par une seconde bande de diachylon (Nélaton).

A défaut de cet appareil, on pourrait se borner à placer l'avant-bras dans la flexion forcée.

Ligature de l'artère radiale, dans le premier espace

inter-métacarpien. — Il n'existe dans cet espace aucun organe important à ménager et l'on peut, ainsi que l'a fait avec succès le professeur Verneuil, sectionner, dans toute son étendue, le premier espace inter-métacarpien, si cela est nécessaire, pour arriver sur les deux bouts de l'artère.

Ligature de l'artère cubitale à l'éminence hypothénar. — Le débridement sera pratiqué suivant le trajet d'une ligne verticale située en dehors de l'os pisiforme et dans la direction du dernier espace inter-métacarpien. La main sera renversée en arrière afin de faire saillir le pisiforme ainsi que le tendon du cubital antérieur. On divisera successivement la peau, les fibres du muscle palmaire cutané et l'aponévrose. Au-dessous se trouve l'artère cubitale, accompagnée de ses deux veines satellites et du nerf cubital situé à sa partie interne. Pour isoler et lier les deux bouts de cette artère, on placera la main dans la flexion et l'adduction.

Ligature de l'artère radio-palmaire. — La plaie sera agrandie verticalement dans la direction du deuxième espace inter-métacarpien. Après avoir divisé successivement la peau, l'aponévrose et quelques fibres du muscle court abducteur du pouce, il restera à rechercher, dans le fond de la plaie, les deux bouts de l'artère pour en pratiquer la ligature.

Hémorrhagies suspendues. — Si l'hémorrhagie *primitive* est suspendue par suite d'une compression méthodique pratiquée à la surface de la plaie, on pourra temporiser en exerçant en outre la compression indirecte soit à l'aide de l'appareil de Nélaton, soit par la flexion forcée de l'avant-bras.

Hémorrhagies consécutives. — Dans le cas d'hémorrhagies consécutives on se comportera comme pour les hémorrhagies primitives, c'est-à-dire qu'on fera la ligature

3.

des deux bouts de l'artère dans la plaie. Mais si celle-ci est impossible et que le blessé soit affaibli par les hémorrhagies antérieures, il faudra recourir immédiatement à la ligature à distance sans chercher davantage dans la compression un moyen de suspendre l'hémorrhagie d'une façon définitive. On devrait agir de la même manière, quoique l'hémorrhagie consécutive fût suspendue, si on avait lieu de redouter, par suite de l'état de faiblesse du blessé, que le retour de l'écoulement sanguin pût entraîner la mort.

Ligature à distance. — Les anastomoses si riches, qui existent entre les artères de l'avant-bras, font qu'il est bien rare que la ligature de l'une d'elles puisse suffire à arrêter définitivement une hémorrhagie provenant de la lésion des artères de la paume de la main. Cela est d'autant plus vrai qu'il s'agit d'une hémorrhagie consécutive, car, dans ce cas, les obstacles, apportés à la circulation par les moyens hémostatiques précédemment employés, ont eu pour conséquence de dilater les voies collatérales. Cependant, comme ces anastomoses peuvent être plus ou moins développées, quelquefois même faire complétement défaut, on devra s'assurer si, par la compression isolée des artères radiale et cubitale, on ne peut obtenir la suspension de l'hémorrhagie. S'il en était ainsi, on lierait seulement l'artère dont la compression a suffi à arrêter l'écoulement sanguin.

Lorsque, au contraire, la compression simultanée des artères radiale et cubitale, sera nécessaire pour suspendre l'écoulement sanguin, il faudra lier les deux artères, ou mieux encore lier l'artère humérale, car, malgré la double ligature des artères radiale et cubitale, il arrive assez souvent que le sang revient, dans la blessure, par les anastomoses de la radiale et de la cubitale avec les inter-osseuses, avant l'oblitération des extrémités de l'artère divisée et qu'il se produit ainsi des hémorrhagies consécutives.

Ce serait également sur l'artère humérale qu'il faudrait placer une ligature, si la compression simultanée des deux artères de l'avant-bras était impuissante à suspendre l'hémorrhagie, ce qui a lieu, lorsque l'artère du nerf médian ou l'artère inter-osseuse ont un volume exagéré et s'inosculent avec les crosses palmaires.

Avant de faire la ligature de l'artère humérale, on devra la comprimer et s'assurer qu'on suspend ainsi l'hémorrhagie, ce qui pourrait ne pas se produire s'il y avait division précoce de cette artère. Dans le cas où la compression de l'artère humérale à la partie inférieure du bras n'arrêterait pas l'hémorrhagie, on l'exercerait successivement sur des points de plus en plus élevés, jusqu'à ce qu'enfin l'écoulement sanguin soit suspendu : c'est en ce dernier point qu'on devrait appliquer la ligature.

Ces renseignements que fournit la compression des artères de l'avant-bras et du bras font défaut lorsque l'hémorrhagie est suspendue. Lorsqu'il en est ainsi et que l'état d'affaiblissement, dans lequel les pertes sanguines antérieures ont mis le blessé, rend immédiatement nécessaire la ligature à distance, c'est sur l'artère humérale au niveau du pli du coude qu'elle doit être pratiquée.

La ligature à distance des artères radiale et cubitale se pratique, dans le cas d'hémorrhagie de la paume de la main, au tiers inférieur de l'avant-bras. Dans les traités de médecine opératoire, on décrit la *Ligature de l'artère radiale, au niveau de la tabatière anatomique*, mais c'est un exercice d'amphithéâtre qui n'a jamais été appliqué sur le vivant. L'artère radiale n'est liée à ce niveau que lorsqu'elle y a été blessée. Un débridement de la plaie

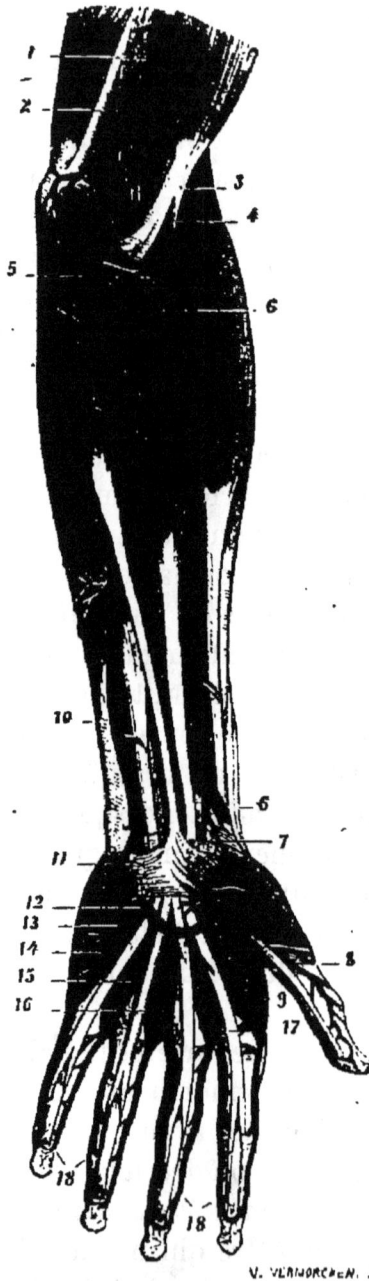

V. VERHORCHEN. SC.

Fig. 9. — Artères radiale et cubitale.

1. Extrémité inférieure de l'artère humérale. — 2. Collatérale in-

parallèlement aux tendons qui limitent la tabatière anatomique, permet alors de mettre facilement à nu les deux bouts de l'artère.

Nous allons décrire successivement les ligatures de l'artère radiale et de l'artère cubitale au tiers inférieur de l'avant-bras, et de l'artère humérale au pli du coude, opérations qui, comme nous l'avons dit, peuvent être indiquées pour remédier aux hémorrhagies artérielles de la paume de la main.

Ligature de l'artère radiale au tiers inférieur de l'avant-bras.

Le trajet de l'artère est représenté par une ligne qui du milieu du pli du coude se rendrait au milieu de l'espace, compris entre le tendon du grand palmaire et l'apophyse styloïde du radius (fig. 9). Elle est située sous l'aponévrose, entre les tendons du grand palmaire et du long supinateur. Ses battements, faciles à percevoir, ne pourront laisser de doutes sur sa situation. La main étant placée dans la supination et l'extension forcée, on fera sur l'avant-bras, suivant la direction de l'artère, une

terne. — 3. Expansion fibreuse du biceps. — 4. Tendon de ce muscle. — 5. Origine de l'artère cubitale. — 6, 6. Artère radiale. — 7.Branche radio-palmaire. — 8. Collatérale externe du pouce. — 9. Collatérale externe de l'index. — 10. Extrémité inférieure de l'artère cubitale. — 11. Portion carpienne de cette artère. — 12. Arcade palmaire superficielle. — 13. Branche cubito-radiale disparaissant sous la masse des tendons fléchisseurs des doigts. — 14. Première branche digitale se prolongeant inférieurement pour former la collatérale interne du petit doigt. — 15. Seconde branche digitale se divisant en bas pour fournir la collatérale externe du petit doigt et la collatérale interne de l'annulaire. — 16. Troisième branche digitale se divisant comme la précédente, pour donner la collatérale externe de l'annulaire et la collatérale interne du médius. — 17. Quatrième branche digitale donnant la collatérale externe du médius et la collatérale interne de l'index. — 17, 18. Collatérales des quatre derniers doigts.

incision de 4 centimètres, commençant à 1 centimètre et demi au-dessus de l'articulation radio-carpienne. Cette première incision divisera la peau, le fascia superficialis et mettra sans l'intéresser l'aponévrose à nu.

Ayant fait écarter les lèvres de l'incision, et reconnu, à ses battements, l'artère à travers l'aponévrose, on divisera celle-ci sur la sonde cannelée après y avoir pratiqué en dédolant une ouverture à la base d'un pli transversal soulevé avec la pince.

Plaçant alors la main dans la flexion, on isolera avec la sonde cannelée l'artère de ses veines satellites, puis on la soulèvera sur la sonde qui servira de conducteur pour passer le fil à ligature.

Ligature de l'artère cubitale au tiers inférieur de l'avant-bras.

La direction de l'artère cubitale, dans ses deux tiers inférieurs, est représentée par une ligne étendue de la tubérosité interne de l'humérus au côté externe de l'os pisiforme (fig. 9). Cette artère est située en dehors du tendon du muscle cubital antérieur et il est facile, par suite de sa position superficielle à la partie inférieure de l'avant-bras, de sentir ses battements en ce point. L'avant-bras dans la supination et la main renversée en arrière pour faire saillir l'os pisiforme et le tendon du cubital antérieur, on fera, suivant la direction indiquée, une incision longue de 4 centimètres et commençant un peu au-dessus du poignet. Cette incision comprendra la peau et mettra à nu l'aponévrose qu'on divisera ensuite sur le bord externe du tendon du cubital antérieur. La main étant alors placée dans la flexion, le tendon du cubital antérieur, ainsi relâché, sera attiré en dedans. Au fond de l'incision se trouve l'artère cubitale, dont on reconnaîtra les battements, recouverte par l'aponévrose profonde. Cette aponévrose sera incisée sur la sonde cannelée, puis, l'artère séparée de ses veines satellites, on passera au-dessous d'elle, de dedans en dehors, en s'éloignant du nerf cubital, la sonde cannelée et le fil destiné à en faire la ligature.

Ligature de l'artère humérale à sa partie inférieure.

Comme nous l'avons déjà dit, il sera préférable, en présence d'une hémorrhagie artérielle de la paume de la main lorsqu'on n'aura pas pu lier les deux bouts de l'artère dans la plaie, de lier immédiatement l'artère humérale plutôt que de faire la ligature simultanée des deux artères radiale et cubitale au tiers inférieur de l'avant-bras. On liera isolément l'une ou l'autre de ces artères, lorsque sa compression suffira à suspendre l'écoulement sanguin, dans le cas contraire, c'est sur l'artère humérale qu'il faudra porter la ligature.

Si, dans les jours qui suivront cette ligature isolée soit de la radiale, soit de la cubitale, il survenait une hémorrhagie consécutive, devrait-on appliquer une ligature sur l'autre artère de l'avant-bras ? Nous ne le pensons pas. On pourrait essayer de la cautérisation de la plaie avec le fer rouge, de la compression directe, mais, en cas d'insuccès, c'est la ligature de l'artère humérale qu'on devrait pratiquer. En agissant autrement, les voies collatérales auraient certainement rétabli la circulation dans la plaie avant l'oblitération de l'artère divisée.

Le trajet de l'artère humérale est représenté par une ligne qui du creux de l'aisselle se rendrait au milieu du pli du coude. Elle est située au côté interne du muscle biceps, qui la recouvre chez les sujets fortement musclés. Ses battements sont faciles à percevoir.

Après avoir reconnu la situation de l'artère, et, en comprimant circulairement le bras à sa partie moyenne, celle de la veine médiane basilique qui suit, dans le tissu cellulaire sous-cutané, un trajet parallèle, à celui de l'artère, on fait, l'avant-bras étant en supination, une incision de 6 centimètres, qui, du milieu du pli du coude, se dirige obliquement en haut vers le bord interne du biceps. Cette incision comprendra seulement la peau, on divisera ensuite, dans une étendue égale, le tissu cellulaire sous-cutané, en respectant la veine médiane basilique qui sera écartée en dehors, puis sur la sonde cannelée l'aponévrose renforcée par l'expansion aponévrotique du biceps. Le bord interne de ce muscle sera écarté en dehors, et on mettra ainsi à découvert l'artère humérale entourée de ses deux veines satellites et située à 6 ou 8 millimètres en dehors du nerf médian. L'avant-bras étant alors légèrement fléchi, on soulèvera avec la pince un pli transversal de la gaîne commune des vaisseaux ; ce pli sera incisé en dédolant et par l'ouverture qui en résultera, on isolera l'artère de ses veines satellites, avec la sonde cannelée qu'on passera ensuite, au-dessous du vaisseau, de dedans en dehors.

HÉMORRHAGIES ARTÉRIELLES DE L'AVANT-BRAS.

Les plaies de la région antérieure de l'avant-bras peuvent être acompagnées d'hémorrhagies artérielles provenant de trois sources : de l'artère radiale à la partie externe, de l'artère cubitale à la partie interne et de l'artère interosseuse si la plaie est profonde et située sur la ligne médiane.

Les plaies de la région postérieure s'accompagnent rarement d'hémorrhagie artérielle. L'interosseuse postérieure pourrait cependant être divisée.

Blessure des artères radiale et cubitale à la partie inférieure et moyenne de l'avant-bras.

Ligature dans la plaie. — Lorsqu'une hémorrhagie est fournie par les artères radiale ou cubitale à la partie inférieure ou moyenne de l'avant-bras, il faut pratiquer la ligature dans la plaie des deux bouts de l'artère divisée. Si après la ligature du bout supérieur l'hémorrhagie se trouvait suspendue, il faudrait néanmoins rechercher le bout inférieur et en pratiquer la ligature, car, par suite des anastomoses larges et nombreuses, qui existent entre les artères de l'avant-bras, l'hémorrhagie aurait bien des chances de se reproduire les jours suivants par le bout inférieur. Cette double ligature sera appliquée sur les extrémités même du vaisseau divisé et non à une certaine distance de celle-ci. Dans un cas de plaie de l'artère radiale, M. Chassaignac ayant placé une ligature au-dessus et au-dessous de la plaie, à 2 centimètres environ de celle-ci, l'hémorrhagie se reproduisit et ne s'arrêta que par la ligature des deux bouts dans la plaie. Il existait sans doute entre la première ligature et la plaie une collatérale qui ramenait le sang dans celle-ci.

Si la plaie est étroite et qu'un débridement soit nécessaire, on le pratiquera suivant les règles que nous avons fait connaître pour la ligature des artères radiale et cubitale au tiers inférieur de l'avant-bras, c'est-à-dire pour l'artère radiale suivant la direction d'une ligne étendue du milieu du pli du coude au milieu de l'intervalle qui sépare l'apophyse styloïde du radius du tendon du grand palmaire et pour l'artère cubitale, suivant la direction d'une ligne étendue de la tubérosité interne de l'humérus au côté externe de l'os pisiforme. Ces deux

artères sont situées dans le premier interstice musculaire à partir du bord extérieur de l'os sous-jacent, entourées de deux veines satellites et plus rapprochées de
l'axe du membre que le nerf de même nom. Le membre
sera mis dans la supination et l'extension, pendant
qu'on pratiquera le débridement, tandis que, pour rechercher ensuite les deux bouts de l'artère, la main sera
fléchie.

Ligature à distance. — Si on n'a pas pu faire dans la
plaie la ligature des deux bouts des artères radiale et
cubitale divisées à la partie inférieure et moyenne de
l'avant-bras, la persistance et la reproduction de l'hémorrhagie imposent l'obligation de pratiquer la ligature à distance. Cette ligature devra être appliquée sur
l'humérale et non sur l'artère divisée au-dessus de la
plaie. En faisant la ligature de l'artère divisée entre la
plaie et le cœur, l'hémorrhagie ne manquerait pas de se
reproduire, car les anastomoses de la cubitale et de la
radiale ramèneraient, d'une façon presque certaine, le
sang dans la plaie, par le bout inférieur avant son oblitération.

(Voir pour la ligature de l'artère humérale à sa partie
inférieure, p. 51.)

Blessures des artères radiale et cubitale à la partie supérieure de l'avant-bras.

Si l'*artère radiale* a été divisée à sa partie supérieure,
il faudra mettre en pratique les principes que nous
avons exposés déjà, c'est-à-dire faire la ligature des
deux bouts de l'artère dans la plaie. Si celle-ci est
étroite, on fera les débridements nécessaires suivant
la direction connue de l'artère (ligne qui, du milieu du
pli du coude, serait étendue au milieu de l'espace qui

sépare le tendon du grand palmaire de l'apophyse styloïde du radius). Après l'incision de l'aponévrose, on
recherchera les deux bouts du vaisseau dans le premier
interstice musculaire, à partir du bord externe du radius.

Quelle que soit la hauteur à laquelle l'artère radiale a
été divisée, la conduite du chirurgien sera la même,
et il faudra toujours pratiquer la ligature de ses deux
bouts dans la plaie. La ligature isolée du bout supérieur,
suffisante au moment de la blessure exposerait, les
jours suivants, à une hémorrhagie par le bout inférieur.

Si parfois la ligature dans la plaie était impossible, il
faudrait porter une ligature au-dessus de la plaie, non
pas sur l'artère radiale, mais sur l'artère humérale.

Il faudrait également pratiquer la ligature de l'artère
humérale, si l'artère radiale avait été blessée, à moins
d'un centimètre au-dessous de son origine. La chute du
fil appliqué sur le bout supérieur serait en pareil cas
fatalement suivie d'hémorrhagie, le caillot formé dans
le bout supérieur ne présentant pas une hauteur suffisante pour résister à l'effort du sang.

Lorsque l'*artère cubitale* a été blessée à la partie
supérieure de l'avant-bras, on devra faire la ligature
de ses deux bouts dans la plaie, toutes les fois que
celle-ci présentera une étendue nécessaire pour qu'on
puisse pratiquer cette opération. Mais lorsque la plaie
sera étroite, la ligature des deux bouts de l'artère serait
une œuvre si laborieuse par suite de la situation profonde du vaisseau au-dessous des muscles épitrochléens
qu'il serait plus sage d'y renoncer pour faire immédiatement la ligature de l'artère humérale au pli du coude.

Lorsque l'artère cubitale a été intéressée, près de son
origine, il est une autre raison qui doit faire rejeter
la ligature dans la plaie, c'est le voisinage d'une collatérale importante, le tronc des artères interosseuses.

Dans ce cas comme dans le précédent, il faut faire immédiatement la ligature de l'artère humérale.

Blessures de l'artère interosseuse antérieure.

Les plaies situées sur la partie médiane et antérieure de l'avant-bras peuvent s'accompagner d'hémorrhagies artérielles inquiétantes par suite de la lésion de l'artère interosseuse. M. Chassaignac a été témoin de la mort d'un jeune homme causée par une blessure de cette artère.

La situation de la plaie et surtout l'exploration des artères radiale et cubitale permettront de reconnaître la source de l'hémorrhagie. Dans le cas de blessure de l'artère interosseuse, il y aura persistance du pouls radial et cubital.

L'artère interosseuse antérieure est située si profondément qu'à moins que la plaie ne soit très-large, on devra renoncer à pratiquer la ligature de ses deux extrémités. M. Chassaignac donne bien, dans son traité des opérations, un procédé pour découvrir cette artère et en pratiquer la ligature, mais il avoue qu'il n'aurait recours à la ligature dans la plaie que si l'hémorrhagie se reproduisait, après la ligature de l'artère humérale, les moyens indirects étant infiniment moins dangereux. C'est donc à la ligature de l'artère humérale qu'on devra recourir, si on n'a pas pu se rendre maître de l'hémorrhagie par la compression directe qu'on appliquera d'abord ou encore si l'hémorrhagie, primitivement arrêtée, s'est reproduite avec assez d'abondance pour inspirer des inquiétudes sérieuses en cas de récidive.

Blessures de l'artère interosseuse postérieure.

Les plaies de la région postérieure de l'avant-bras sont rarement suivies d'hémorrhagies artérielles de quelque importance. L'artère interosseuse postérieure, moins volumineuse que l'antérieure, est située entre les deux couches musculaires de la région postérieure de l'avant-bras. Elle ne sera donc intéressée que lorsque la plaie aura une certaine profondeur. Dans ce cas, on pratiquera la ligature des deux bouts, si la largeur de la plaie le permet. Si la plaie est trop étroite, on exercera une compression directe énergique et on placera l'avant-bras dans la flexion forcée. Si, malgré ces moyens, l'hémorrhagie se reproduisait, on cautériserait la plaie avec le fer rouge et, en cas d'insuccès, on pratiquerait la ligature de l'artère humérale. Mais il est peu probable qu'on soit jamais obligé de recourir à une pareille extrémité.

HÉMORRHAGIES ARTÉRIELLES DU BRAS.

Les plaies des artères du bras, autres que l'artère humérale, ne donnent lieu qu'à des hémorrhagies peu inquiétantes et dont il est facile de se rendre maître par la compression directe. Cependant toutes les fois que l'une ou les deux extrémités de l'artère divisée seront visibles dans la plaie, on devra en pratiquer la ligature. L'exploration du pouls radial permettra de reconnaître la source de l'hémorrhagie, s'il pouvait exister quelques doutes sur ce point. La persistance du pouls radial indiquera que ce n'est point l'artère humérale, mais bien une de ses collatérales, qui a été divisée.

Blessure de l'artère humérale au pli du coude.

La blessure de l'artère humérale au pli du coude, moins fréquente depuis que la saignée est moins souvent pratiquée, donne lieu à une hémorrhagie qui peut être momentanément suspendue par sa compression directe ou la flexion forcée de l'avant-bras. Mais ces moyens de traitement étant très-infidèles et suivis le plus souvent soit d'hémorrhagies consécutives, soit de la formation d'un anévrysme, on devra toujours, lors même que l'hémorrhagie serait suspendue, pratiquer, si cela est possible, la ligature des deux bouts de l'artère divisée dans la plaie.

Ligature dans la plaie. — Après avoir fait comprimer l'artère humérale à la partie moyenne ou supérieure du bras, on abstergera le fond de la plaie pour rechercher les deux bouts du vaisseau. Si la plaie est trop étroite pour permettre ces manœuvres, elle sera agrandie, suivant la direction d'une ligne qui du milieu du pli du coude remonterait le long du bord interne du biceps. On divisera successivement, suivant cette direction, la peau, le fascia superficialis et l'aponévrose. Entre le nerf médian, situé en dedans et le bord interne du biceps situé en dehors et écarté dans cette direction par un aide, il sera facile de découvrir et d'isoler les deux bouts de l'artère. Pour rendre ce temps de l'opération plus facile, on relâchera le muscle biceps en plaçant l'avant-bras dans la demi-flexion.

Ligature à distance. — S'il existe une infiltration sanguine considérable, ou si la plaie est ancienne et qu'il soit impossible de faire la ligature des deux bouts de l'artère, il serait imprudent de s'en rapporter à la compression pour obtenir une suspension définitive de l'hémorrhagie, il faut alors pratiquer immédiatement la ligature de l'artère humérale, au-dessus de la plaie, à la partie moyenne du bras.

Ligature de l'artère humérale à la partie moyenne du bras.

Les battements de l'artère, faciles à percevoir à cause de sa situation superficielle, permettent de déterminer exactement sa direction. En faisant contracter le muscle biceps au bord interne duquel elle est située, on aura en outre un point de repère très-sûr.

L'avant-bras dans l'extension et la supination, on fera, suivant le bord interne du biceps, une incision longitudinale de 6 centimètres. Après avoir divisé la peau et le tissu cellulaire sous-cutané, on incisera l'aponévrose sur la sonde cannelée et on mettra à nu le bord interne du muscle.

L'avant-bras dans la demi-flexion, et le muscle biceps, ainsi relâché, écarté en dehors, on apercevra alors le nerf médian, qu'on fera écarter en dedans, et au-dessous de lui l'artère. Sa gaîne sera ouverte à la base d'un pli transversal, soulevé avec une pince dont les mors auront été appliqués suivant l'axe du vaisseau. On procédera ensuite à son isolement avec la sonde cannelée qui sera passée au-dessous, de dedans en dehors, afin d'éviter le nerf médian.

Blessure de l'artère humérale à la partie moyenne ou supérieure du bras.

Lorsque l'artère humérale a été blessée à la partie moyenne ou à la partie supérieure du bras, le chirurgien se comportera comme dans le cas précédent. Il

devra donner la préférence à la ligature dans la plaie
des deux bouts de l'artère et dans le cas d'impossibilité seulement pratiquer la ligature à distance. Lors
même que l'hémorrhagie serait suspendue, il serait imprudent de temporiser. La compression directe ne peut
prévenir le retour de l'hémorrhagie. Il faudra forcément
en venir à la ligature ; autant donc la pratiquer immédiatement que d'attendre que l'hémorrhagie se soit reproduite et ait affaibli le blessé. En outre la compression directe a pour effet d'augmenter le calibre des voies
collatérales, de telle sorte que la ligature à distance pratiquée tardivement peut être ainsi plus facilement suivie
d'hémorrhagies consécutives.

Si l'étroitesse de la plaie rend un débridement nécessaire pour pratiquer la ligature des deux bouts de l'artère, ce débridement sera fait suivant les règles que nous
avons fait connaître pour la ligature à distance de l'artère humérale à la partie moyenne du bras.

Si l'on a recours à la ligature au-dessus de la plaie,
il faudra la pratiquer autant que possible à une distance peu éloignée de celle-ci, de façon qu'elle soit appliquée au-dessous de l'origine de l'artère humérale
profonde, et cependant à une distance de cette collatérale, qui ne soit pas moindre d'un centimètre et demi,
de telle façon que le caillot ait une longueur suffisante
pour résister à l'effort du sang après la chute de la ligature.

La ligature de l'artère humérale au-dessous de l'origine de l'humérale profonde, c'est-à-dire au-dessous de
l'insertion du muscle grand rond à la coulisse bicipitale de l'humérus, compromet beaucoup moins la nutrition du membre que la ligature appliquée sur l'humérale au-dessus de cette collatérale ou sur l'axillaire
à sa terminaison. Dans le premier cas, la circulation
est assurée dans l'extrémité du membre par les anasto-

moses nombreuses, qui existent entre l'humérale profonde et les artères récurrentes. Dans le second cas, la circulation ne peut se rétablir que par les rares anastomoses, existant entre les branches ascendantes de l'humérale profonde et les artères circonflexes et les branches descendantes de la scapulaire commune. Pour ces raisons, on doit donc donner, toutes les fois qu'on a le choix, la préférence à la ligature de l'humérale au-dessous de la naissance de l'humérale profonde.

Ligature de l'artère humérale à la partie supérieure du bras.

Après avoir reconnu, à ses battements, la situation de l'artère, le membre étant écarté à angle droit du tronc, on fera, suivant la direction d'une ligne étendue du milieu du creux de l'aisselle au milieu du pli du coude, une incision mesurant 6 centimètres (fig. 10). On pourra se guider encore pour pratiquer cette incision sur le bord interne du muscle coraco-brachial, en dedans duquel se trouve située l'artère. Après avoir divisé la peau et l'aponévrose, on mettra à nu le bord interne du muscle, qui sera écarté en dehors. On rencontrera d'abord le nerf médian, puis plus en dedans l'artère et ses deux veines satellites.

Le gaîne des vaisseaux ouverte et l'artère isolée, la sonde cannelée sera passée au-dessous d'elle de dehors en dedans.

Si l'artère humérale a été blessée à sa partie supérieure, on liera, si cela est possible, les deux bouts dans la plaie, en faisant s'il y a lieu, suivant les règles que nous venons d'exposer, les débridements nécessaires pour pratiquer cette opération. C'est seulement lorsque

la ligature dans la plaie sera impossible, qu'on pratiquera la ligature à distance, qui sera alors portée sur

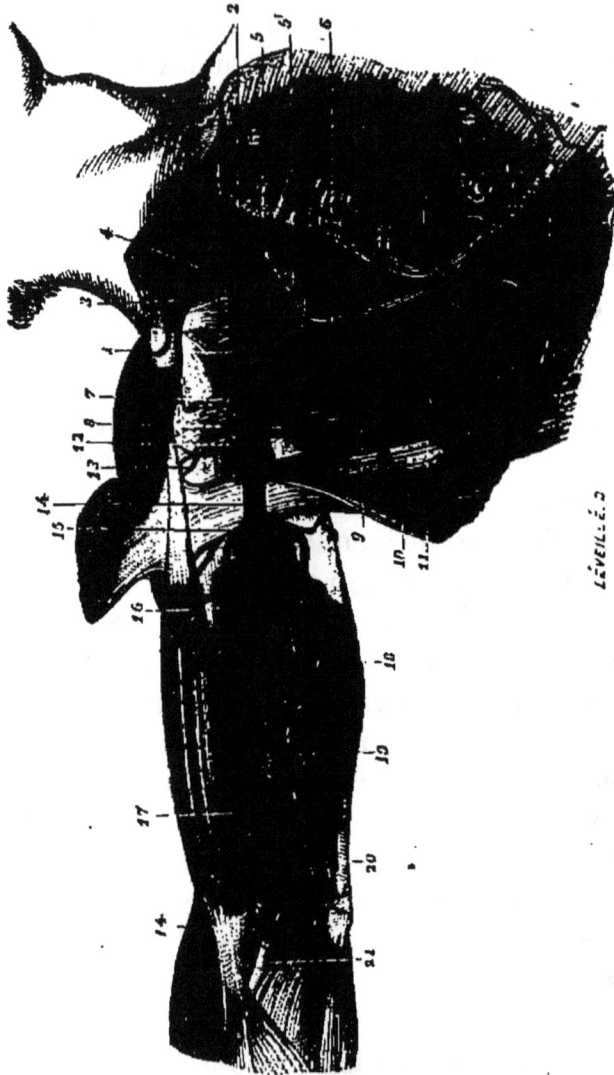

Fig 10. — Artères axillaire et humérale.

1. Tronc de l'artère axillaire. — 2. Acromio-thoracique. —
3. Branche postérieure ou acromiale de cette artère. — 4. Rameau
qu'elle donne à la portion claviculaire du grand pectoral. — 5. Branche antérieure ou thoracique de la même artère. — 5'. Thoracique

l'artère axillaire dans le creux de l'aisselle. Cette ligature de l'axillaire sera faite sans retard, dès qu'on aura reconnu l'impossibilité de lier les deux bouts de l'humérale dans la plaie. Essayer de la compression directe serait une faute, et exposerait le blessé à une hémorrhagie consécutive qui pourrait être mortelle.

Ligature de l'artère axillaire dans le creux de l'aisselle.

On reconnaîtra à ses battements la situation de l'artère, dont le trajet est représenté, lorsque le bras est étendu et dans la rotation en dehors, par une ligne longitudinale tracée à l'union du tiers antérieur et du tiers moyen de l'aisselle. Le bord interne du coraco-huméral, qui dans cette attitude se dessine sous la peau, et en dedans duquel est située l'artère, servira de point de repère, comme dans la ligature de l'artère humérale à sa partie supérieure (fig. 10).

postérieure. — 6. Thoracique inférieure, ou longue. — 6', 6'. Branches antérieures ou perforantes de la mammaire interne. — 7. Scapulaire inférieure se divisant en deux branches, l'une postérieure ou scapulaire, l'autre antérieure ou thoracique. — 8. Branche postérieure de cette artère se subdivisant en trois gros rameaux destinés au grand-rond, au sous-scapulaire et au sous-épineux. — 9. Branche antérieure de la même artère se partageant en deux rameaux qui se rendent l'un au grand dorsal, l'autre au grand dentelé. — 10. Rameau qui se ramifie dans le grand dorsal. — 11. Rameau qui se distribue au grand dentelé. — 12. Origine de la circonflexe postérieure. — 13. Circonflexe antérieure. — 14, 14. Artère humérale. — 15. Humérale profonde, ou collatérale externe. — 16. Branches externes de l'humérale cheminant entre le brachial antérieur et le biceps auxquels elle se distribue. — 17. Autre branche externe qui pénètre dès son origine dans l'épaisseur du biceps. — 18. Branche superficielle de la portion interne du triceps. — 19. Branche superficielle du brachial antérieur. — 20. Collatérale interne. — 21. Nerf médian dont la portion brachiale a été excisée pour découvrir plus complétement l'artère humérale.

Le membre étant dans l'extension et la rotation en dehors, on fera sur le bord interne du muscle coraco-brachial, une incision de 6 à 8 centimètres. Après avoir divisé les téguments et l'aponévrose, le bord du coraco-brachial étant mis à nu, le bras sera un peu rapproché du tronc, de façon qu'il soit horizontal et placé dans la rotation en dedans. Le coraco-brachial, relâché dans cette attitude, sera écarté en dehors. En dedans de lui, on trouvera d'abord le nerf médian, puis plus en dedans l'artère axillaire. La veine axillaire, placée en dedans de l'artère est plus superficielle et peut la recouvrir ; dans ce cas, un aide l'écartera en arrière avec un crochet mousse. Il sera facile alors de reconnaître l'artère, de l'isoler en agissant avec précaution du côté de la veine et de passer la sonde cannelée au-dessous d'elle, de dedans en dehors, ou d'arrière en avant.

Farabœuf donne le moyen suivant, très-pratique, de trouver l'artère. Le bord interne du coraco-huméral, premier point de repère mis à nu et soulevé par un aide, avec un doigt de la main gauche enfoncé dans la plaie, refoulez tout le paquet vasculo-nerveux en arrière. Retirez un peu votre doigt : un premier gros cordon s'échappe en avant (c'est-à-dire en haut le malade étant couché), il est libre, ne perfore pas le muscle ; c'est le nerf médian. Isolez-le d'un coup de sonde et donnez-le à l'aide qui déjà soulève le muscle avec un crochet. Le deuxième gros cordon, découvert par l'écartement du premier, est l'artère ; on la voit et on la sent ; elle est assez profonde. Dénudez et chargez d'arrière en avant, le doigt gauche abaissant toujours la lèvre postérieure de la plaie et le reste du paquet vasculo-nerveux.

HÉMORRHAGIES ARTÉRIELLES DE L'AISSELLE.

La région de l'aisselle est traversée non-seulement par l'artère axillaire, mais encore par les branches collatérales nombreuses qui proviennent de cette artère et dont quelques-unes, notamment la scapulaire commune, ont un volume assez considérable pour fournir une hémorrhagie inquiétante.

Diagnostic de la source de l'hémorrhagie. — En présence d'une hémorrhagie artérielle de la région de l'aisselle il est d'un grand intérêt pratique de déterminer par quelle artère elle est ou a été fournie. La conduite du chirurgien sera en effet différente suivant qu'elle proviendra de l'artère axillaire ou de l'une de ses branches collatérales.

L'abondance de l'hémorrhagie, la direction de la plaie peuvent fournir quelques probabilités, mais c'est l'absence ou la persistance du pouls radial qui seules permettront de résoudre cette question importante.

Le pouls radial cesse-t-il d'être perceptible ? Il y a blessure de l'artère axillaire. Perçoit-on le pouls radial ? Il est probable qu'il y a blessure de l'une de ses branches collatérales. Je dis il est probable et non il est certain, car si, lorsque l'artère axillaire a été largement ouverte, l'hémorrhagie ne peut être suspendue qu'autant que l'artère se trouve oblitérée par un caillot au niveau de la blessure et par conséquent le pouls radial supprimé, on conçoit cependant que l'artère axillaire n'étant ouverte que dans une très-petite partie de sa circonférence, elle puisse rester perméable quoiqu'un caillot oblitère la solution de continuité.

En tenant compte de la possibilité de ce fait, qui n'est cependant pas démontré, nous dirons : *Toutes les fois qu'après une hémorrhagie consécutive à une plaie de l'aisselle, le pouls radial du côté correspondant n'est pas perceptible, il y a eu blessure de l'artère axillaire. Lorsqu'au contraire, le pouls radial existe, l'hémorrhagie a été vraisemblablement fournie par une collatérale de l'artère axillaire, et il faut agir suivant cette hypothèse.*

Plaies de l'artère axillaire. — Les hémorrhagies consécutives aux plaies de l'artère axillaire peuvent être rapidement mortelles si une syncope ou une compression énergique exercée au niveau de la plaie ne viennent pas suspendre l'écoulement sanguin. C'est assez dire que le chirurgien, à moins qu'il ne soit présent au moment de l'accident, trouve toujours à son arrivée l'hémorrhagie suspendue.

Cet arrêt de l'hémorrhagie ne doit pas être considéré comme définitif, et le plus souvent, sinon toujours, surviendront de nouvelles hémorrhagies qui finiront par entraîner la mort du blessé.

Lors donc qu'on aura acquis la certitude, par la direction de la plaie, l'abondance de l'hémorrhagie et surtout la cessation du pouls radial du côté correspondant que l'artère axillaire a été blessée, il faudra pratiquer la ligature, car l'hémorrhagie suspendue peut reparaître d'un instant à l'autre et parfois avec une si grande abondance qu'elle sera promptement mortelle.

L'artère axillaire, située à son origine, à la partie supérieure et latérale du thorax, croise à la manière d'une diagonale le creux de l'aisselle pour venir se placer à la face interne du bras. Elle se trouve protégée contre les agents vulnérants en dehors par le bras, en arrière par le scapulum, en dedans par le thorax, elle ne peut donc être blessée qu'en avant à travers la paroi antérieure de l'aisselle ou en bas à travers la paroi inférieure de cette région.

Ligature des deux bouts dans la plaie. — Si la lésion de l'artère s'accompagne d'une large solution de continuité des parties qui la recouvrent, on fera comprimer par un aide l'artère sous-clavière sur la première côte et la plaie débarrassée des caillots qu'elle contient, on recherchera les extrémités de l'artère dont on pratiquera directement la ligature, en dénudant chacune de ces extrémités dans l'étendue d'un centimètre afin de s'assurer qu'il n'existe pas de collatérale trop rapprochée du point sur lequel on applique la ligature. S'il en était ainsi, on lierait simultanément cette branche collatérale. La nutrition du membre serait sans doute un peu compromise, mais on y gagnerait d'être plus sûrement à l'abri d'une hémorrhagie consécutive.

Si la plaie est étroite, et siége dans le creux de l'aisselle, elle sera agrandie suivant les règles connues de la ligature de l'artère axillaire dans le creux de l'aisselle, c'est-à-dire dans une étendue de 6 centimètres et suivant la direction d'une ligne longitudinale située à l'union du tiers antérieur et des deux tiers postérieurs de la paroi inférieure de l'aisselle. On divisera sur la sonde cannelée l'aponévrose dans une étendue égale à celle de l'incision de la peau. Si la veine se présente, elle sera écartée en bas et en dedans avec un crochet mousse. Au-dessus et en dehors, on trouvera les deux bouts de l'artère. En faisant suspendre la compression de l'artère sous-clavière, le jet sanguin indiquerait du reste la situation du bout supérieur.

Si la plaie, trop étroite pour permettre la ligature des deux bouts de l'artère, est située sur la paroi antérieure de l'aisselle, au-dessous de la clavicule, elle sera agrandie parallèlement au bord inférieur de cet os, de son extrémité interne à l'interstice qui sépare le muscle grand pectoral du deltoïde, en ménageant la veine céphalique située dans cet interstice. On divisera successivement dans la même étendue les fibres du grand pectoral et la lame fibreuse qui forme la paroi postérieure de la gaîne de ce muscle. Dans l'angle interne de la plaie, on découvrira la veine axillaire qu'on fera écarter en bas et en dedans avec un crochet mousse. C'est en dehors de la veine qu'on recherchera les extrémités de l'artère.

Dans le cas où le débridement parallèle à la clavicule serait insuffisant pour découvrir les extrémités de l'artère, on pourrait faire une seconde incision, à l'extrémité externe de la première dans la direction de l'interstice qui sépare le deltoïde du grand pectoral. On aurait ainsi un lambeau qu'on rabattrait en bas et en dedans et qui permettrait de saisir plus sûrement les extrémités de l'artère. Cette seconde incision présente, toutefois, l'inconvénient de diviser les branches thoraciques collatérales de l'axillaire et de compromettre la nutrition du membre, aussi n'y devra-t-on avoir recours qu'en cas d'absolue nécessité.

Ligature à distance. — La ligature des deux bouts de l'artère axillaire divisée, soit dans le creux de l'aisselle, soit au-dessous de la clavicule est une opération difficile et souvent impossible. L'hémorrhagie, surtout si la plaie est étroite, ne se suspend guère, en effet, sans que le sang se soit infiltré, en quantité souvent considérable, dans les mailles du tissu cellulaire extrêmement lâche de cette région. De là des difficultés parfois insurmontables.

La recherche des deux bouts de l'artère exige en outre la présence d'un aide capable de comprimer convenablement l'artère sous-clavière sur la première côte, afin de s'opposer à l'hémorrhagie qui ne manquera pas de se reproduire lorsque la plaie sera débarrassée des

caillots qu'elle contient et qui oblitère les extrémités
de l'artère.

Le praticien pourra donc être fort embarrassé et hésiter entre la temporisation qui laisse le blessé exposé
aux chances d'une hémorrhagie consécutive qui peut
être mortelle et une intervention chirurgicale qui peut
avoir pour conséquence le retour de l'hémorrhagie et
l'impossibilité de s'en rendre maître, en l'absence d'un
aide exercé.

Il sera en pareille circonstance préférable de pratiquer la ligature à distance. Mais sur quel point devra
être appliquée cette ligature? Si l'artère axillaire a été
blessée au-dessous de la clavicule, il ne saurait y avoir
de doutes, il faudra lier l'artère sous-clavière en dehors
des scalènes. Si au contraire, l'artère axillaire a été blessée dans le creux de l'aisselle, on pourra hésiter entre
la ligature de l'artère sous-clavière en dehors des scalènes et celle de l'axillaire au-dessous de la clavicule.

L'artère axillaire ne peut être mise à nu au-dessous
de la clavicule sans que les artères acromio-thora-
ciques soient divisées et qu'on supprime ainsi une des
voies collatérales qui doivent contribuer au rétablissement dela circulation dans le membre supérieur.

En dehors des scalènes, l'artère sous-clavière peut
être recherchée sans intéresser aucune de ses branches
collatérales, qu'elle a émises, soit entre les scalènes, soit
en dedans de ces muscles. Du bord externe du scalène
antérieur à la clavicule, cette artère ne fournit en effet
aucune collatérale et on a, en pratiquant sa ligature à
ce niveau, des garanties contre la gangrène du membre
et les hémorrhagies consécutives à la chute du fil; que
n'offre pas la ligature de l'artère axillaire au dessous
de la clavicule. En outre, cette ligature est d'une exécution plus facile que la première. Aussi, pour ces

raisons, c'est à la ligature de la sous-clavière en dehors
des scalènes qu'on devra donner la préférence. Cette ligature offre en effet sur celle de l'axillaire au-dessous
de la clavicule ce triple avantage, d'être d'une exécution
plus facile, de respecter les branches artérielles qui
devront pourvoir à la nutrition du membre, et de ne
pas exposer à rencontrer une collatérale en un point
trop rapproché de celui sur lequel on veut appliquer
la ligature.

Ligature de l'artère sous-clavière en dehors des scalènes.

A ce niveau, l'artère sous-clavière repose sur la première côte, en dehors et en arrière de l'insertion du muscle
scalène antérieur. La veine sous-clavière passe en avant
du scalène antérieur et est éloignée de l'artère de toute
l'épaisseur de ce muscle. La veine jugulaire externe
croise l'artère pour se jeter dans la veine sous-clavière.
Les nerfs du plexus brachial sont situés en haut et en
arrière de l'artère sous-clavière.

Le malade est couché sur le dos, la face tournée du
côté sain, l'épaule abaissée par un aide. Après avoir
comprimé avec le pouce, appliqué transversalement au-
dessus de la clavicule, pour faire gonfler la veine jugulaire externe et déterminer sa situation, afin de l'éviter,
on pratique, à 1 centimètre au-dessus de la clavicule et
parallèlement à cet os, une incision étendue du bord
externe du sterno-mastoïdien au bord antérieur du trapèze. On incise successivement la peau, le peaucier et
l'aponévrose superficielle, en évitant avec soin la veine
jugulaire externe qu'on fera écarter en dehors. Si on
venait à blesser cette veine, on la lierait au-dessus et au-

dessous de la plaie et on en ferait la section entre les
deux ligatures.

Avec la pince et la sonde cannelée, on déchirera ensuite l'aponévrose omo-claviculaire et le tissu graisseux sous-jacent. Cela fait, en portant l'index gauche
dans l'angle interne de la plaie, on reconnaîtra le muscle
scalène antérieur, son tendon et le tubercule de la première côte auquel il s'insère. Le doigt restant sur ce tubercule et écartant ainsi la veine qu'il protége, servira
de guide à la sonde cannelée qu'on portera sur l'artère
de façon à déchirer sa gaîne. Par des mouvements de
va-et-vient de la sonde on isolera l'artère au-dessus de
la première côte et, lorsque sa dénudation paraîtra suffisante, on la chargera avec l'aiguille de Cooper poussée
de dehors en dedans. L'index gauche appliquée sur le
tubercule de la côte permettra de faire saillir le bec de
l'aiguille, en même temps qu'il protégera la veine.

Blessures des artères collatérales de l'artère axillaire.
— Si l'hémorrhagie artérielle, accompagnant une blessure de la région de l'aisselle, est fournie non plus par
l'artère axillaire mais par une de ses branches collatérales, ce qu'on reconnaîtra à la persistance du pouls
radial, il faudra *lier les deux bouts de l'artère dans la plaie,
et ne jamais recourir à la ligature à distance.*

Si la plaie est large et les extrémités de l'artère visibles, rien de plus simple. Dans le cas contraire, il faudra
pratiquer les débridements nécessaires pour mettre ces
extrémités à nu. Ces débridements seront faits dans une
direction variable suivant l'artère blessée et le siége de
la blessure, mais ils devront, autant que possible, être
pratiqués parallèlement à la direction de l'artère et de
la veine axillaires pour être ainsi plus sûr de respecter
les vaisseaux. Cette recherche des deux bouts de l'artère pourra être négligée, si, l'hémorrhagie ayant été peu

abondante, elle nécessitait des débridements étendus ; on se bornerait alors à exercer une compression directe énergique au niveau de la plaie. Dans le cas contraire, il n'y aura pas d'hésitation possible, l'abondance de l'hémorrhagie, l'affaiblissement du sujet, la crainte d'une hémorrhagie consécutive qui pourrait être mortelle, feront un devoir de pratiquer tous les débridements que pourrait nécessiter la ligature des deux bouts de l'artère dans la plaie.

On ne devra en aucun cas, ai-je dit, recourir à la ligature à distance. Cette ligature portée sur la sous-clavière en dehors des scalènes, au-dessous de l'origine des branches collatérales de cette artère, ne peut avoir en effet d'autre résultat, en supprimant le cours du sang dans l'artère axillaire, que de favoriser la dilatation des voies collatérales et par suite la reproduction de l'hémorrhagie fournie par une branche collatérale divisée.

La ligature de cette artère présente en outre une si grande gravité que tous les débridements que nécessitera la ligature dans la plaie de l'artère divisée, compromettront beaucoup moins l'existence du blessé.

Enfin, si, à la suite de la blessure de l'axillaire ou de l'une de ses branches collatérales, la ligature dans la plaie étant impraticable, l'hémorrhagie venait à se reproduire, malgré la ligature de la sous-clavière en cas de blessure de l'axillaire, ou la compression directe en cas de blessure d'une de ses branches collatérales, et que le blessé serait tellement affaibli qu'on pourrait craindre que la mort ne fût la conséquence d'une nouvelle perte sanguine quelque petite qu'elle soit, il ne resterait plus alors d'autre chance de salut que la *désarticulation du bras*. Cette suprême ressource, considérée autrefois comme le seul traitement applicable aux blessures de l'artère axillaire, est réservée aujourd'hui pour

les cas tout à fait exceptionnels où les divers procédés
de ligature sont restés sans influence sur l'écoulement
sanguin.

DES OPÉRATIONS NÉCESSITÉES PAR LES HÉMORRHAGIES ARTÉRIELLES DU MEMBRE INFÉRIEUR.

Considérations anatomiques.

L'*Aorte* se divise au niveau du bord inférieur de la
quatrième vertèbre lombaire en deux branches qui sont
les *artères iliaques primitives*. Ces artères se dirigent
obliquement en bas et en dehors sur le côté interne des
muscles psoas, pour se diviser, à leur tour, au niveau
de l'articulation sacro-iliaque, en deux branches, les artères *iliaque externe* et *iliaque interne*.

L'artère *Iliaque externe* continue la direction de l'artère iliaque primitive. Elle se porte en bas, en avant
et en dehors, jusqu'au milieu de l'arcade crurale où
elle change de nom pour prendre celui d'artère fémorale. Reposant sur le muscle psoas et le fascia iliaca,
cette artère est recouverte par le péritoine qui la sépare
de l'iléon à droite et de l'S iliaque du côlon à gauche.
Elle est unie au péritoine par un tissu cellulaire lâche
qu'il est facile de décoller. Elle est en rapport en dedans et en arrière avec la veine de même nom, en dehors avec le nerf crural. Cette artère fournit au voisinage de l'arcade de Fallope deux branches collatérales,
l'artère *circonflexe iliaque* et l'artère *épigastrique*. Par
leurs anastomoses avec les artères lombaires, obtura-
trices et mammaires internes, ces collatérales contri-
buent au rétablissement de la circulation, en cas d'oblitération de l'artère iliaque externe.

L'artère *Iliaque interne*, seconde branche de bifurca-

5

tion de l'artère iliaque primitive se porte en bas et en
dedans. De son origine à la première collatérale, à laquelle elle donne naissance, elle mesure ordinairement
18 à 20 millimètres, mais ses dimensions sont très-va-
riables. Elle est accompagnée par une veine satellite,
située en arrière et en dedans. Une lame aponévrotique
très-mince sépare ces deux vaisseaux et maintient la veine
en rapport avec les parois du petit bassin. Cette artère
fournit des branches viscérales destinées aux organes
contenus dans la cavité pelvienne et des branches destinées aux parois du bassin. Les premières internes
ou intra-pelviennes ne présentent aucun intérêt chirurgical; tandis que les autres externes ou extra-pelviennes
ont, à ce point de vue, une très-grande importance.
Ce sont l'artère *obturatrice*, l'artère *fessière* et l'artère
ischiatique.

L'artère *Obturatrice*, qui sort du bassin par le trou
obturateur, se distribue à la partie supérieure et interne
dè la cuisse, et, s'anastomosant avec les branches collatérales de l'artère fémorale, contribue à assurer la circulation dans le membre inférieur en cas d'oblitération
de l'artère iliaque externe ou de l'artère fémorale au niveau de l'arcade de Fallope.

L'artère *Fessière* (*fig.* 11) est la collatérale la plus volumineuse fournie par l'artère iliaque interne. Elle sort
du bassin par la grande échancrure sciatique, au-dessus
du muscle pyramidal, à 10 ou 11 centimètres de l'épine
iliaque postéro-supérieure, à 9 ou 10 centimètres de la
partie la plus élevée de la crête iliaque. Après un trajet
de 5 millimètres, elle se divise en branches collatérales
qui se distribuent dans les muscles fessiers. Cette artère, par ses anastomoses avec la circonflexe externe.
branche de l'artère fémorale, concourt, comme l'obturatrice, au rétablissement de la circulation dans le cas

d'oblitération de l'artère iliaque externe ou de l'artère fémorale à sa partie supérieure.

L'artère *Ischiatique* sort du bassin par la partie inférieure de la grande échancrure sciatique, en dehors du nerf sciatique. Cette artère, moins volumineuse que la précédente s'anastomose avec la circonflexe interne et la première perforante, branches de la fémorale, et assure, comme les précédentes, le rétablissement de la circulation, si l'artère iliaque externe ou l'artère fémorale à sa partie supérieure ont été oblitérées.

En résumé, il existe à la racine du membre inférieur, en avant un tronc artériel unique et à la partie postérieure et interne deux voies collatérales destinées à le suppléer en cas d'oblitération.

L'artère *Fémorale* (*fig.* 12), étendue de l'arcade crurale à l'extrémité du canal du troisième adducteur, suit la direction d'une ligne tirée du milieu de l'arcade crurale au côté interne de la cuisse, à l'union de son tiers inférieur avec ses deux tiers supérieurs. Dans sa moitié supérieure, sa direction est également représentée par une perpendiculaire abaissée du sommet à la base du triangle dit de Scarpa et limité en dedans par le bord interne du moyen adducteur, en dehors par le couturier et en haut par le ligament de Fallope. L'artère fémorale est à son origine accolée en dedans à la veine fémorale, qui, plus bas, se place à sa partie postérieure, tandis qu'à son côté antérieur et externe se trouve le nerf saphène interne, qui l'abandonne lorsqu'elle s'engage dans l'anneau du troisième adducteur ; tous trois sont contenus dans une gaîne aponévrotique très-forte.

Située à son origine au-dessous de l'aponévrose fémorale et en dedans du muscle couturier, l'artère fémorale est à la partie moyenne du membre recouverte par ce muscle, qui la croise obliquement en bas et en

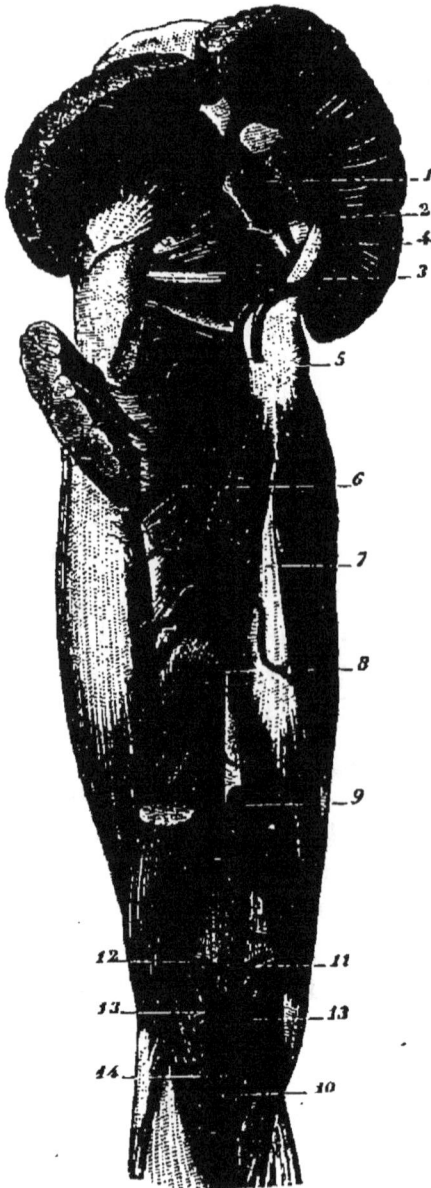

Fig. 11. — Artère fessière et
        ischiatique.

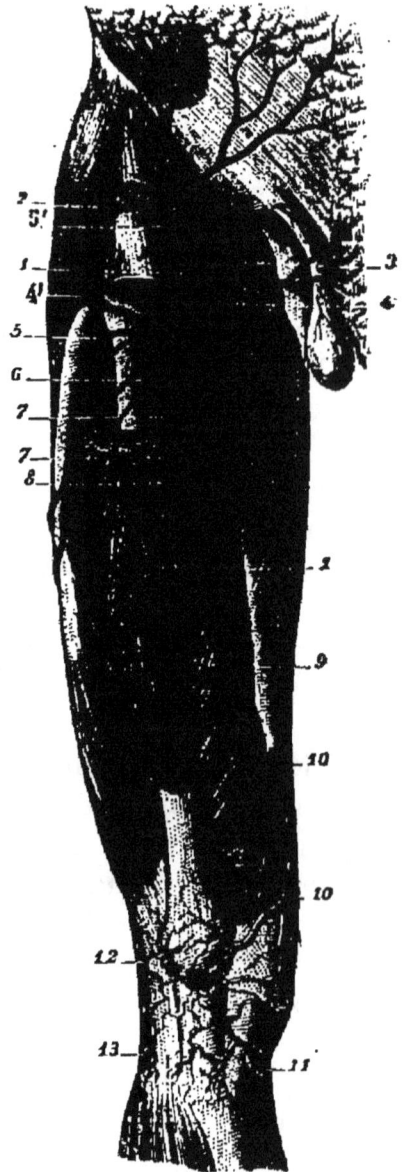

Fig 12. — Artère fémorale.

Fig. 11. — 1. Fessière. — 2. Ischiatique. — 3. Branche inférieure de
cette artère. — 4. Tronc de la honteuse entourant l'épine sciatique.

dedans; dans son tiers inférieur, elle est en rapport avec son bord externe.

Cette artère ne fournit des branches collatérales qu'au voisinage de son origine et de sa terminaison, et ne donne naissance à aucune artère importante dans sa partie moyenne. Les premières sont la tégumenteuse abdominale, les deux honteuses externes, des artères musculaires et l'artère fémorale profonde.

L'artère *Fémorale profonde*, véritable artère de la cuisse, naît ordinairement à 3 centimètres de l'arcade crurale. Elle fournit des branches importantes, les *artères circonflexes* et les *artères perforantes*, qui passent à la région postérieure de la cuisse et forment, en s'anastomosant entre elles, une série d'arcades vasculaires que l'artère ischiatique prolonge en haut jusqu'au tronc de l'artère iliaque interne et qui communiquent

— 5. Partie terminale de la circonflexe interne passant entre l'obturateur externe et le bord supérieur du grand adducteur; le muscle carré a été divisé à son attache interne et renversé en dehors pour la mettre en évidence. — 6. Partie terminale de la première perforante. — 7. Partie terminale de la seconde perforante. — 8. Partie terminale de la troisième perforante. — 9. Extrémité supérieure de l'artère poplitée. — 10. Extrémité inférieure de cette artère s'engageant sous les jumeaux. — 11. Articulaire supérieure interne. — 12. Articulaire supérieure externe. — 13, 13. Artères jumelles. — 14. Branche longue et grêle qui chemine dans l'interstice des jumeaux.

Fig. 12. — 1,1. Tronc de la fémorale. — 2. Tégumenteuse de l'abdomen. — 3. Honteuses externes qui naissent ici par un tronc commun, mais qui ne tardent pas à se séparer pour passer l'une au-dessus, l'autre au-dessous de l'aponévrose. — 4. Origine de la circonflexe interne. — 4'. Circonflexe externe naissant de la fémorale par un tronc commun avec la grande musculaire superficielle. — 5. Grande musculaire. — 5' Petite musculaire superficielle. — 6. Fémorale profonde. — 7, 7. Première et seconde perforante. — 8. Partie terminale de la fémorale profonde représentant une troisième perforante. — 9. Tronc de la fémorale s'engageant dans l'anneau du troisième adducteur. — 10, 10. Grande anastomotique. — 11. Articulaire supérieure interne. — 12. Articulaire supérieure externe. — 13. Articulaire inférieure externe.

en bas avec l'artère poplitée par l'intermédiaire de l'artère articulaire supérieure externe.

Près de sa terminaison, l'artère fémorale fournit la *grande anastomotique* qui s'anastomose avec les artères articulaires et concourt à former un canal collatéral qui descend au-devant du genou et met en communication l'artère fémorale avec l'artère poplitée et avec l'artère tibiale antérieure.

L'artère Poplitée, continuation de l'artère fémorale, est située à la partie postérieure du membre et occupe le quart inférieur de la cuisse et le cinquième supérieur de la jambe. Elle s'étend de l'anneau du troisième adducteur au bord supérieur du soléaire et traverse l'espace poplité d'abord obliquement de haut en bas et de dedans en dehors, puis perpendiculairement sur la ligne médiane. Plongée au milieu d'un tissu cellulaire graisseux abondant, elle est située en avant de la veine poplitée qui lui adhère par un tissu cellulaire assez dense et qui la sépare du nerf sciatique poplité interne. De telle façon qu'en allant des parties superficielles vers les parties profondes, on rencontre successivement le nerf sciatique poplité interne, la veine poplitée et enfin l'artère. Tous sont situés au-dessous de l'aponévrose poplitée, que traverse un peu au-dessous des condyles du fémur la veine saphène externe, pour venir s'aboucher dans la veine poplitée. Cette artère fournit les artères articulaires qui, s'anastomosant en haut avec la grande anastomotique et en bas avec la récurrente tibiale antérieure, mettent ainsi en communication l'artère poplitée avec l'artère fémorale et avec l'artère tibiale antérieure.

L'artère poplitée se divise en deux branches : l'artère tibiale antérieure et le tronc tibio-péronier.

L'artère *Tibiale antérieure* (*fig.* 13) s'étend jusqu'au li-

gament annulaire du tarse. Après avoir traversé l'orifice
supérieur du ligament interosseux, sa direction est représentée par une ligne qui, du milieu de l'espace compris entre la tête du péroné et l'épine du tibia, irait
aboutir au milieu de l'espace intermalléolaire. Couchée
dans ses deux tiers supérieurs sur le ligament interosseux, elle repose en bas sur la face antérieure et externe
du tibia. Elle est située en haut entre le jambier antérieur et l'extenseur commun des orteils et en bas entre
le jambier antérieur et l'extenseur propre du gros orteil.
Elle est accompagnée par deux veines satellites et le
nerf tibial antérieur qui est situé en dehors.

L'artère *Pédieuse*, continuation et branche terminale
de l'artère tibiale antérieure, suit la direction d'une
ligne qui, partant du milieu de l'espace intermalléolaire,
aboutirait à la partie postérieure du premier espace intermétatarsien, dans lequel elle pénètre pour s'anastomoser avec l'artère plantaire externe. Elle est située
entre le tendon de l'extenseur propre du gros orteil en
dedans et le premier faisceau du muscle pédieux en
dehors.

Le *tronc Tibio-péronier* (*fig.* 14), qui continue la direction de l'artère poplitée, est situé entre les deux couches
musculaires superficielle et profonde de la région postérieure de la jambe. Après un trajet de 4 à 5 centimètres, il se divise en deux branches, l'artère péronière et
l'artère tibiale postérieure.

L'artère *Péronière*, oblique de haut en bas et de dedans
en dehors, correspond d'abord au bord interne du péroné
et ensuite à la face postérieure de cet os. Elle repose en
haut sur les muscles de la couche profonde, recouverte
par l'aponévrose profonde et le muscle soléaire. Plus
bas elle s'applique sur le ligament interosseux que traverse l'une de ses branches terminales, la *péronière an-*

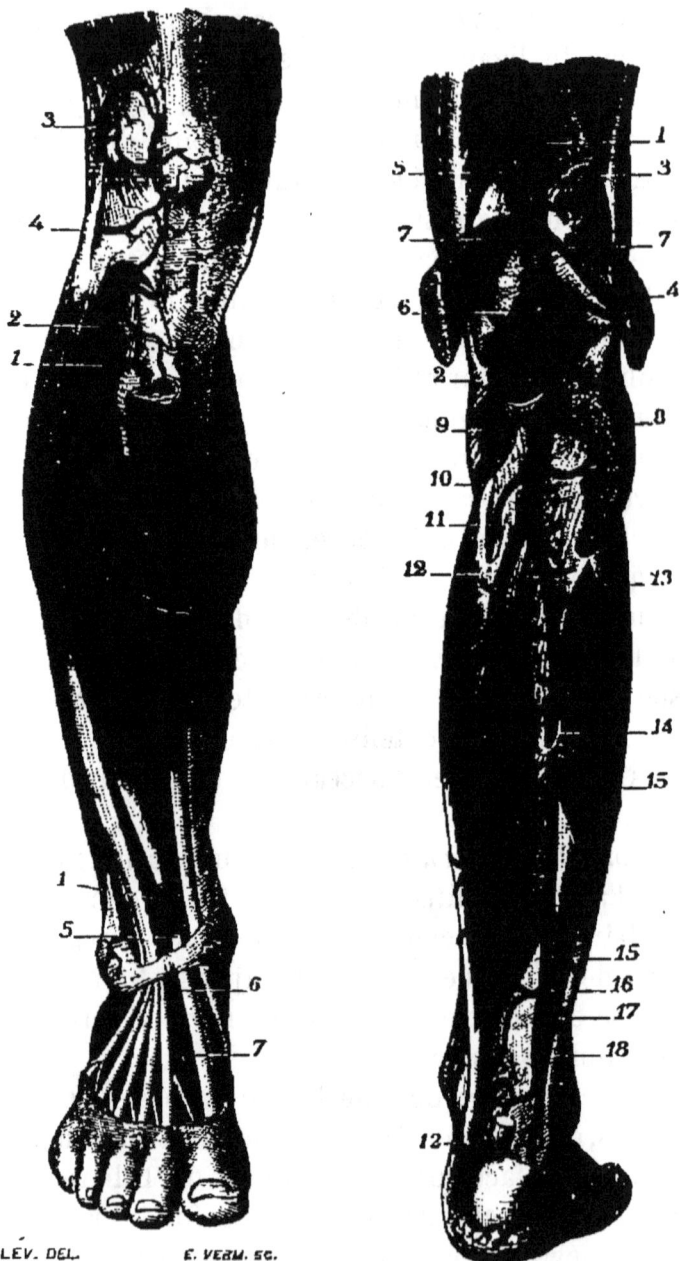

LÉV. DEL. E. VERM. SC.

Fig. 13. Artères tibiale antérieure et pédieuse. — Fig. 14. Artères poplitée, tibio-péronière, tibiale postérieure et péronière.

Fig. 13. — 1, 1. Tibiale antérieure. — 2. Récurrente tibiale. — 3. Arti-

térieure, qui se distribue, au voisinage de la malléole externe, sur la face dorsale du pied ét s'anastomose avec la pédieuse ; sa seconde branche terminale ou *péronière postérieure,* descend derrière le péroné pour se terminer sur la face externe du calcanéum.

L'artère péronière est accompagnée par deux veines satellites.

L'artère Tibiale postérieure, a sa direction représentée par une ligne qui, commençant au milieu du creux du jarret, se terminerait entre le tendon d'Achille et la malléole interne. Elle est, comme la précédente, située au-dessous de l'aponévrose qui sépare les couches musculaires superficielle et profonde de la région postérieure de la jambe. Elle se termine, sous la voûte du calcanéum par deux branches terminales qui sont les artères plantaires. Le nerf tibial postérieur est situé à sa partie postérieure et externe.

L'artère Plantaire externe décrit sous les métatarsiens

culaire supérieure externe. — 4. Articulaire inférieure externe. — 5. Tibiale antérieure croisant le tendon de l'extenseur propre du gros orteil et s'engageant dans la gaine de ce tendon pour se prolonger sur la face dorsale du pied ; le tendon a été excisé pour montrer l'artère sous-jacente. — 6. Artère pédieuse. — 7. Même artère donnant un rameau qui se porte au gros orteil en s'enfonçant ensuite dans le premier espace interosseux pour aller s'anastomoser avec l'arcade plantaire.

Fig. 14. — 1. Tronc de l'artère poplitée. — 2. Ce même tronc s'engageant dans l'anneau du soléaire. — 3. Articulaire supérieure externe. — 4. Articulaire inférieure externe. — 5. Articulaire supérieure interne. — 6. Articulaire inférieure interne. — 7, 7. Artères jumelles. — 8. Origine de la tibiale antérieure. — 9. Tronc tibio-péronier. — 10. Artère nourricière du tibia. — 11. Bifurcation du tronc tibio-péronier. — 12, 12. Tibiale postérieure. — 13. Péronière. — 14. Même artère s'engageant dans l'anneau fibreux que lui présentent le jambier postérieur et le long fléchisseur propre du gros orteil. — 15, 15. Branche que donne cette artère aux péroniers latéraux. — 16. Branche par laquelle elle s'anastomose avec la tibiale postérieure. — 17. Bifurcation de la péronière. — 18. Péronière postérieure.

5.

une courbure à convexité antérieure désignée sous le nom d'arcade plantaire et qui s'anastomose à plein canal avec l'artère pédieuse, à travers le premier espace intermétatarsien.

L'artère Plantaire interne, beaucoup plus petite que la précédente, suit le bord interne du pied pour se terminer au niveau de la première articulation métatarsophalangienne.

Ces artères, situées au-dessus des muscles de la région plantaire et appliquées sur le squelette, contractent entre elles et avec l'artère pédieuse de nombreuses anastomoses.

HÉMORRHAGIES ARTÉRIELLES DU PIED.

Région plantaire. — La situation profonde des artères plantaires les met à l'abri des agents vulnérants et ce n'est que bien rarement qu'on a observé des hémorrhagies fournies par ces artères. L'épaisseur des téguments, la densité du tissu graisseux sous-jacent, et la présence d'une couche musculaire épaisse s'opposent le plus souvent à ce qu'on puisse pratiquer la ligature des deux bouts de l'artère dans la plaie. Cette conduite serait assurément la meilleure, vu les anastomoses qui existent entre les artères plantaires et l'artère pédieuse, mais, malgré cela, nous ne conseillons de faire la ligature dans la plaie qu'autant que celle-ci présentera des dimensions suffisantes pour qu'on puisse pratiquer cette opération.

Dans le cas contraire, en présence des débridements considérables que nécessiterait la recherche des deux bouts de l'artère et des difficultés qu'elle présenterait, nous jugeons préférable d'y renoncer. On se bornera alors à exercer une compression directe au niveau de la blessure et, si malgré l'application de ce moyen, l'hémorrhagie se reproduit, on fera la ligature à distance qui sera appliquée sur l'artère tibiale postérieure en arrière de la malléole interne.

Ligature de l'artère tibiale postérieure en arrière de la malléole interne.

A ce niveau, l'artère suit un trajet parallèle au bord postérieur de la malléole interne et est située au milieu de l'espace compris entre le tendon d'Achille et le bord postérieur de la malléole, en arrière des tendons des muscles fléchisseurs et jambier postérieur. Elle est recouverte seulement par la peau et une seule aponévrose, tandis qu'au-dessus de la malléole, il faudrait, pour la découvrir, diviser deux feuillets aponévrotiques. Le nerf tibial postérieur est situé en arrière et en dehors de l'artère.

La jambe reposant sur son côté externe, et le pied fléchi sur la jambe, le chirurgien fera une incision de 4 centimètres, parallèle au bord postérieur de la malléole et distante de celui-ci d'un travers de doigt. L'aponévrose, tendue par la flexion du pied sera incisée dans une étendue égale, puis le pied ramené dans l'extension, le chirurgien introduisant son doigt dans la plaie rencontrera successivement d'avant en arrière, le bord postérieur de la malléole, les tendons des muscles fléchisseurs et jambier postérieur dont il faut respecter la gaîne et enfin l'artère. Avec les pinces et la sonde cannelée, on isolera, de ses veines satellites, l'artère tibiale postérieure qu'on chargera d'arrière en avant sur la sonde.

Si, malgré la ligature de l'artère tibiale postérieure,

l'hémorrhagie venait à se reproduire, c'est que le sang serait ramené dans la plaie par les anastomoses qui existent entre les artères plantaires et l'artère pédieuse, et c'est sur cette dernière artère qu'il faudrait appliquer une nouvelle ligature.

Ligature de l'artère pédieuse.

Le trajet de l'artère pédieuse est représenté par une ligne, qui du milieu de l'espace intermalléolaire se rend à la partie postérieure du premier espace interosseux. Elle est située entre le tendon de l'extenseur propre du gros orteil en dedans et le bord interne du muscle pédieux en dehors.

Le pied étant dans l'extension, on fait, suivant la direction indiquée, une incision de 4 centimètres, se terminant au niveau de l'extrémité postérieure du premier espace intermétatarsien. Après avoir incisé la peau, on reconnaît le bord interne du muscle pédieux, sur lequel on divise l'aponévrose. Ramenant alors le pied dans la demi-flexion, on fait écarter en dehors le bord interne du muscle pédieux, au-dessous de lui se trouvent l'artère pédieuse et ses deux veines satellites.

Si par suite d'une anomalie de l'artère pédieuse, on ne la trouvait pas au-dessous du bord interne du muscle pédieux, il faudrait la chercher dans l'angle inférieur de la plaie, au voisinage du premier espace intermétatarsien, où on serait assuré de la rencontrer. Seulement il ne faut pas oublier qu'en ce point l'artère pédieuse est croisée en avant par le premier tendon du muscle pédieux qui vient se placer à son côté interne.

Comme il arrive quelquefois que l'artère pédieuse reçoit de la péronière antérieure une anastomose si importante qu'elle semble naître de cette artère, il sera

en outre préférable, si on le peut, d'éloigner la ligature
du ligament annulaire du tarse, afin d'oblitérer l'artère
pédieuse au-dessous de son anastomose avec l'artère
péronière, car cette dernière pourrait contribuer au
rétablissement trop prompt de la circulation dans le
pied.

Région dorsale. — Les hémorrhagies.artérielles succédant à des blessures de la région dorsale du pied,
sont fournies par l'artère pédieuse ou ses branches collatérales. Quoique cette artère soit, par suite de sa situation au-dessus d'un plan osseux, dans les conditions
les plus favorables pour l'application de la compression
directe, on devra renoncer, dans les hémorrhagies de
l'artère pédieuse, à ce mode de traitement qui, à diverses reprises, a donné lieu à des complications redoutables, et pratiquer la ligature des deux bouts de l'artère dans la plaie. Cette opération ne présentera du
reste jamais de grandes difficultés. Si la plaie est étroite,
les débridements nécessaires seront pratiqués, suivant
la direction connue de l'artère, dont il sera ensuite facile
de trouver les extrémités en s'aidant des points de repère indiqués plus haut.

Si cependant, ce qui doit être bien rare, la ligature
dans la plaie était impossible, on pratiquerait la ligature à distance, soit de l'artère pédieuse à son origine, si
elle avait été blessée près de sa terminaison, soit de l'artère tibiale antérieure.

Ligature de l'artère tibiale antérieure à la partie inférieure de la jambe.

Le trajet de l'artère tibiale antérieure est représenté
par une ligne étendue du milieu de l'espace qui sépare

la tête du péroné de l'épine du tibia, au milieu de l'espace intermalléolaire. Elle est située dans le premier interstice musculaire, à partir de la crête du tibia, entre le jambier antérieur et l'extenseur commun des orteils en haut, entre le jambier antérieur et l'extenseur propre du gros orteil en bas. Plus profonde à sa partie supérieure, où elle repose sur le ligament interosseux, qu'à sa partie inférieure, elle est accompagnée par deux veines satellites et le nerf tibial antérieur situé à ce niveau en avant et en dedans.

Le pied étant dans l'extension, pour faire saillir les tendons des muscles jambier et extenseurs, on fait suivant la direction indiquée, sur la partie inférieure de la jambe, une incision de 6 centimètres commençant à 3 centimètres au-dessus de l'articulation tibio-tarsienne. Après avoir divisé l'aponévrose, on recherche, en portant le doigt sur la crête du tibia, le premier interstice musculaire à partir de cette crête, et on pénètre dans cet interstice avec la sonde cannelée. Le pied étant alors ramené dans la flexion, on fait écarter les muscles ou leurs tendons ; entre eux se trouve l'artère accompagnée de ses deux veines satellites dont on l'isole pour en pratiquer la ligature.

Si, après la ligature de l'artère tibiale antérieure, l'hémorrhagie venait à se reproduire, c'est qu'alors le sang serait ramené dans la plaie par le bout inférieur de l'artère pédieuse par suite de ses anastomoses avec l'arcade plantaire. Pour mettre un terme à l'écoulement sanguin, il faudrait donc alors lier l'artère tibiale postérieure en arrière de la malléole interne.

On voit d'après ce qui précède que, lorsqu'on néglige de faire la ligature dans la plaie des deux bouts de l'artère pédieuse divisée, on peut se trouver dans la nécessité de pratiquer la ligature des deux tibiales antérieure et postérieure. Et encore il peut se faire que ces deux ligatures ne suffisent pas pour suspendre définitivement l'écoulement sanguin si, comme cela arrive quelquefois, l'artère pédieuse est fournie par l'artère péronière et non par l'artère tibiale antérieure. Pour ces raisons, nous croyons donc devoir insister de nouveau sur la nécessité de lier toujours l'artère pédieuse dans la plaie.

HÉMORRHAGIES ARTÉRIELLES DE LA JAMBE.

Région antérieure. — Les hémorrhagies fournies par l'artère tibiale antérieure réclament impérieusement la ligature des deux bouts de cette artère dans la plaie, car, à son défaut, il ne reste d'autre ressource, pour se rendre maître de l'écoulement sanguin, que de porter un fil sur l'artère poplitée, ou mieux sur l'artère fémorale.

A la partie inférieure de la jambe, la ligature dans la plaie de l'artère tibiale antérieure, ne présentera généralement pas de difficultés sérieuses. A ce niveau, en effet, l'artère est plus superficielle qu'à sa partie supérieure. La plaie qui existe ne permettra pas en outre de se tromper d'interstice musculaire, ainsi que cela peut avoir lieu lorsqu'on pratique la ligature de cette artère pour une hémorrhagie de l'artère pédieuse. Si des débridements sont rendus nécessaires par l'étroitesse de la plaie, on les fera, au-dessus et au-dessous de celle-ci, suivant la direction d'une ligne qui, du milieu de l'espace compris entre l'épine du tibia et la tête du péroné, se rendrait au milieu de l'espace intermalléolaire. Pendant la recherche des deux bouts de l'artère, le pied sera placé dans la flexion et les tendons du jam-

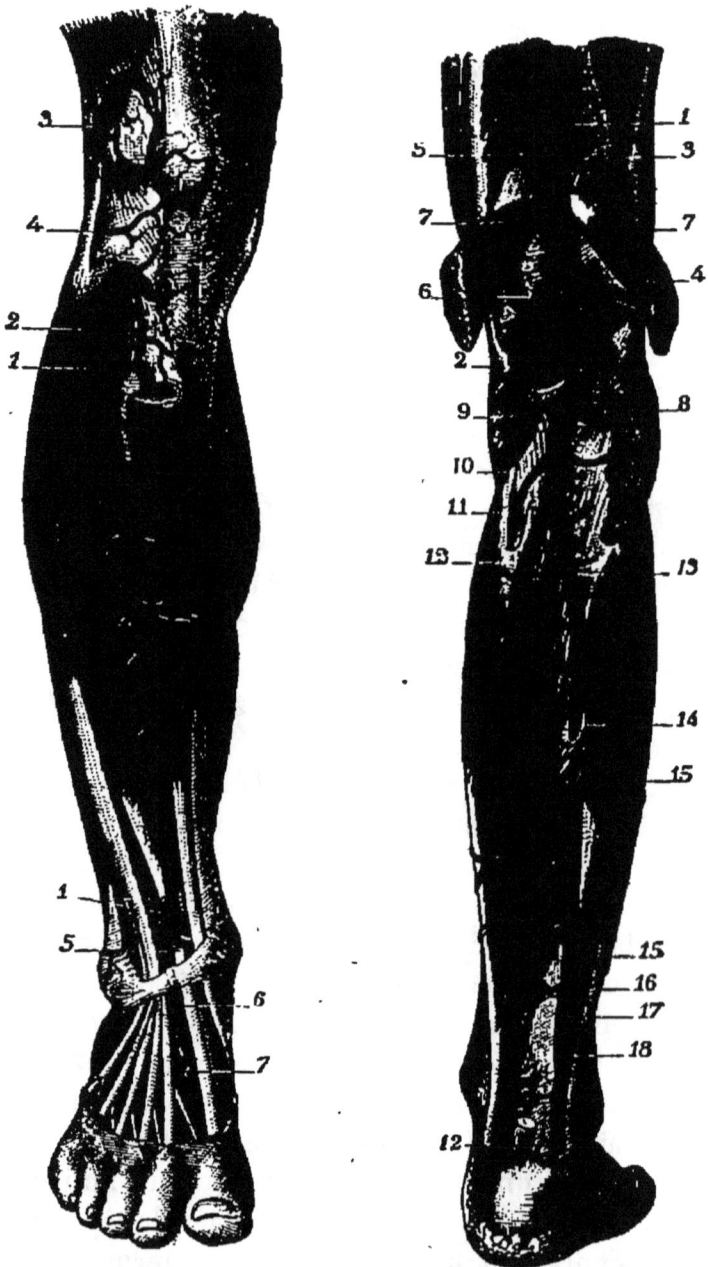

Fig. 15. Artères tibiale antérieure et pédieuse. — Fig. 16. Artères
poplitée, tibio-péronière, tibiale postérieure et péronière.

Fig. 15. — I, 1. Tibiale antérieure. — 2. Récurrente tibiale. — 3. Arti-

bier antérieur et extenseur propre du gros orteil, ainsi relâchés, écartés par un aide.

A la partie supérieure ou moyenne de la jambe, la ligature dans la plaie des deux bouts de l'artère tibiale antérieure sera moins facile mais devra être également pratiquée sous peine d'être forcé par des hémorrhagies consécutives de porter un fil sur l'artère fémorale, car la ligature de l'artère tibiale antérieure au-dessus de la plaie pourrait ne pas suffire à arrêter l'écoulement sanguin qui se reproduirait alors par le bout inférieur par suite des anastomoses de la tibiale antérieure avec les autres artères de la jambe. L'existence de ces anastomoses impose également l'obligation de lier toujours les deux bouts de l'artère dans la plaie et de ne pas se borner à appliquer seulement une ligature sur le bout supérieur. Roux a vu, en effet, une plaie transversale de la jambe avec section complète de l'artère tibiale antérieure, dans

culaire supérieure externe. — 4. Articulaire inférieure externe. — 5. Tibiale antérieure croisant le tendon de l'extenseur propre du gros orteil et s'engageant dans la gaine de ce tendon pour se prolonger sur la face dorsale du pied ; le tendon a été excisé pour montrer l'artère sous-jacente. — 6. Artère pédieuse. — 7. Même artère donnant un rameau qui se porte au gros orteil en s'enfonçant ensuite dans le premier espace interosseux pour aller s'anastomoser avec l'arcade plantaire.

Fig. 16. — 1. Tronc de l'artère poplitée. — 2. Ce même tronc s'engageant dans l'anneau du soléaire. — 3. Articulaire supérieure externe. — 4. Articulaire inférieure externe. — 5. Articulaire supérieure interne. — 6. Articulaire inférieure interne. — 7, 7. Artères jumelles. — 8. Origine de la tibiale antérieure. — 9. Tronc tibio-péronier. — 10. Artère nourricière du tibia. — 11. Bifurcation du tronc tibio-péronier. — 12, 12. Tibiale postérieure. — 13. Péronière. — 14. Même artère s'engageant dans l'anneau fibreux que lui présente le jambier postérieur et le long fléchisseur propre du gros orteil. — 15, 15. Branche que donne cette artère aux péroniers latéraux. — 16. Branche par laquelle elle s'anastomose avec la tibiale postérieure. — 17. Bifurcation de la péronière. — 18. Péronière postérieure.

laquelle l'hémorrhagie était fournie par le bout inférieur et fut suspendue par sa ligature.

Si la plaie est trop étroite, on la débridera dans une étendue suffisante suivant la direction de l'artère, (ligne qui du milieu de l'espace compris entre la tête du péroné et l'épine du tibia se rend au milieu de l'espace intermalléolaire). On incisera dans une étendue égale l'aponévrose jambière antérieure qu'on fera bien de diviser ensuite transversalement pour faciliter les recherches. Le pied étant mis alors dans la flexion, pour relâcher les muscles, on introduira le doigt, dans le premier interstice musculaire, à partir de la crête du tibia, facile à reconnaître, en ce cas, par suite de la présence de la plaie, et on isolera le muscle jambier antérieur de l'extenseur commun des orteils. Pour découvrir plus facilement les deux bouts de l'artère, un aide enfoncera profondément ses deux pouces dans les extrémités supérieure et inférieure de la plaie dont les bords se trouveront ainsi largement écartés.

Région postérieure. — Si la plaie siége à la partie inférieure et interne de la jambe, l'hémorrhagie sera fournie par l'artère tibiale postérieure, à la partie inférieure et externe par l'artère péronière. A mesure qu'on se rapproche du creux du jarret, l'espace qui sépare ces deux vaisseaux diminue et la détermination de la source de l'hémorrhagie peut présenter plus de difficultés. Il peut y avoir blessure de l'artère péronière, de l'artère tibiale postérieure ou du tronc tibio-péronier, voire même de l'artère tibiale antérieure, si l'instrument vulnérant a traversé le ligament interosseux. La direction de la plaie ne permettra pas de reconnaître de quelle artère provient l'hémorrhagie et c'est seulement en explorant les artères au-dessous de la blessure, la pédieuse au cou-de-pied et la tibiale postérieure en arrière de la malléole interne, qu'on pourra résoudre cette question importante.

Si les battements de l'artère pédieuse ne sont plus perçus, c'est l'artère tibiale antérieure qui a été intéressée.

Si, au contraire, ce sont les battements de la tibiale postérieure, en arrière de la malléole interne, qui ne sont plus perceptibles, c'est cette artère ou le tronc tibio-péronier qui ont été lésés.

Si enfin, on perçoit en avant les battements de l'artère pédieuse, et en arrière ceux de la tibiale postérieure, c'est que l'hémorrhagie est ou a été fournie par l'artère péronière.

La situation plus ou moins élevée de la plaie permettra seule de distinguer les blessures de la tibiale postérieure, de celles du tronc tibio-péronier. Ce dernier, commençant au niveau de l'anneau du muscle soléaire, mesure seulement 4 ou 5 centimètres.

Les règles, que nous venons de poser et qui, dans la plupart des cas, permettront d'établir avec précision le diagnostic de l'artère blessée, ne doivent cependant pas être considérées comme absolues. Les anastomoses, qui existent entre les artères de la jambe, pourront en effet ramener le sang dans le bout inférieur de l'artère divisée ; mais les battements artériels seront moins forts, et il sera en outre facile de les faire cesser en interrompant, par la compression soit de l'artère pédieuse, soit de l'artère tibiale postérieure en arrière de la malléole interne, les communications anastomotiques.

L'artère péronière est située si profondément, à la partie inférieure et moyenne de la jambe, qu'elle sera rarement intéressée à ce niveau. Elle est, en effet, en ce point, appliquée sur le ligament interosseux et protégée par le péroné. Si, cependant, elle venait à être divisée et que sa blessure donnât lieu à une hémorrhagie abondante, nous croyons qu'à l'exemple de Guthrie, il faudrait, malgré la profondeur à laquelle elle se trouve, faire directement la ligature de ses deux bouts. Le meilleur guide, pour arriver alors sur l'artère, serait le trajet suivi par l'instrument vulnérant. La plaie serait débridée, dans une étendue suffisante, parallèlement au bord postérieur du péroné.

Si la ligature dans la plaie ayant été reconnue impossible, l'hémorrhagie se reproduisait, malgré la compression directe, de façon à menacer les jours du blessé, faudrait-il faire la ligature à distance et dans ce cas sur quelle artère devrait-on l'appliquer? La plupart des chirurgiens sont d'avis de ne pas faire la ligature dans la plaie pour les blessures des artères de la jambe à leur partie supérieure et de porter immédiatement un fil sur l'artère fémorale. Nous ne saurions nous ranger à cette opinion, basée sur les difficultés de la ligature dans la plaie bien plus que sur l'intérêt du patient. Plutôt, en effet, que de faire courir au blessé les chances de la gangrène du membre, conséquence, moins fréquente qu'on ne l'a avancé, mais possible, de la ligature de l'artère fémorale, nous préférerions en pareil cas faire les débridements même les plus étendus pour pratiquer la ligature dans la plaie et, en cas seulement d'impossibilité absolue, porter un fil non sur l'artère fémorale, mais sur le tronc tibio-péronier. Cette ligature présente certainement plus de difficultés que la ligature de l'artère fémorale, mais ces difficultés sont loin d'être insurmontables et ne peuvent être une contre-indication à une opération qui offre cet avantage d'arrêter l'hémorrhagie sans compromettre la nutrition du membre, assurée par l'artère tibiale antérieure, dont l'origine se trouve au-dessus de la ligature.

Ligature du tronc tibio-péronier.

Le tronc tibio-péronier, continuation de l'artère poplitée, naît au niveau de l'anneau du muscle soléaire et mesure 4 ou 5 centimètres de longueur. Il est situé sur la ligne médiane, au-dessous des muscles du mollet, en arrière de la couche musculaire profonde de la région postérieure de la jambe. Le nerf tibial postérieur se trouve à la partie postérieure de cette artère que deux veines satellites accompagnent.

Pour pratiquer la ligature du tronc tibio-péronier, le malade étant couché sur le ventre, la jambe étendue sur la cuisse on fait, sur la ligne médiane de la région postérieure de la jambe, une incision de 10 centimètres, commençant à trois travers de doigt au-dessous du pli du jarret. Dans ce premier temps, on doit agir avec précaution pour ne pas diviser la veine et le nerf saphène externes situés sur la ligne médiane. Après avoir incisé l'aponévrose, on rencontre l'interstice des muscles jumeaux dans lequel on pénètre en les écartant avec le doigt ou en divisant au besoin avec le bistouri le tissu graisseux qui les sépare. Les deux jumeaux étant écartés par un aide, il faut alors diviser le muscle soléaire dans toute son épaisseur, en restant toujours sur la ligne médiane. La section de ce muscle se fait graduellement, en pratiquant au fur et à mesure la ligature des artères musculaires qui sont divisées. Le muscle soléaire une fois incisé dans toute son épaisseur, et les bords de l'incision maintenus écartés, on distingue dans le fond de la plaie sur la ligne médiane un cordon blanc, c'est le nerf tibial postérieur. D'un coup de sonde cannelée on l'isole à son côté interne et on le porte en dedans où un aide le maintient à l'aide d'un crochet mousse. Ce nerf

ainsi écarté, on aperçoit sur la ligne médiane, le tronc
tibio-péronier, entouré de ses deux veines satellites.
On isole avec la sonde cannelée la veine interne en dehors, la veine externe en dedans, et on les écarte de
chaque côté avec les crochets mousses. Il ne reste plus
alors qu'à isoler à sa partie postérieure et à charger le
tronc tibio-péronier. Ce dernier temps de l'opération
s'exécutera plus facilement en fléchissant légèrement la
jambe sur la cuisse.

Cette ligature, que j'ai répétée souvent sur le cadavre,
est à mon avis d'une exécution plus facile que celles
des artères tibiale postérieure et péronière décrites dans
les traités de médecine opératoire. Sur le vivant, la section du muscle soléaire aurait l'inconvénient de fournir
beaucoup de sang, mais par des ligatures successives il
est facile de s'en rendre maître. Avant l'opération, on
pourrait du reste rendre le membre complétement
exsangue, suivant la méthode d'Esmarch que nous avons
décrite précédemment. En restant sur la ligne médiane,
il n'y a aucune chance d'erreur possible. Le nerf tibial
postérieur qu'on découvre après la section du soléaire
constitue un point de repère infaillible ; l'artère se trouve
en avant et en dehors de lui. Le temps de l'opération, le
plus difficile, suivant nous, est l'isolement de l'artère de
ses deux veines satellites. Il faut agir doucement pour
ne pas les rompre. Si, malgré toutes les précautions, on
venait à produire leur rupture, il faudrait alors pratiquer la ligature au-dessus et au-dessous de la déchirure
et faire la section de la veine entre les deux ligatures.

La ligature du tronc tibio-péronier ne devra pas être
placée trop près de l'anneau du muscle soléaire, mais à
2 ou 3 centimètres au-dessous de lui, de façon à s'éloigner suffisamment de l'origine de l'artère tibiale antérieure.

Lorsque l'*artère tibiale postérieure* sera blessée, il faudra, comme pour l'artère péronière, tenter d'abord la ligature des deux bouts dans la plaie et en cas d'insuccès seulement recourir à la ligature à distance, qui sera portée sur le tronc tibio-péronier.

Pour lier les deux bouts de l'artère dans la plaie, on débridera celle-ci, si elle est trop étroite, parallèlement au bord interne du tibia et à un pouce de distance de celui-ci. Après avoir divisé l'aponévrose, le muscle jumeau interne sera écarté en dehors et on incisera le muscle soléaire dans toute son épaisseur. L'aponévrose qui sépare ce muscle de la couche musculaire profonde sera divisée à son tour sur la sonde cannelée et il ne restera plus alors qu'à rechercher au fond de la plaie les deux bouts de l'artère. Cette opération sera rendue facile par la présence de la plaie, dont on suivra le trajet et qui conduira sûrement sur l'artère divisée.

Si l'hémorrhagie artérielle consécutive à une plaie de la région postérieure de la jambe était fournie, ainsi que nous en avons admis la possibilité, par l'*artère tibiale antérieure*, il ne faudrait pas songer à pratiquer la ligature des deux bouts de l'artère dans la plaie, mais bien faire immédiatement la ligature à distance. En pareil cas la ligature serait appliquée sur l'artère fémorale à la partie moyenne de la cuisse et non sur l'artère poplitée. La ligature de cette dernière artère doit être rejetée en pareil cas à cause des branches collatérales assez nombreuses qu'elle émet et dont la présence au voisinage de la ligature pourrait être, au moment de la chute du fil, la cause d'hémorrhagies consécutives.

HÉMORRHAGIES ARTÉRIELLES DU JARRET.

Les hémorrhagies artérielles consécutives aux plaies

du jarret peuvent être fournies par l'*artère poplitée* ou par l'une de ses branches collatérales, les *artères articulaires* et les *artères jumelles*.

La blessure des *artères articulaires* a quelquefois donné lieu à des hémorrhagies dont l'abondance a induit le chirurgien en erreur. Roux rapporte une observation de plaie du jarret accompagnée d'une hémorrhagie si abondante qu'il crut à une blessure de l'artère poplitée. Il pratiqua la ligature de l'artère fémorale et, l'opéré ayant succombé, on reconnut à l'autopsie que l'hémorrhagie provenait, non de l'artère poplitée, mais de l'artère articulaire supérieure externe. La recherche des battements de l'artère pédieuse et de l'artère tibiale postérieure en arrière de la malléole interne mettra à l'abri d'une pareille erreur. La persistance de ces battements permettra en effet d'affirmer que l'hémorrhagie n'est pas due à une lésion de l'artère poplitée. C'est en se basant sur ce signe que Roux put éviter, vingt ans plus tard, l'erreur dans laquelle il était tombé dans le fait précédent. La persistance des battements de l'artère pédieuse et de l'artère tibiale postérieure, lui permit, en effet, d'affirmer que l'hémorrhagie artérielle, qui accompagnait une blessure du jarret, était due à la lésion non de l'artère poplitée mais de l'une de ses branches collatérales. La ligature des deux bouts de l'artère ayant été reconnue impossible, malgré le débridement de la plaie, Roux se borna à exercer à son niveau une compression modérée qui suffit à arrêter l'hémorrhagie. Le blessé ayant succombé à une arthrite suppurée de l'articulation du genou, qui avait été ouverte par l'agent vulnérant, on chercha vainement, à l'autopsie, l'ouverture de l'artère qui avait fourni une hémorrhagie si abondante. L'étude du trajet de la plaie montra que la seule artère qui eût pu fournir le sang était, comme dans le premier fait, l'artère articulaire supérieure externe.

Toutes les fois qu'une blessure du jarret donnera lieu à une hémorrhagie artérielle, on devra donc rechercher les battements de l'artère pédieuse et ceux de la tibiale postérieure en arrière de la malléole interne. *Ces battements cessent-ils d'être perçus? Il y a lésion de l'artère poplitée. Sont-ils perceptibles? L'hémorrhagie a été fournie par une branche collatérale.*

Le traitement sera naturellement très-différent, suivant que l'hémorrhagie reconnaîtra l'une ou l'autre de ces origines.

Si l'hémorrhagie provient de la blessure d'une *branche collatérale*, on débarrassera la plaie des caillots qu'elle contient et on recherchera les deux bouts de l'artère pour en pratiquer la ligature. Si la plaie est trop étroite, elle sera débridée suivant la direction des artères articulaires, c'est-à-dire horizontalement et d'arrière en avant, ou bien verticalement, si la plaie siége sur la ligne médiane et qu'on ait lieu de supposer que l'hémorrhagie a été fournie par une des artères jumelles. Dans le cas où cette tentative de ligature dans la plaie serait infructueuse, il ne faudrait pas immédiatement recourir à la ligature à distance. On se bornera à tamponner la plaie et généralement ce moyen suffira pour suspendre l'écoulement sanguin. Si cependant l'hémorrhagie se reproduisait malgré la compression, plutôt que de recourir à la ligature à distance, mieux vaudrait rechercher de nouveau les deux bouts de l'artère dans la plaie, en donnant au débridement une étendue plus considérable.

Lorsque l'hémorrhagie artérielle qui succède à une plaie du jarret est fournie non plus par une branche collatérale mais par l'*artère poplitée* elle-même, il ne sau-

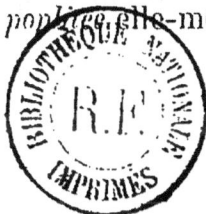

rait être question de temporisation. Il faut immédiatement ou lier les deux bouts de l'artère dans la plaie, ou
porter au-dessus de celle-ci un fil sur l'artère fémorale.

Pour rechercher les deux bouts de l'artère poplitée et
en pratiquer la ligature, la plaie sera débridée suivant
la direction d'une ligne perpendiculaire au pli du jarret.
L'aponévrose sera divisée sur la sonde cannelée, en
ayant soin d'éviter la veine saphène externe. Le doigt
porté dans la plaie permettra de reconnaître le nerf
sciatique poplité interne qu'on écartera en dehors. Au-
dessous et en dedans de lui se trouve la veine poplitée
et plus en dedans et en avant l'artère poplitée. Pour
trouver les deux bouts de l'artère, le nerf sciatique poplité interne et la veine poplitée seront écartés en dehors et la jambe placée dans la demi-flexion pour relâcher les muscles qui limitent le losange poplité et
favoriser leur écartement.

La recherche des deux bouts de l'artère poplitée divisée dans une plaie du jarret est une opération toujours
difficile, mais d'autant plus laborieuse que l'artère a été
intéressée plus haut, c'est-à-dire dans un point où elle
est située plus profondément. Il est rare, en outre, qu'une
hémorrhagie artérielle du jarret ne s'accompagne pas
d'une infiltration sanguine plus ou moins considérable
dans les mailles du tissu cellulaire lâche et abondant
qui remplit le creux poplité. Malgré ces conditions défavorables, on devra néanmoins tenter de pratiquer la
ligature dans la plaie et ne recourir à la ligature à distance qu'après avoir reconnu l'impossibilité d'agir autrement. Comme je l'ai déjà dit, il n'y a pas en pareil
cas de temporisation possible, la compression directe
doit être absolument repoussée ; une nouvelle hémorrhagie peut en effet être mortelle. A défaut de la ligature
dans la plaie jugée impossible, il faut donc, sans tarder,

porter un fil sur l'artère fémorale. Lorsque, comme dans
le cas qui nous occupe, le chirurgien est libre de choisir
le point de l'artère fémorale sur lequel il doit placer
une ligature, c'est au niveau du sommet du triangle de
Scarpa, un peu au-dessus du milieu de la cuisse qu'il
doit pratiquer cette opération. En ce point, elle est
d'une exécution plus facile qu'à une distance plus rapprochée de la terminaison de l'artère fémorale, et en
outre la ligature se trouve si éloignée de toute branche
collatérale qu'on n'a guère à redouter que la chute du
fil soit suivie d'hémorrhagie.

Ligature de l'artère fémorale, à la partie moyenne de la cuisse.

Le trajet de l'artère fémorale est représenté par une
ligne qui du milieu de l'arcade crurale se rend au côté
interne de la cuisse, à quatre travers de doigt au-dessus
du condyle interne du fémur. A la partie moyenne de la
cuisse, elle est croisée par le couturier qui la recouvre. La
veine fémorale est située en dedans et en arrière d'elle.
Le nerf saphène est placé entre les deux vaisseaux.

Pour pratiquer la ligature de l'artère fémorale en ce
point, le chirurgien fait, suivant la ligne indiquée et en
évitant la veine saphène interne, dont on aura préalablement reconnu la situation par une compression exercée
au niveau de la racine du membre, une incision de
8 centimètres comprenant la peau et le tissu cellulaire
sous-cutané. Dans un second temps, on divise l'aponévrose et on met à nu le muscle couturier facile à reconnaître à la direction de ses fibres obliques en bas et en
dedans ; celles du vaste interne, avec lesquelles on
pourrait les confondre, sont obliques en bas et en dehors. Le bord interne du couturier isolé avec la sonde

cannelée, on rejette ce muscle en dehors et on met à nu la gaîne des vaisseaux qu'on ouvre soit en la déchirant avec la sonde cannelée, soit en incisant, à sa base, un pli transversal soulevé avec une pince. Saisissant ensuite avec la pince successivement chacune des lèvres de l'ouverture de la gaîne, on isole l'artère de la veine et du nerf et on termine en passant la sonde cannelée au-dessous d'elle de dedans en dehors.

HÉMORRHAGIES ARTÉRIELLES DE LA CUISSE.

De toutes les plaies de la cuisse, celles qui donnent lieu aux hémorrhagies artérielles les plus redoutables sont celles des régions antérieure et interne.

A la partie externe de la cuisse, il n'existe aucune artère de quelque importance. Cependant toutes les fois que les plaies de cette région seront accompagnées d'hémorrhagie artérielle et que les bouts de l'artère seront visibles dans la plaie, on devra en faire la ligature quelque petit que soit leur calibre. Lorsque les extrémités de l'artère ne seront pas visibles dans la plaie, on pourra s'abstenir de faire les débridements qui seraient nécessaires pour les mettre à découvert, la compression directe sera, en effet, le plus souvent suffisante pour suspendre définitivement l'écoulement sanguin.

Les hémorrhagies artérielles succédant aux blessures *de la région postérieure de la cuisse* ne présentent pas généralement une gravité plus grande. Comme pour les précédentes, on fera la ligature des deux bouts de l'artère, toutes les fois que ceux-ci seront visibles dans la plaie. Dans le cas contraire, on se contentera de tamponner la plaie et d'exercer une compression plus ou moins énergique à sa surface. Si cependant l'hémorrhagie venait à se reproduire, ou si d'emblée elle avait

été fort abondante, il faudrait débrider la plaie pour
aller à la recherche des deux bouts de l'artère. La ligature
ture doit alors en être faite à tout prix, car on ne peut
songer à la ligature à distance, surtout si la plaie siége
à la partie supérieure du membre, à cause des anastomoses
moses qui existent dans cette région entre les branches
collatérales de l'artère fémorale et les artères fessière
et ischiatique, branches de l'iliaque interne.Les débridements
dements nécessaires pour la ligature des deux bouts de
l'artère dans la plaie seront faits parallèlement à l'axe
du membre, en tenant compte de la présence du nerf
sciatique qu'on devra ménager. Le tissu cellulaire lâche
qui sépare les muscles de cette région permettra de pénétrer
nétrer facilement dans leurs interstices et de les séparer.
Pour les relâcher la jambe sera légèrement fléchie sur la
cuisse; on les fera alors écarter en dedans et en dehors
avec des crochets mousses et, en se guidant sur le trajet
de la plaie, on arrivera sûrement sur l'artère divisée.

Une hémorrhagie artérielle succédant à une blessure
de la *région antérieure et interne de la cuisse* peut être due
à la lésion de l'artère fémorale aussi bien qu'à la lésion
d'une de ses branches collatérales. De là une question
de diagnostic importante que l'abondance de l'hémorrhagie
rhagie ne permet pas de résoudre non plus du reste que
la situation de la plaie dont le trajet peut être plus
ou moins oblique. C'est encore l'exploration de l'artère
au-dessous de la blessure qui, dans cette circonstance
permettra d'établir avec précision le diagnostic de
la source d'hémorrhagie. *Si l'artère fémorale a été divisée,
visée, les battements de cette artère cesseront d'être perçus
au-dessous de la blessure, tandis qu'ils seront perceptibles
dans le cas contraire.*

Les blessures de l'artère fémorale présentent une extrême
trême gravité et peuvent donner lieu à une hémor-

6.

rhagie promptement mortelle. Il arrive cependant qu'à
la suite d'une syncope, ou par suite de l'étroitesse de
la plaie ou de son défaut de parallélisme, l'hémorrhagie
s'arrête spontanément. Dans d'autres circonstances, la
suspension de l'écoulement sanguin est la conséquence
d'une compression énergique exercée au niveau ou au-
dessus de la blessure. En présence d'une hémorrhagie
suspendue de l'artère fémorale, il n'y a pas d'hésitation
possible, il faut agir et pratiquer la ligature des deux
bouts de l'artère dans la plaie. En temporisant on
laisse le blessé exposé à une hémorrhagie secondaire
qui surviendra fatalement et pourra se terminer d'une
façon funeste.

Si l'artère fémorale a été blessée à la partie moyenne
de la cuisse, les débridements et les recherches de ses
extrémités seront faits suivant les règles que nous avons
exposées précédemment pour la ligature de cette artère
en ce point (voir p. 99).

Dans le cas seulement où cette ligature des deux
bouts de l'artère dans la plaie sera reconnue impossible, ce qui se présentera bien rarément, on en pratiquera la ligature au-dessus de la plaie.

Ligature de l'artère fémorale à sa partie supérieure.

A partir du milieu de l'arcade crurale, on fait, suivant la direction d'une ligne qui se rendrait de ce
point au côté interne de la cuisse à quatre travers de
doigt au-dessus du condyle interne du fémur, une incision de 6 centimètres. Après avoir incisé la peau et le
tissu cellulaire sous-cutané, on divise sur la sonde cannelée, le fascia superficialis et on met à nu l'arcade
crurale. Portant le doigt dans la plaie, on reconnaît à
ses battements, la situation de l'artère, et on incise en

avant d'elle et sur la sonde cannelée l'aponévrose. On déchire alors avec la sonde cannelée la gaîne de l'artère qu'on isole avec soin, surtout à sa partie interne où elle est accolée à la veine fémorale, en soulevant avec une pince les bords de l'ouverture de sa gaîne ; puis on la charge sur la sonde cannelée de dedans en dehors.

Si l'artère fémorale est blessée dans son tiers inférieur, au voisinage de l'anneau du troisième adducteur, les débridements nécessaires pour mettre à nu les extrémités du vaisseau seront pratiqués suivant la direction de l'artère représentée par une ligne qui du milieu de l'arcade crurale serait étendue au côté interne de la cuisse à quatre travers de doigt au-dessus du condyle interne du fémur. On divisera donc suivant cette direction, au-dessus et au-dessous de la plaie, la peau, le tissu cellulaire sous-cutané et l'aponévrose. Au-dessous de celle-ci, on rencontrera le muscle couturier qu'on reconnaîtra à la direction de ses fibres obliques en bas et en dedans et qu'on écartera en dedans. Le membre étant alors placé dans l'abduction, la jambe demi-fléchie sur la cuisse, si on porte le doigt dans la plaie, on sentira une corde tendue formée par le tendon de l'adducteur, c'est en dehors de lui, plus près de l'axe du membre, que se trouve la gaîne des vaisseaux. Si cette gaîne a été divisée d'une façon insuffisante par l'instrument vulnérant ou si les extrémités de l'artère rétractées dans celle-ci ne peuvent être distinguées, on déchirera cette gaîne ou mieux on l'incisera sur la sonde cannelée, au-dessus et au-dessous de la plaie. Les vaisseaux ainsi mis à nu, on se rappellera que l'artère est située en avant et en dehors de la veine fémorale.

Si à la suite d'une blessure de l'artère fémorale à sa partie inférieure, la ligature de ses deux bouts dans la plaie était absolument impossible, on pratiquerait, aus-

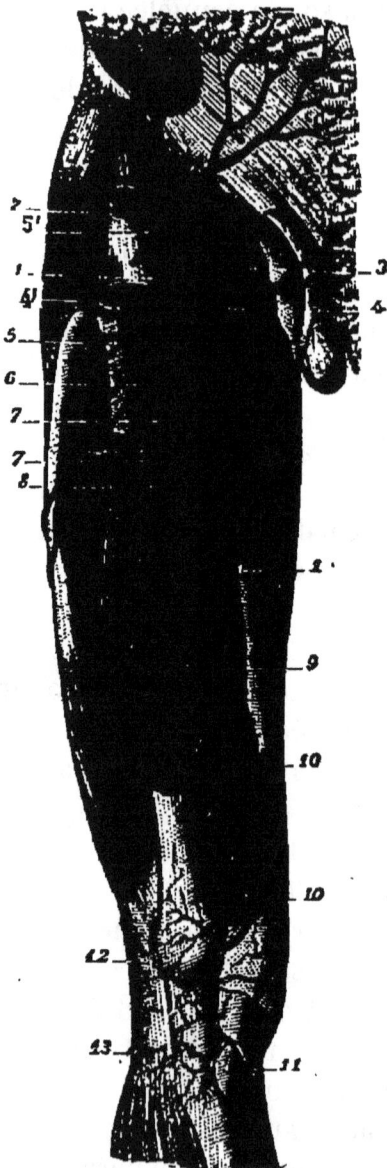

Fig. 17. Artère fémorale.

1, 1. Tronc de la fémorale. — 2. Tégumenteuse de l'abdomen. — 3. Honteuses externes qui naissent ici par un tronc commun, mais qui ne tardent pas à se séparer pour passer l'une au-dessus, l'autre

sitôt qu'on aurait reconnu la nécessité de renoncer à cette opération, la ligature de l'artère fémorale au-dessus de la plaie, au sommet du triangle de Scarpa.

L'artère fémorale blessée à la partie supérieure de la cuisse devra également être liée dans la plaie. On s'assurera d'abord par l'exploration de cette artère au-dessous de la blessure que c'est bien elle qui a été in-téressée par l'instrument vulnérant et que l'hémor-rhagie n'a pas été fournie par une de ses branches collatérales, notamment par l'artère fémorale profonde, située à ce niveau à son côté externe. Dans le premier cas, on ne percevra plus de battements dans l'artère fé-morale au-dessous de la blessure, tandis que dans le second cas, ces battements pourront être affaiblis, mais seront perceptibles. Si l'artère fémorale a été in-téressée, il faut, séance tenante, lier cette artère, soit dans la plaie, soit au-dessus de celle-ci. Mais si l'on songe combien la ligature dans la plaie sera générale-ment facile, par suite de la position superficielle de l'artère, on comprend qu'on ne devra avoir que bien rarement recours à la ligature à distance. Si du reste l'artère fémorale avait été blessée près de son ori-gine, la ligature à distance devrait alors être placée sur l'artère iliaque externe, opération plus grave que la première et mettant moins sûrement à l'abri d'une hémorrhagie consécutive. Blandin repoussait la ligature

au-dessous de l'aponévrose. — 4. Origine de la circonflexe interne. — 4'. Circonflexe externe naissant de la fémorale par un tronc commun avec la grande musculaire superficielle. — 5. Grande musculaire.— 5' Petite musculaire superficielle. — 6. Fémorale profonde. — 7, 7. Première et seconde perforante. — 8. Partie terminale de la fémo-rale profonde représentant une troisième perforante. — 9. Tronc de la fémorale s'engageant dans l'anneau du troisième adducteur. — 10, 10. Grande anastomotique. — 11. Articulaire supérieure in-terne. — 12. Articulaire supérieure externe. — 13. Articulaire infé-rieure externe.

dans la plaie des extrémités de l'artère fémorale divisée
près de l'arcade crurale, à cause du voisinage de l'épigastrique et de la fémorale profonde, et craignant que
l'hémorrhagie ne se reproduise lors de la chûte du fil, il
conseillait de recourir d'emblée à la ligature de l'iliaque
externe. Richet pense avec raison qu'il est toujours
préférable de lier dans la plaie. Rien ne s'opposerait
du reste à ce qu'un fil fût également placé sur la collatérale qui naîtrait à une distance moindre d'un centimètre du point sur lequel serait appliquée la ligature.

Un aide comprimant l'artère fémorale sur l'éminence
ilio-pectinée, ou, si la blessure siége trop haut, l'artère
iliaque externe sur le détroit supérieur du bassin, le
chirurgien agrandira en haut et en bas la plaie suivant
la direction de l'artère, (ligne qui du milieu de l'arcade
crurale se rend au côté interne de la cuisse à quatre
travers de doigt au-dessus du condyle interne du fémur)
dans une étendue d'environ 6 centimètres. La peau, le
tissu cellulaire sous-cutané et l'aponévrose seront divisés successivement sur la sonde cannelée, introduite par
la blessure. Il ne restera plus alors qu'à débarrasser
la plaie des caillots qu'elle peut contenir et à rechercher les deux bouts de l'artère, situés en dehors de la
veine.

Si la ligature dans la plaie de l'artère fémorale, blessée
à sa partie supérieure, était impraticable, ce qui, avons-
nous déjà dit, arrivera bien rarement, il faudrait alors
pratiquer la ligature de l'artère iliaque externe.

Ligature de l'artère iliaque externe.

On fait une incision de 7 à 8 centimètres de longueur, commençant au milieu de l'arcade crurale et suivant la direction d'une ligne légèrement courbe, à

concavité tournée en dedans et qui, du milieu de l'arcade crurale, viendrait aboutir à 3 ou 4 centimètres en dehors de l'ombilic. Après avoir divisé la peau, le fascia superficialis et l'aponévrose du muscle grand oblique, on arrive sur les muscles petit oblique et transverse dont on isole avec la sonde cannelée le bord inférieur et qu'au besoin on divise ensuite avec le bistouri boutonné sur le doigt introduit au-dessous de leur bord inférieur et en dehors de l'orifice supérieur du canal inguinal pour ne pas intéresser le cordon spermatique. Ces muscles relevés en haut, le doigt, porté dans la plaie, reconnaît la situation des vaisseaux dont il n'est plus séparé que par le fascia transversalis. On déchire ce feuillet à la partie inférieure de l'incision, au niveau de l'arcade crurale, avec la sonde cannelée ou avec le bistouri, à la base d'un pli soulevé avec la pince. On fait alors refouler le péritoine en haut par un aide dont le doigt indicateur recourbé en crochet est introduit au-dessous de la lèvre supérieure de l'incision ; puis après avoir reconnu de nouveau la situation de l'artère, on la dénude en commençant par son côté externe, on l'isole ensuite de la veine située à sa partie interne et enfin on la charge sur l'aiguille de Cooper passée de dedans en dehors.

En plaçant la ligature à trois centimètres de l'arcade crurale, il y aura entre cette ligature et l'origine de l'épigastrique, une distance suffisante pour la formation d'un caillot résistant.

Lorsque l'hémorrhagie sera fournie par une branche collatérale de l'artère fémorale et que la blessure sera située au voisinage de cette artère, on devra autant que possible pratiquer la ligature des deux bouts de l'artère dans la plaie, sans toutefois faire des débridements trop considérables qui ne seraient pas justifiés par l'abondance de l'hémorrhagie et l'importance du vaisseau divisé. De toutes les collatérales de l'artère fémorale, celle dont la blessure présente le plus de gravité est l'*artère fémorale profonde*. Cette artère, née de l'artère fémorale à trois centimètres environ de l'arcade crurale, est située en dehors de l'artère fémorale et devient profonde à six centimètres au-dessous de l'arcade. C'est donc dans une très-petite partie de son trajet qu'elle peut être blessée à la région antérieure de la cuisse. On reconnaîtra que c'est elle qui fournit l'hémorrhagie à la situation de la plaie et à la persistance des battements dans l'artère fémorale à sa partie inférieure. Si des débridements sont nécessaires pour mettre à nu les bouts de l'artère, et en pratiquer la ligature, ils seront faits suivant la direction de l'artère fémorale qui servira de guide pour trouver l'artère fémorale profonde située à son côté externe. C'est seulement lorsque la ligature des deux bouts de l'artère fémorale profonde dans la plaie sera jugée impossible, qu'on portera une ligature sur l'artère fémorale au-dessous de l'arcade crurale. Pour cela, aucune nouvelle incision ne sera nécessaire.

C'est également sur l'artère fémorale qu'on placerait une ligature si une de ses branches collatérales avait été divisée très-près de son origine, à une distance moindre d'un centimètre. Une double ligature serait alors appliquée sur la fémorale au-dessus et au-dessous de la branche collatérale divisée; on lierait en outre le bout inférieur de celle-ci.

A *la partie supérieure et interne de la cuisse*, les plaies peuvent être suivies d'hémorrhagies artérielles abondantes, dont il est parfois fort difficile de se rendre maître. Ces hémorrhagies proviennent souvent de plusieurs sources : elles peuvent être en effet fournies par les branches collatérales de l'artère fémorale et par les branches terminales de l'artère obturatrice. Les anastomoses nombreuses qui existent entre ces artères commandent ici, plus impérieusement peut-être que dans toute autre région du corps, de pratiquer la ligature des deux bouts de l'artère dans la plaie. On ne peut songer en effet à appliquer une ligature à distance. Le sang étant versé dans la plaie par l'artère obturatrice aussi bien que par les branches de l'artère fémorale, il faudrait alors porter une ligature sur l'artère iliaque primitive. La ligature dans la plaie, lors même qu'elle nécessite des débridements très-étendus, offre donc infiniment moins de danger et met plus sûrement à l'abri d'une nouvelle hémorrhagie. Aussi tous les chirurgiens sont-ils unanimes pour approuver et citer comme exemple la conduite de Michon qui, dans un cas d'hémorrhagie artérielle abondante et rebelle, consécutive à une plaie de la partie supérieure et interne de la cuisse, pratiqua un large lambeau interne, comme pour la désarticulation coxo-fémorale, mit à nu tous les orifices béants des artères qui furent liées et sauva ainsi son malade.

HÉMORRHAGIES ARTÉRIELLES DE LA FESSE.

Les hémorrhagies artérielles succédant aux blessures de la région fessière, peuvent être assez abondantes et assez rebelles pour faire courir au blessé les plus grands dangers.

La compression directe sera le plus souvent insuffisante. La ligature à distance ne pourrait être portée que sur l'iliaque interne. Il n'y a donc d'autre ressource que de faire, malgré les difficultés qu'elle peut présenter, la ligature des deux bouts de l'artère dans la plaie.

Si l'artère blessée est une collatérale superficielle, la

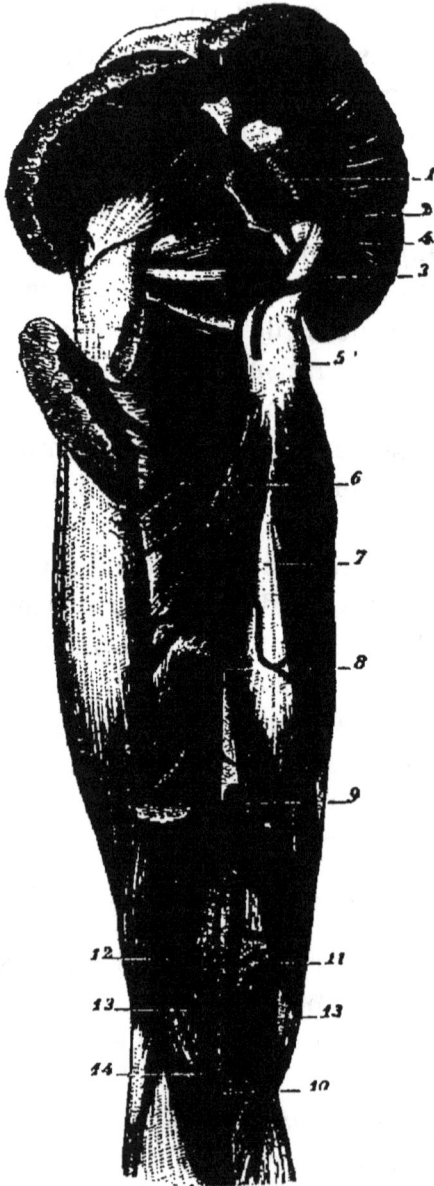

Fig. 18. — Artère Fessière.

1. Fessière. — 2. Ischiatique. — 3. Branche inférieure de cette

ligature de ses extrémités ne présentera pas de difficultés sérieuses ; mais il n'en sera plus de même si c'est une branche profonde qui a été intéressée. Par suite de la profondeur du vaisseau, des débridements étendus seront nécessaires. Ces débridements pourront être faits suivant la direction des fibres musculaires du grand fessier ou perpendiculairement à ces fibres. L'incision, faite suivant cette dernière direction, a le grand avantage de donner plus de jour par suite de la rétraction des fibres musculaires divisées ; mais elle présente l'inconvénient de donner lieu à un écoulement sanguin, qui gêne pour la recherche de l'artère, par suite de la section des artérioles musculaires. Si on donne la préférence à cette direction pour le débridement, il faudra alors lier successivement les artérioles à mesure qu'elles seront divisées. Si le débridement est fait suivant la direction des fibres du muscle fessier, c'est-à-dire obliquement en bas et en dehors (de l'épine iliaque postéro-supérieure au bord supérieur du grand trochanter), pour pénétrer plus facilement entre les faisceaux musculaires et les écarter dans une plus grande étendue, on relâchera le muscle grand fessier en plaçant le membre inférieur dans la rotation en dehors.

Pour arriver sur les extrémités de l'artère, la voie une

artère. — 4. Tronc de la honteuse entourant l'épine sciatique. — 5. Partie terminale de la circonflexe interne passant entre l'obturateur externe et le bord supérieur du grand adducteur ; le muscle carré a été divisé à son attache interne et renversé en dehors pour la mettre en évidence. — 6. Partie terminale de la première perforante. — 7. Partie terminale de la seconde perforante. — 8. Partie terminale de la troisième perforante. — 9. Extrémité supérieure de l'artère poplitée. — 10. Extrémité inférieure de cette artère s'engageant sous les jumeaux. — 11. Articulaire supérieure interne. — 12. Articulaire supérieure externe. — 13, 13. Artères jumelles. — 14. Branche longue et grêle qui chemine dans l'interstice des jumeaux.

fois ouverte par la division ou l'écartement des faisceaux du muscle grand fessier, il n'y a d'autre règle que de suivre le trajet parcouru par l'instrument vulnérant. On s'orientera dans la plaie en reconnaissant avec le doigt le sommet de l'échancrure sciatique.

DES OPÉRATIONS NÉCESSITÉES PAR LES HÉMORRHAGIES ARTÉRIELLES DE LA TÊTE ET DU COU.

Considérations anatomiques.

De la crosse de l'aorte naissent trois troncs destinés à fournir les artères de la tête et des membres supérieurs. Ce sont, en procédant d'avant en arrière et de droite à gauche : 1° *le tronc brachio-céphalique*, qui se dirige obliquement en haut et à droite et se divise en arrière de l'articulation sterno-claviculaire droite en deux branches : l'*artère carotide primitive* et l'*artère sous-clavière droites;* 2° l'*artère carotide primitive gauche;* 3° l'*artère sous-clavière gauche*.

Les artères sous-clavières constituent les troncs d'origine des artères des membres supérieurs, mais appartiennent par leur trajet à la région cervicale et fournissent, en outre, des branches importantes destinées à la tête, au cou et aux parois du thorax. Les artères carotides primitives se distribuent exclusivement par leurs branches terminales au crâne, à la face et au cou.

Les artères *Carotides primitives* suivent un trajet rectiligne représenté par une ligne qui, du milieu de l'espace compris entre l'apophyse mastoïde et la branche montante du maxillaire inférieur, se rendrait, du côté droit, à l'extrémité interne de la clavicule, et, du côté gauche, entre les deux faisceaux sternal et claviculaire du muscle sterno-mastoïdien. Cette légère différence dans la direction des artères carotides primitives droite et gauche est la conséquence de la différence de leur origine. Ces deux artères se terminent au niveau du bord supérieur du cartilage thyroïde, où elles se bifurquent. Les deux branches terminales de la carotide primitive sont l'artère *carotide interne* destinée exclusivement aux parties molles intracrâniennes et intra-orbitaires et la *carotide externe* destinée aux parties molles extracrâniennes.

Dans l'intervalle qui sépare les artères carotides primitives droite et gauche se trouvent la trachée et l'œsophage (fig. 19). Elles sont recouvertes par le bord interne du muscle sterno-mastoïdien qui est leur muscle satellite. Au-dessous de ce muscle, chacune de ces artères est comprise dans une gaîne qui lui est commune avec la veine jugulaire interne correspondante située en dehors d'elle et avec le nerf pneumogastrique placé en arrière dans l'intervalle triangulaire qui résulte de l'accolement des deux vaisseaux. L'artère carotide primitive repose sur la colonne vertébrale et les muscles prévertébraux, immédiatement en dedans de la ligne des tubercules antérieurs des apophyses transverses des vertèbres cervicales. Le tubercule antérieur de l'apophyse transverse de la sixième vertèbre cervicale, plus saillant que les autres et par suite facile à reconnaître, est un point de repère précieux pour trouver l'artère carotide primitive lorsqu'on veut lier cette artère ou simplement la comprimer sur la colonne vertébrale. Pour cette raison, Chassaignac a justement imposé à ce tubercule le nom de *tubercule carotidien.*

L'artère carotide primitive ne fournit aucune branche collatérale ; ses branches terminales continuent sa direction.

L'artère *Carotide externe*, située d'abord en avant et en
dedans de la carotide interne la croise, à environ deux

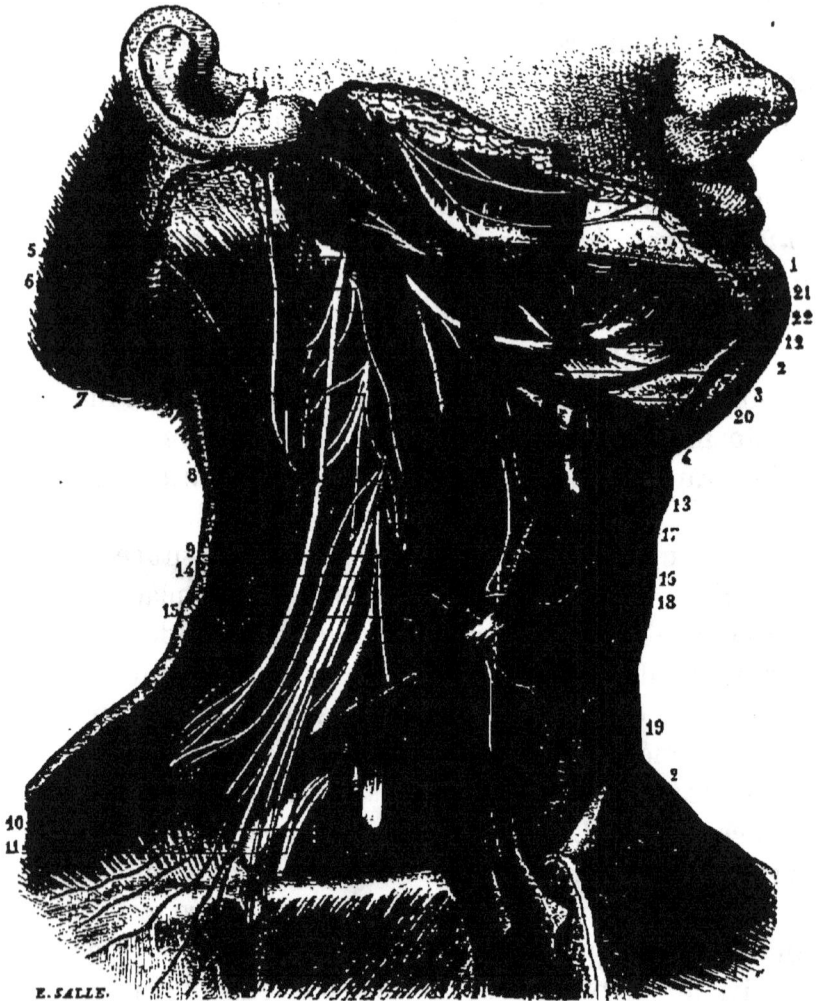

Fig. 19. — Artère carotide primitive.

1. Artère sous-clavière. — 2. Veine sous-clavière. — 3, 3. Artère
carotide primitive. — 4. Veine jugulaire interne. — 5. Veine jugulaire antérieure, passant au-devant de la carotide primitive pour aller
s'ouvrir dans la partie terminale de la veine précédente. — 6. Muscle
omoplat-hyoïdien. — 7. Muscle sterno-thyroïdien. — 8. Tronc du
nerf pneumogastrique, situé en arrière de la carotide et de la jugulaire interne, qu'il accompagne sur toute sa longueur et entre les-

centimètres au-dessus de leur origine et vient se placer
en arrière et en dehors. Elle fournit six branches collatérales ; trois antérieures, la *thyroïdienne supérieure*,
la *linguale* et la *faciale ;* deux postérieures, l'*occipitale* et
l'*auriculaire*, enfin une interne, très-grêle et sans importance chirurgicale, la *pharyngienne inférieure*. Après
avoir fourni ces branches, la carotide externe se termine,
au niveau du col du condyle de la mâchoire inférieure,
par deux branches, la *temporale superficielle* et la *maxillaire interne*.

L'artère carotide externe est en rapport avec le bord
interne du muscle sterno-mastoïdien qu'elle côtoie, puis
avec les muscles digastrique, stylo-hyoïdien et le nerf
grand hypoglosse qui la croisent en dehors et en avant,
et enfin supérieurement, au-dessus de l'angle de la mâchoire, avec la glande parotide qui l'entoure presque
complétement.

L'artère *Thyroïdienne supérieure*, première branche
collatérale fournie par la carotide externe, naît sur un
point si rapproché de l'origine de celle-ci qu'elle semble
parfois provenir de la carotide primitive qui alors se
trifurquerait. Elle se dirige d'abord horizontalement
vers le larynx, puis obliquement en bas sur les parties
latérales du corps thyroïde dans lequel elle se termine.

quelles on l'entrevoit encore inférieurement. — 9. Nerf grand hypoglosse. — 10. Partie terminale de ce nerf. — 11. Sa branche descendante. — 12. Branche descendante interne du plexus cervical, s'anastomosant avec la précédente et formant avec celle-ci un petit plexus
qui recouvre l'artère et la veine. — 13. Plexus formé par ces deux
branches. — 14. Tronc de l'artère carotide externe. — 15. Artère et
veine thyroïdiennes supérieures. — 16. Artère linguale et faciale
naissant par un tronc commun. — 17. Artère et veine faciales. —
18. Artère occipitale. — 19. Plexus formé par les anastomoses des
branches antérieures des quatre premières paires de nerfs cervicaux.
— 20. Nerf laryngé supérieur. (Figure tirée de l'Atlas de MM. Hirschfeld et Léveillé.)

Elle fournit, outre un rameau peu important destiné
au muscle sterno-mastoïdien, les artères *laryngées* supérieure et inférieure destinées aux muscles et à la mu-

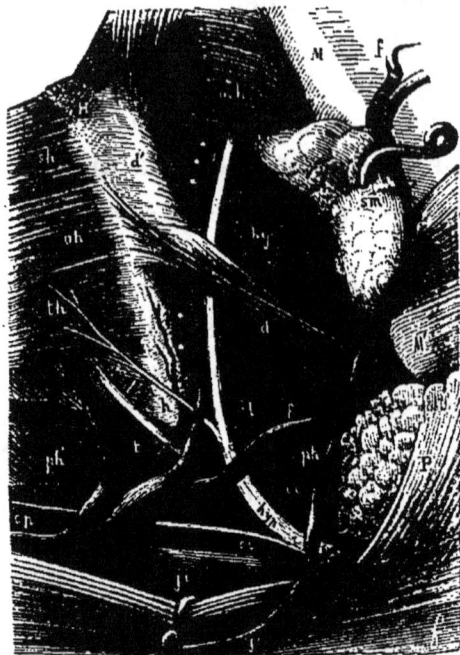

Fig. 20. — Artère linguale.

M, bord inférieur de la mâchoire ; M', son angle ; H, os hyoïde ;
h, sa grande corne ; *sh*, muscle sterno-hyoïdien ; *oh*, muscle omo-
hyoïdien ; *th*, muscle thyro-hyoïdien ; *ph'*, constricteur inférieur du
pharynx ; *ph*, constricteur moyen ; *d*, ventre postérieur du muscle
digastrique perforant le stylo-hyoïdien ; *d'*, sa poulie de réflexion et
son tendon ; *hg*, muscle hyo-glosse ; *mh*, muscle mylo-hyoïdien ; P,
glande parotide recouverte par l'expansion aponévrotique du sterno-
mastoïdien ; *sm*, glande sous-maxillaire relevée ; *je*, veine jugulaire
externe ; *ji*, veine jugulaire interne et ses affluents, découverte par
l'écartement du sterno-mastoïdien ; *hyp*, anse du nerf grand hypoglosse ; *ls*, nerf laryngé supérieur ; *cp*, artère carotide primitive ; *ci*,
carotide interne ; *ce*, carotide externe ; *t*, thyroïdienne supérieure ;
l, linguale ; *f*, faciale ; **, lieu où l'on peut lier l'artère linguale près
de son origine, entre la grande corne et le nerf hypoglosse, sous le
muscle hyoglosse ; ***, lieu où l'on peut lier la linguale loin de son
origine, dans son triangle, toujours sous le muscle hyo-glosse. —
(Figure empruntée à Farabœuf, Ligature d'artères.)

queuse du larynx. Par ses branches terminales, destinées au corps thyroïde, cette artère s'anastomose avec
la thyroïdienne supérieure du côté opposé et avec la
thyroïdienne inférieure, du même côté, branche de l'artère sous-clavière. Elle établit donc une communication
entre les artères carotides externes d'une part et les
artères carotide externe et sous-clavière d'autre part.

L'artère *Linguale* naît de la carotide externe, ordinairement à deux centimètres (14 fois sur 17, Guyon) au-dessus de la bifurcation de la carotide primitive (fig. 20).
Elle se dirige obliquement en haut et en avant vers la
grande corne de l'os hyoïde, devient alors horizontale
et, au niveau de la petite corne de l'os hyoïde, reprend
sa direction oblique ascendante pour venir se terminer,
sous le nom d'artère *ranine*, dans la pointe de la langue.
Cette artère, qui fournit des branches destinées à la base
de la langue (*artère dorsale de la langue*) et au plancher
de la bouche (*artère sublinguale*), s'anastomose sur la
ligne médiane par des branches nombreuses avec les
ramifications de l'artère de même nom du côté opposé.

L'artère *Faciale*, née de la carotide externe sur un
point très-rapproché de l'origine de la linguale, quelquefois même par un tronc commun avec cette artère,
se dirige obliquement en haut et en avant et se termine
sur les parties latérales de l'aile du nez. Elle se creuse,
à la région cervicale, un sillon à la face interne de la
glande sous-maxillaire, croise ensuite le corps du maxillaire inférieur en avant du masséter et se dirige vers la
commissure des lèvres où elle fournit les artères *coronaires labiales* supérieure et inférieure qui s'anastomosent
sur la ligne médiane avec les artères de même nom du
côté opposé (fig. 21). Dans la région cervicale, elle fournit une branche collatérale assez importante, l'artère
sous-mentale, qui, parallèle au corps de la mâchoire infé-

7.

rieure, à la face postérieure duquel elle est située, s'anastomose sur la ligne médiane avec l'artère sous-

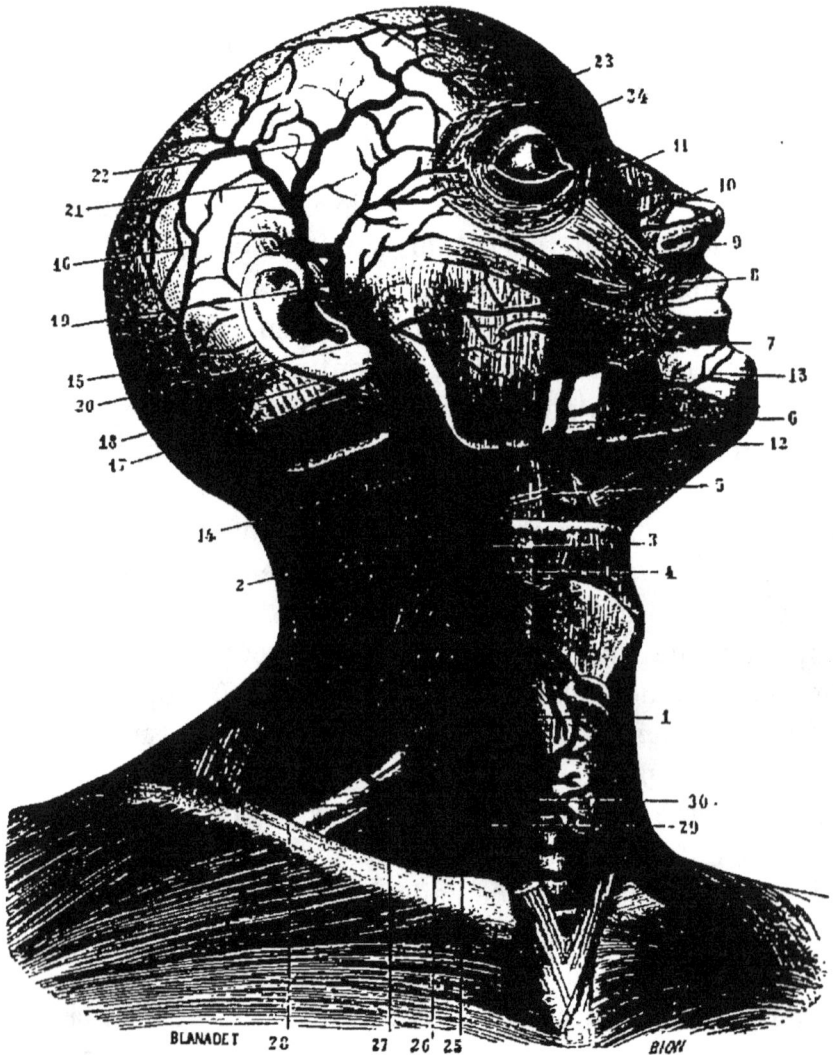

Fig. 21. — Artère carotide externe.

1. Artère carotide primitive droite. — 2. Artère carotide interne. — 3. Carotide externe. — 4. Thyroïdienne supérieure. — 5. Linguale apparaissant entre les deux faisceaux de l'hypoglosse. — 6. Faciale. — 7. Labiale inférieure, disparaissant sous le triangulaire des lèvres. — 8. Labiale supérieure. — 9. Artère de la sous-cloison.

mentale du côté opposé et établit également une communication importante entre les deux artères carotides externes.

L'artère *Occipitale*, destinée aux téguments de la partie postérieure du crâne, naît de la partie postérieure de la carotide externe, ordinairement à la même hauteur que l'artère linguale. Elle se dirige obliquement vers l'apophyse mastoïde, à ce niveau s'engage sous le muscle splénius et suit une direction horizontale pour redevenir ascendante et superficielle au delà de ce muscle. Cette artère s'anastomose largement avec l'artère occipitale du côté opposé.

L'artère *Auriculaire*, bien moins volumineuse que les précédentes, monte verticalement vers l'apophyse mastoïde et se termine par deux branches destinées l'une aux téguments de la région mastoïdienne, l'autre au pavillon de l'oreille.

Les deux branches terminales de la carotide externe sont la maxillaire interne et la temporale superficielle. L'artère *Maxillaire interne,* née au niveau du condyle de la mâchoire inférieure, pénètre dans la fosse zygomato-maxillaire, contourne la tubérosité du maxillaire

— 10. Artère de l'aile du nez. — 11. Rameau par lequel la branche nasale de l'ophthalmique s'anastomose avec la partie terminale de la faciale. — 12. Artère sous-mentale. — 13. Partie terminale de la dentaire inférieure. — 14. Occipitale. — 15. Branches terminales ou cutanées de cette artère. — 16. Anastomose de l'occipitale avec la branche postérieure de la temporale superficielle. — 17. Auriculaire postérieure. — 18. Origine de la maxillaire interne. — 19. Temporale superficielle. — 20. Transversale de la face. — 21. Branche postérieure ou verticale de la temporale superficielle. — 22. Branche antérieure de la même artère. — 23. Artère sus-orbitaire ou frontale externe. — 24. Artère frontale interne. — 25. Sous-clavière s'engageant entre les deux scalènes pour passer sur la première côte. — 26. Origine de la mammaire interne. — 27. Sus-scapulaire. — 28. Scapulaire postérieure ou cervicale transverse. — 29. Vertébrale. — 30. Thyroïdienne inférieure.

supérieur pour se terminer dans la fosse sphéno-
maxillaire. Cette branche, remarquable par ses flexuosi-
tés et les nombreuses collatérales qu'elle fournit, est
sans grand intérêt chirurgical.

L'artère *Temporale superficielle*, seconde branche de
bifurcation de l'artère carotide externe s'étend, du col du
condyle de la mâchoire inférieure à la moitié supérieure
de la face et aux parties antéro-latérales du crâne.
Recouverte à son origine par la glande parotide, elle
devient superficielle au-dessus de l'arcade zygomatique.
Elle se divise bientôt en deux branches flexueuses situées
dans l'épaisseur de la couche adipeuse sous-cutanée,
l'une antérieure ou *frontale*, se dessinant sous la peau
de la tempe et du front et l'autre postérieure ou *parié-
tale* qui monte vers le sommet du crâne. Cette artère
fournit près de son origine une branche collatérale destinée à la face, qui marche, d'arrière en avant, parallèlement au canal de Sténon et est décrite sous le nom
de *transversale de la face*. Une autre branche collatérale
traverse au-dessus de l'arcade zygomatique l'aponévrose
du muscle temporal, pour se perdre dans l'épaisseur de
ce muscle; c'est l'artère *temporale moyenne*.

L'artère *Carotide interne*, située à son origine en arrière et en dehors de la carotide externe, la croise bientôt pour se placer à sa partie interne. Elle se dirige alors
verticalement vers la base du crâne, dans lequel elle
pénètre à travers le canal carotidien, passe dans le sinus
caverneux et se termine par trois branches au niveau
de l'apophyse clinoïde antérieure. Exclusivement destinée au cerveau et à l'appareil de la vision, cette artère
ne fournit aucune branche collatérale à la région cervicale. Elle est, en ce point, profondément située, entre
la colonne vertébrale, le pharynx et la mâchoire inférieure, recouverte par les muscles styliens, la carotide

externe, la veine jugulaire interne et les nerfs glosso-
pharyngien, pneumogastrique et grand hypoglosse.
En dedans elle est en rapport avec le pharynx ; aussi,
comme nous le dirons plus loin, a-t-elle pu être blessée
par des corps vulnérants introduits violemment par la
bouche. Les branches terminales de l'artère carotide
interne, destinées aux lobes antérieur et moyen du cerveau, concourent à la formation du cercle artériel de
Willis, situé à la base de l'encéphale et qui établit une si
large communication entre les deux artères carotides
internes et entre ces artères et les artères vertébrales,
branches collatérales des artères sous-clavières.

Les artères *Sous-clavières*, troncs d'origine des artères
des membres supérieurs, appartiennent par leur trajet
à la région cervicale, sur les parties inférieures et latérales de laquelle elles sont situées. Elles fournissent,
dans cette région, deux collatérales importantes destinées l'une au corps thyroïde, l'autre à l'encéphale ; ce
sont les artères *thyroïdiennes inférieures* et *vertébrales*.

Les deux artères sous-clavières ont une origine différente. L'artère sous-clavière droite naît du tronc brachio-
céphalique qui se bifurque au niveau de l'articulation
sterno-claviculaire droite ; l'artère sous-clavière gauche
naît directement de la crosse de l'aorte. Toutes deux
se terminent en arrière de la clavicule, au niveau de la
partie moyenne de cet os, où elles se continuent avec
les artères axillaires. De leur origine à leur terminaison,
elles décrivent une courbure à concavité inférieure, embrassant la première côte qui présente sur sa face supérieure une gouttière destinée à les recevoir. Cette
gouttière est limitée en avant par un tubercule osseux,
qui guide le chirurgien dans la recherche de l'artère
sous-clavière et donne insertion au muscle scalène antérieur. A son passage sur la première côte, l'artère

sous-clavière se trouve située entre les deux muscles
scalènes antérieur et postérieur. La veine sous-clavière,
placée en avant de l'artère, est séparée de celle-ci par
le muscle scalène antérieur. Les branches du plexus
brachial sont, comme l'artère, situées dans l'intervalle
des muscles scalènes, mais en arrière de celle-ci (fig. 21).

En dehors des muscles scalènes, l'artère sous-clavière
est située dans le creux sus-claviculaire et se dirige
obliquement en bas vers la partie moyenne de la clavicule où elle se termine. Le creux sus-claviculaire est
cet espace limité en dehors par le bord antérieur du
muscle trapèze, en dedans par le bord externe du
muscle sterno-mastoïdien et en bas par la clavicule.
En ce point, l'artère sous-clavière est recouverte par la
peau, le peaucier et les aponévroses cervicales superficielle et moyenne. La veine sous-clavière est située à
sa partie antérieure, le plexus brachial à sa partie postérieure. Dans ce trajet étendu des muscles scalènes à
la partie moyenne de la clavicule, l'artère sous-clavière
ne fournit aucune branche collatérale. Nous avons déjà
insisté sur ce point important à propos de la ligature
de cette artère.

L'artère sous-clavière fournit sept branches collatérales, qui toutes naissent soit en dedans, soit dans l'intervalle des muscles scalènes. Trois de ces branches
sont destinées à la tête ou au cou; ce sont les artères
vertébrale, *thyroïdienne inférieure* et *cervicale profonde*.
Cette dernière, destinée aux muscles de la région postérieure du cou, est assez grêle et n'offre en outre, à cause
de sa situation profonde, aucun intérêt pour le chirurgien.

L'artère *Vertébrale*, première collatérale fournie par
l'artère sous-clavière, à partir de son origine, se dirige
verticalement en haut, en avant de la colonne verté-

brale, entre les muscles scalène antérieur et long du cou, jusqu'au niveau de l'apophyse transverse de la sixième vertèbre cervicale. En ce point, facile à recon-

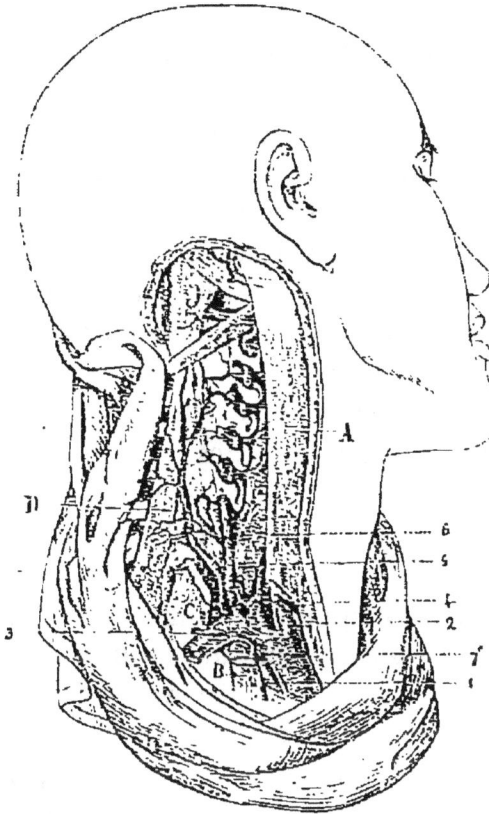

Fig. 22. — Artère Vertébrale.

1. Tronc brachio-céphalique. — 2. Carotide primitive, disparaissant sous le muscle sterno-mastoïdien. — 3. Sous-clavière. — 4. Thyroïdienne inférieure naissant par un tronc qui lui est commun avec la scapulaire supérieure et la cervicale transverse. — 5. Vertébrale cheminant à travers les trous que lui présentent les apophyses transverses des vertèbres cervicales, et se contournant supérieurement autour des masses articulaires de l'atlas. — 6. Cervicale profonde se ramifiant sur le transversaire épineux. — 7. Origine de la mammaire interne. — A. Muscle sterno-mastoïdien. — B. Attache du scalène antérieur. — C. Insertion du scalène postérieur. — D. Portion cervicale du transversaire épineux.

naître sur le vivant à cause de la présence du tubercule carotidien, elle pénètre dans un canal ostéo-musculaire formé par les apophyses transverses des vertèbres cervicales et les muscles intertransversaires. Parvenue au niveau de l'axis, elle abandonne ce canal, décrit une première courbure à concavité dirigée en dedans, étendue de la seconde à la première vertèbre cervicale, puis une seconde courbure à concavité dirigée en avant pour contourner les masses latérales de l'atlas, et pénètre dans la cavité crânienne entre l'arc postérieur de l'atlas et l'occipital. Dans la cavité crânienne, les deux artères vertébrales convergent pour former un tronc unique, le tronc *Basilaire*, qui fournit les artères du cervelet et du lobe postérieur du cerveau. Par l'intermédiaire des *Communicantes postérieures*, ces artères s'anastomosent avec les artères carotides internes.

Depuis son origine, jusqu'au niveau du tubercule carotidien, l'artère vertébrale suit la direction de l'artère carotide primitive en arrière de laquelle elle est située, de telle sorte que, lorsqu'en ce point on comprime la carotide sur la colonne vertébrale, la compression est exercée simultanément sur l'artère vertébrale.

L'artère *Thyroïdienne inférieure*, née de la sous-clavière en dehors et en avant de l'artère vertébrale, mais en dedans des muscles scalènes, se dirige d'abord verticalement en haut, puis devient horizontale et passe alors entre la carotide primitive située en avant et l'artère vertébrale située en arrière. En ce point trois artères se trouvent donc superposées. En dedans de l'artère carotide primitive, l'artère thyroïdienne inférieure monte obliquement et en serpentant vers le corps thyroïde dans lequel elle se termine par deux ou trois branches qui s'anastomosent avec la thyroïdienne inférieure du côté opposé et avec la thyroïdienne supérieure du

même côté. Ce plexus artériel, formé par les artères thyroïdiennes supérieures et inférieures, fait communiquer
entre elles les artères carotides externes et les artères
sous-clavières.

Deux autres branches collatérales de la sous-clavière,
destinées aux muscles de l'omoplate traversent la région
sus-claviculaire pour se rendre à leur destination. Ce sont
les artères *Scapulaire supérieure* et *Scapulaire postérieure*
ou *cervicale transverse*. La première longe la clavicule
et croise en avant l'artère sous-clavière à sa terminaison. La seconde, située au-dessus de l'artère sous-clavière, se dirige transversalement en dehors, quelquefois
dans l'intervalle des branches du plexus brachial, et vient
s'engager sous la face profonde du trapèze (fig. 21).

D'après cette description sommaire des artères du
crâne, de la face et du cou, on peut voir qu'il n'existe
aucun tronc artériel important à la région postérieure
et qu'à la région antérieure, sur la ligne médiane, on
ne rencontre que des branches peu volumineuses, dernières ramifications des collatérales fournies par les
artères carotides externes et sous-clavières.

Sur les parties latérales, on trouve au contraire :

Au crâne : les artères temporale, auriculaire et occipitale ;

A la face : les artères frontale, temporale superficielle,
transversale de la face et faciale ;

Au cou : 1° *Au-dessus du bord supérieur du cartilage
thyroïde :* les artères faciale, linguale, carotide externe,
carotide interne et, plus en dehors, au voisinage de l'a-
pophyse mastoïde, les artères occipitale et vertébrale;

2° *Au-dessous du bord supérieur du cartilage thyroïde :*
les artères thyroïdienne supérieure, carotide primitive,
et enfin la vertébrale, au-dessous du tubercule carotidien ;

3° *Dans la région sus-claviculaire :* l'artère sous-clavière et deux de ses branches collatérales, les artères scapulaire postérieure et scapulaire supérieure.

HÉMORRHAGIES ARTÉRIELLES DU CRANE.

Ces hémorrhagies peuvent résulter de la blessure des artères occipitale, auriculaire ou temporale. Par suite des anastomoses nombreuses qui unissent ces artères entre elles et avec les artères du côté opposé, l'écoulement sanguin, qui succède à leur blessure, peut être aussi bien fourni par le bout périphérique que par le bout cardiaque du vaisseau. De là, la ténacité, souvent très-grande, de ces hémorrhagies et aussi la nécessité d'appliquer un moyen hémostatique sur les deux extrémités de l'artère divisée.

La ligature des deux bouts du vaisseau dans la plaie est, ici comme ailleurs, celui de tous les moyens hémostatiques auquel on doit donner la préférence. Les artères du crâne étant situées dans l'épaisseur du cuir chevelu, pour apercevoir leurs orifices il faudra renverser les bords de la solution de continuité et en examiner la tranche. Généralement les extrémités de l'artère sont faciles à distinguer et par suite à lier. Cependant il arrive parfois qu'on ne peut les isoler au milieu du tissu dense et serré qui les entoure, surtout lorsque après leur division elles se sont rétractées. Si, alors, la ligature est impraticable, trois moyens peuvent être opposés aux hémorrhagies artérielles du crâne, ce sont la *compression,* l'*acupressure* et enfin la *cautérisation,* dernière ressource qu'on pratique en portant un stylet rougi sur l'orifice béant du vaisseau.

La situation des artères, au-dessus des os du crâne, rend leur compression facile. Cette compression sera exercée non pas directement sur la plaie, mais au-dessus et au-dessous de celle-ci, pour ne pas s'opposer à sa cicatrisation. Par suite des anastomoses dont nous avons signalé l'existence entre les artères du crâne, la compression, exercée seulement entre le cœur et la plaie, pourrait être insuffisante pour mettre un terme à l'écoulement sanguin qui continuerait alors par l'extrémité périphérique du vaisseau. On pratiquera la compression à l'aide de rondelles d'agaric superposées, surmontées d'une compresse graduée et assujetties au moyen d'un bandage assez serré. La compression, moins sûre que la ligature, a en outre l'inconvénient d'exposer aux fusées purulentes.

L'*Acupressure*, procédé hémostatique inventé par Simpson, d'Édimbourg, s'applique de la façon suivante : le chirurgien traverse avec une forte aiguille ou une épingle à suture, portée sur une pince à verrou, les téguments du crâne de dehors en dedans, à quelques millimètres · de la plaie et un peu en dehors du trajet de l'artère qui fournit l'hémorrhagie ; la pointe de l'aiguille, ayant traversé le cuir chevelu, est poussée horizontalement au-dessous du vaisseau, puis, lorsque la pointe l'a dépassé, on lui fait traverser de nouveau les téguments de dedans en dehors. Le vaisseau se trouve alors emprisonné et comprimé latéralement dans l'anse métallique formée par l'aiguille. Suivant la comparaison de Simpson, l'aiguille comprime l'artère de la même manière que l'épingle, avec laquelle on fixe une fleur sur une étoffe, en comprime la tige. Au besoin, un fil enroulé autour de l'aiguille, comme dans la suture entortillée, rendrait la compression plus énergique.

L'aiguille sera retirée trente-six à quarante-huit heures après son application, ce temps ayant été reconnu suffisant pour obtenir l'oblitération d'artères plus volumineuses que celles du crâne.

L'acupressure sera surtout utile lorsqu'une plaie du cuir chevelu étant compliquée d'érysipèle, on ne pourrait employer ni la ligature ni la compression. Avant de l'appliquer, on recherchera les battements de l'artère et on s'assurera exactement de sa situation et de son trajet.

HÉMORRHAGIES ARTÉRIELLES AYANT LIEU PAR LE CONDUIT AUDITIF.

Nous ne dirons rien des hémorrhagies plus ou moins insignifiantes dues à la blessure du conduit auditif ou à la déchirure du tympan. Lorsque l'écoulement sanguin ne s'arrête pas spontanément, quelques injections froides dans le conduit auditif suffisent pour y mettre un terme.

Des hémorrhagies bien autrement redoutables sont celles qui, survenant consécutivement à la carie du rocher, sont dues à l'ulcération et à la perforation soit de l'artère carotide interne, qui, dans son passage à travers le canal carotidien, est contiguë à la paroi de la caisse du tympan, soit d'une branche de l'artère méningée moyenne, collatérale de la maxillaire interne, l'une des deux branches terminales de l'artère carotide externe.

Abandonnées à elles-mêmes, ces hémorrhagies ont toujours été mortelles, mais cependant jamais foudroyantes. Toujours l'hémorrhagie s'est arrêtée spontanément, ou à la suite du tamponnement du conduit auditif, et c'est à la seconde, à la troisième, quelquefois même à la dixième récidive que la mort est survenue.

On a conseillé de pratiquer la ligature de la carotide interne pour obtenir la suspension de l'hémorrhagie, mais on admettait alors que l'artère perforée était toujours la carotide interne. Un fait récent a montré que l'hémorrhagie pouvait également être la conséquence de l'ulcération d'une branche collatérale de l'artère méningée moyenne. En pareil cas, on le comprend, la ligature de l'artère carotide interne ne saurait avoir aucune influence sur l'écoulement sanguin. Aussi, comme il est impossible de reconnaître si l'hémorrhagie est fournie par la carotide interne ou par la méningée moyenne, doit-on pratiquer la ligature de l'artère carotide primitive qui convient également dans les deux cas. Deux fois cette ligature a sauvé la vie des malades.

Ce résultat favorable sera plus sûrement obtenu, si, ce qu'on ne peut prévoir, l'hémorrhagie a sa source dans une perforation de l'artère méningée moyenne. Il est en effet bien à craindre que l'hémorrhagie, fournie par la carotide interne, ne continue après la ligature de la carotide primitive à cause des anastomoses si larges qui existent à la base de l'encéphale entre les artères carotides internes et les artères vertébrales. C'est ce qui eut lieu dans une observation publiée par Baizeau : l'hémorrhagie se reproduisit après la ligature de la carotide primitive et entraîna la mort du malade. Un fait dû à Broca a heureusement démontré que, malgré cette disposition si défavorable, la ligature de la carotide primitive a pu arrêter l'hémorrhagie d'une façon définitive. Le malade ayant succombé, un mois après la ligature, aux progrès d'une tuberculisation pulmonaire, l'autopsie montra que l'hémorrhagie était bien réellement due à une ulcération de l'artère carotide interne et que cette artère était oblitérée par un caillot au-dessous de la perforation (entre la perforation et la terminaison de l'artère).

La caisse du tympan est en rapport, non-seulement

avec les artères carotide interne et méningée moyenne,
mais encore avec des sinus de la dure-mère dont l'ulcération peut aussi donner lieu à une hémorrhagie par
le conduit auditif. La ligature de la carotide primitive
serait en pareil cas sans influence sur l'écoulement sanguin ; aussi y a-t-il une grande importance à déterminer
exactement quelle est la source de l'hémorrhagie afin
de ne pas pratiquer une opération inutile. Ce diagnostic ne sera pas toujours facile ; mais, disons-le, une pareille erreur ne saurait avoir des conséquences fâcheuses,
la perforation de l'un des sinus de la dure-mère devant
fatalement entraîner la mort soit par hémorrhagie, soit
par phlébite et infection purulente.

La couleur rutilante du sang, son écoulement par le
conduit auditif en bouillonnant ou par jets saccadés sont
des caractères auxquels on reconnaît l'origine artérielle
de l'hémorrhagie, mais il faut être prévenu que le sang
artériel, en traversant cette cavité anfractueuse formée
par la caisse du tympan et le conduit auditif, peut
perdre ces caractères·et que par suite leur absence ne
doit pas faire admettre que le sang est fourni par un
sinus veineux perforé. Si l'hémorrhagie n'est pas suspendue, des éléments de diagnostic bien plus importants seront fournis par la compression de l'artère carotide primitive. Obtient-on par cette compression la
suspension de l'écoulement sanguin qui se reproduit
au contraire lorsqu'on cesse de comprimer, il ne saurait y avoir de doute sur l'existence d'une lésion artérielle. La compression de la carotide primitive est-elle
au contraire sans influence sur l'hémorrhagie, c'est
qu'alors celle-ci est fournie par un sinus de la dure-
mère. Mais ce moyen de diagnostic cesse d'être applicable, si l'hémorrhagie est suspendue. Devra-t-on alors
attendre l'apparition d'une nouvelle hémorrhagie pour

se prononcer ? Cette conduite peut avoir des conséquences funestes, surtout si déjà le sujet a été affaibli
par des pertes sanguines antérieures. Dans le doute,
mieux vaudra donc agir et pratiquer la ligature de la
carotide primitive. Quelle que soit la source de l'hémorrhagie, artérielle ou veineuse, abandonnée à elle-même
elle causera la mort. On ne saurait donc accuser de té-
mérité celui qui, dans ces circonstances, pratiquerait
la ligature de la carotide primitive, opération sans influence favorable ni fâcheuse, en cas d'hémorrhagie par
lésion des sinus, mais capable de sauver le malade si
au contraire l'hémorrhagie est fournie par la carotide
interne ou une branche de l'artère méningée moyenne.
Le docteur Syme a lié la carotide primitive, alors que
la lésion siégeait sur le sinus pétreux et aucun chirurgien n'a blâmé sa conduite, un diagnostic précis étant
absolument impossible.

En résumé, en présence d'une hémorrhagie ayant
lieu par le conduit auditif consécutivement à une carie
du rocher et menaçant rapidement l'existence par son
abondance ou sa ténacité, on doit pratiquer la ligature
de la carotide primitive, à moins qu'il ne soit démontré par le résultat négatif de la compression de cette
artère, que cette hémorrhagie est due à la lésion d'un
sinus de la dure-mère.

HÉMORRHAGIES ARTÉRIELLES DE LA FACE.

Toutes les plaies de la face s'accompagnent d'un
écoulement sanguin relativement abondant, mais qui
s'arrête ordinairement spontanément ou à la suite d'applications froides, ou encore sous l'influence d'une compression directe exercée pendant quelques minutes avec
le doigt sur la plaie. C'est seulement lorsque l'artère

faciale ou l'artère temporale ou quelqu'une de leurs branches collatérales auront été divisées que l'hémorrhagie sera plus rebelle et nécessitera des moyens hémostatiques plus puissants.

Dans le cas de blessure des artères temporale et faciale, il faudra lier les deux bouts du vaisseau dans la plaie, et si celle-ci est trop étroite faire les débridements nécessaires pour les mettre à nu. On pourrait cependant, dans ce dernier cas, pour éviter d'accroître l'étendue de la cicatrice, appliquer l'acupressure, ainsi que nous l'avons conseillé pour les hémorrhagies artérielles du crâne, au-dessus de la plaie d'abord et ensuite au-dessous si l'hémorrhagie se reproduisait par le bout périphérique du vaisseau.

Lorsque l'hémorrhagie est fournie par une artère moins importante, telle que la transversale de la face ou les coronaires, on peut renoncer à pratiquer l'acupressure ou la ligature des deux bouts du vaisseau et se borner à réunir les lèvres de la plaie par la suture entortillée. La compression de l'artère, qui résulte de ce rapprochement, suffit pour arrêter définitivement l'écoulement sanguin.

HÉMORRHAGIES ARTÉRIELLES AYANT LIEU PAR LA BOUCHE.

Les seules artères qui peuvent être ouvertes dans l'intérieur de la bouche sont l'artère ranine dans les plaies ou les ulcérations de la langue, et la carotide interne dans les plaies ou les ulcérations du pharynx.

Plaies de la langue.

Les plaies de la langue, produites par un corps étranger venu de l'extérieur, sont rares à cause de la situation profonde de cet organe et de la présence des arcades dentaires en avant de lui. Ce sont les dents qui jouent le plus souvent le rôle d'agent vulnérant pour produire ces blessures à la suite d'un coup ou d'une chute sur le menton. Malgré l'attrition des parties, ces plaies s'accompagnent encore assez souvent d'hémorrhagie.

Conformément à la règle, que nous avons posée, la ligature du vaisseau dans la plaie devra être faite, toutes les fois qu'elle sera possible, mais par suite de la rétraction de l'artère et de la densité des tissus qui l'entourent, il en sera bien rarement ainsi, il faudra alors avoir recours à la *cautérisation*. Celle-ci sera pratiquée avec un stylet rougi, qu'on portera, après avoir fait éponger avec soin la plaie, directement sur l'orifice du vaisseau divisé. La cautérisation, pour être efficace, exige, comme on le voit, que la plaie soit peu profonde et surtout que l'on aperçoive l'orifice du vaisseau, car si la plaie est profonde ou irrégulière, le cautère promené au hasard à sa surface pourra ne pas atteindre l'artère. Malgré la cautérisation, l'hémorrhagie pourra donc continuer au point même d'inspirer des inquiétudes pour la vie du blessé ; il ne restera plus alors qu'à pratiquer la ligature de l'artère linguale dans la région sus-hyoïdienne. Cependant, avant d'en venir à ce moyen, nous serions d'avis de tenter encore la ligature dans la plaie, en débridant celle-ci parallèlement à l'axe de la langue. Si on pouvait réussir, on serait bien mieux assuré contre le retour de l'hémorrhagie que par la ligature à distance ; car, après celle-ci, le sang pourra être ramené dans la plaie par les anastomoses qui existent entre les deux artères linguales et le chirurgien se trouver dans l'obligation de pratiquer également la ligature de l'artère linguale du côté opposé.

Lorsqu'on se trouvera dans la nécessité de faire la

ligature de l'artère linguale dans la région sus-hyoïdienne, on pratiquera cette opération du même côté
que celui de la langue sur lequel siége la blessure, à
moins cependant que, l'extrémité cardiaque de l'artère
divisée ayant été liée dans la plaie, l'hémorrhagie ne continue par le bout périphérique, dans lequel cas on liera
l'artère linguale du côté opposé.

Ligature de l'artère linguale.

L'artère linguale se dirige de la carotide externe, qui
lui donne naissance, vers la grande corne de l'os hyoïde,
dont elle longe parallèlement le bord supérieur, à une
distance de deux millimètres, pour devenir ensuite oblique
ascendante à trois ou quatre millimètres en arrière de la
petite corne de cet os. Au niveau de la grande corne de
l'os hyoïde, l'artère linguale s'engage sous le muscle hyo-
glosse et se place entre ce muscle et le constricteur
moyen du pharynx. Dans sa portion horizontale, elle est
située dans une gouttière limitée en bas par la grande
corne de l'os hyoïde et en haut par le ventre postérieur
du muscle digastrique, qu'elle croise ensuite lorsqu'elle
devient ascendante. Le nerf grand hypoglosse, séparé de l'artère linguale par les fibres du muscle hyo-
glosse, suit un trajet parallèle au sien, à quelques millimètres au-dessus d'elle. Chez les sujets dont la glande
sous-maxillaire est très-développée et descend jusqu'à
l'os hyoïde, l'artère linguale est située en arrière de
cette glande qu'il faut attirer en haut pour mettre à nu
le muscle hyo-glosse qui la recouvre.

L'artère linguale peut être liée, dans sa portion hori-
rizontale au-dessus de la grande corne de l'os hyoïde,
ou dans sa portion ascendante au-dessus du muscle digastrique. Cette dernière ligature doit être rejetée, car

elle est placée au-dessous de l'origine de l'artère dorsale de la langue et par conséquent assure l'hémostase d'une façon moins sûre que la première.

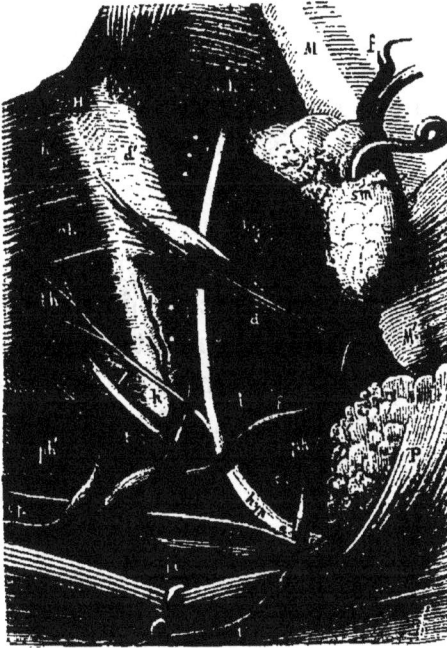

Fig. 73. — Artère linguale.

M, bord inférieur de la mâchoire ; M', son angle ; H, os hyoïde ; *h*, sa grande corne ; *sh*, muscle sterno-hyoïdien ; *oh*, muscle omo-hyoïdien, *th*, muscle thyro-hyoïdien ; *ph'*, constricteur inférieur du pharynx ; *ph*, constricteur moyen ; *d*, ventre postérieur du muscle digastrique perforant le stylo-hyoïdien ; *d'*, sa poulie de réflexion et son tendon ; *hg*, muscle hyo-glosse ; *mh*, muscle mylo-hyoïdien ; P, glande parotide recouverte par l'expansion aponévrotique du sterno-mastoïdien ; *sm*, glande sous-maxillaire relevée ; *je*, veine jugulaire externe ; *ji*. veine jugulaire interne et ses affluents découverte par l'écartement du sterno-mastoïdien ; *hyp*, anse du nerf grand hypoglosse ; *ls*, nerf laryngé supérieur ; *cp*, artère carotide primitive ; *ci*, carotide interne ; *ce*, carotide externe ; *t*, thyroïdienne supérieure ; *l*, linguale ; *f*, faciale ; **, lieu où l'on peut lier l'artère linguale près de son origine, entre la grande corne et le nerf hypoglosse, sous le muscle hyo-glosse ; ***, lieu où l'on peut lier la linguale loin de son origine, dans son triangle, toujours sous le muscle hyo-glosse. — (Figure empruntée à Farabœuf, Ligature d'artères.)

Les points de repère qui guideront le chirurgien dans la ligature de l'artère linguale sont, 1° la grande corne de l'os hyoïde, au-dessus de laquelle elle est située ; 2° le ventre postérieur du muscle digastrique et le nerf grand hypoglosse, situés au-dessus d'elle, ce dernier à trois ou quatre millimètres seulement. C'est donc au-dessous de ce nerf et parallèlement à la grande corne de l'os hyoïde qu'on devra diviser les fibres du muscle hyo-glosse pour arriver sur l'artère.

Le malade, couché sur le dos, la tête renversée en arrière et la face tournée du côté opposé à celui sur lequel on opère, le chirurgien reconnaît la grande corne de l'os hyoïde, tandis qu'un aide maintient cet os du côté opposé afin qu'il ne fuie pas devant le doigt qui l'explore. Parallèlement à la grande corne de l'os hyoïde et à trois ou quatre millimètres au-dessus d'elle, on fait alors une incision mesurant quatre centimètres, et se terminant au niveau du bord antérieur du muscle sterno-mastoïdien. Après avoir divisé le peaucier, si la glande sous-maxil-laire se présente, on la fait attirer en haut, sans ouvrir sa loge aponévrotique, à moins qu'elle ne descende assez bas pour recouvrir la grande corne de l'os hyoïde, dans lequel cas, on est forcé d'ouvrir la loge pour dégager le bord inférieur de la glande et pouvoir la refouler en haut. En portant le doigt dans la plaie, on reconnaît la gout-tière comprise entre la grande corne de l'os hyoïde et le ventre postérieur du muscle digastrique et au fond de laquelle se trouve l'artère recouverte par le muscle hyo-glosse. On incise alors l'aponévrose un peu au-dessus de la grande corne de l'os hyoïde et parallèlement à celle-ci. Si les mouvements de déglutition rendaient difficile ce temps de l'opération aussi bien que les temps suivants, on pourrait immobiliser l'os hyoïde avec un ténaculum, ainsi que l'a conseillé Malgaigne. Après

avoir divisé l'aponévrose, on découvre les fibres verticales du muscle hyo-glosse, et en attirant en haut la lèvre
supérieure de l'incision, on aperçoit en avant de ce
muscle le nerf grand hypoglosse qui suit une direction
à peu près horizontale. A deux millimètres au-dessous
de ce nerf, les fibres du muscle hyo-glosse sont saisies
avec une pince et divisées transversalement à petits
coups, de façon à ne pas intéresser l'artère et à ne pas
dépasser d'emblée les limites du muscle, car alors on
pourrait pénétrer dans le pharynx. Le muscle hyo-glosse
divisé, on fait écarter les lèvres de sa section et dans le
fond de la plaie on aperçoit l'artère linguale qu'il est
facile d'isoler et de charger sur la sonde cannelée.

La seule veine qui pourrait être intéressée dans cette
opération est la veine faciale qui se trouve dans l'angle
postérieur de l'incision, au niveau du bord antérieur du
muscle sterno-mastoïdien, au-dessous du muscle peaucier. Il faudra donc diviser ce muscle avec précaution
et, si cette veine était mise à nu, la faire écarter en
dehors avec un crochet mousse.

Les données que nous venons de fournir pourraient
être utilisées pour les hémorrhagies consécutives aux
opérations pratiquées sur la langue.

Ulcérations de la langue. — Les tumeurs ulcérées de la
langue, cancer ou épithéliôme, peuvent donner lieu à
des hémorrhagies très-graves, fournies par les artères
ou même les artérioles de la langue et du plancher de la
bouche. La ligature des artères linguale et carotide externe est quelquefois nécessaire, mais, comme cette ligature n'offre qu'une ressource passagère, le cours du sang
étant bientôt rétabli par les anastomoses, et qu'en outre
il en coûte d'entreprendre une opération dans de pa-
reilles conditions, Broca conseille d'agir d'abord sur la
surface ulcérée, pendant qu'un aide comprime la caro-

tide primitive sur le tubercule carotidien. Le cours du
sang ainsi suspendu, on applique sur la source de l'hémorrhagie un petit tampon de charpie imbibée de perchlorure de fer, qu'on maintient avec le doigt pendant
une dizaine de minutes, ou bien on cautérise avec le
fer rouge. On réserve la ligature à distance de la linguale ou de la carotide externe pour le cas où, ces
moyens ayant échoué, il s'agit d'arracher le malade à
une mort imminente.

Plaies et ulcérations du pharynx. — Ouverture de la carotide interne.

Les artères qui se distribuent au pharynx sont peu
volumineuses, et leur blessure ne peut donner lieu à un
écoulement sanguin abondant. Les plaies du pharynx
peuvent cependant s'accompagner d'hémorrhagies redoutables et parfois même rapidement mortelles, mais
alors l'instrument vulnérant a dépassé l'épaisseur des
parois de ce conduit et intéressé l'une des artères carotides internes qui sont situées sur ses parties latérales
au niveau des amygdales. C'est ainsi qu'on a vu ces artères ouvertes par un tuyau de pipe, une fourchette
poussés violemment dans la bouche. Quelquefois la
blessure de la carotide interne a été le résultat d'un
malheur opératoire ; c'est en pratiquant l'ouverture d'un
abcès rétro-pharyngien, ou d'une tumeur considérée
comme telle, que cette artère a été ouverte. Dans d'autres
cas plus rares, la perforation de la carotide interne a
succédé, non plus à un traumatisme, mais aux progrès
d'une affection inflammatoire ou ulcéreuse du pharynx
ou de l'amygdale ayant envahi et détruit la paroi du
vaisseau.

Il pourrait se faire cependant qu'à la suite d'une plaie

ou d'une ulcération du pharynx une hémorrhagie très-
abondante soit fournie, non plus par la carotide interne,
mais par la carotide externe par une pharyngienne postérieure, anormalement développée. Le professeur Verneuil a constaté l'existence de cette anomalie.

Quelle que soit l'artère ouverte, carotide interne,
externe ou pharyngienne, l'hémorrhagie est extrêmement abondante et un pareil accident peut être, on le
conçoit, immédiatement mortel; cependant il n'en est
pas toujours ainsi, soit qu'il survienne une syncope, soit
que l'ouverture de l'artère soit très-étroite ou bien, au
contraire, qu'elle soit divisée complétement, ce qui permet à ses deux extrémités de se rétracter. Les mouvements de déglutition, en détruisant le parallélisme
entre la plaie du pharynx et celle de l'artère, contri-
buent, en outre, à favoriser la formation d'un caillot et,
par suite, la suspension de l'hémorrhagie.

Si le médecin était présent au moment de la blessure,
il devrait, pour mettre provisoirement un terme à l'hémorrhagie, comprimer la carotide primitive sur la
colonne vertébrale, puis, se faisant suppléer dans ce
rôle par un aide, pratiquer immédiatement la ligature
de la carotide primitive au-dessous de sa bifurcation.
Cette ligature doit être préférée à celle de la carotide
interne, qu'on pourrait également pratiquer, à cause
de sa plus grande facilité, et aussi parce que, comme
nous l'avons dit plus haut, l hémorrhagie peut être fournie par une pharyngienne postérieure anormalement
développée et par la carotide externe.

Si l'hémorrhagie est suspendue, lorsque le médecin
est appelé, l'indication reste la même; il doit, sans
retard, pratiquer la ligature de la carotide primitive.

En résumé, une hémorrhagie artérielle abondante,
consécutive à une plaie ou à une ulcération de la paroi

latérale du pharynx au niveau de l'amygdale, réclame, dans le plus bref délai, quand bien même l'écoulement sanguin serait suspendu, la ligature de la carotide primitive du côté correspondant à la blessure ou à l'ulcération.

HÉMORRHAGIES ARTÉRIELLES DU COU.

Il n'existe, *à la partie postérieure* du cou, aucune artère dont la blessure puisse donner lieu à une véritable hémorrhagie. A la partie *antérieure*, se trouvent en revanche des artères nombreuses dont quelques-unes ont un volume si important que leur division peut causer la mort en quelques instants. Nous étudierons successivement les hémorrhagies consécutives aux blessures des régions sus-hyoïdienne, sterno-mastoïdienne et sus-claviculaire.

Région sus-hyoïdienne.

Dans cette région limitée supérieurement par la courbe du maxillaire inférieur, latéralement par les muscles sterno-mastoïdiens et inférieurement par l'os hyoïde, se rencontrent les artères *faciale* en haut et en dehors, *linguale* en bas et en dedans. L'artère faciale n'appartient à cette région que par une petite partie de son trajet; née de la carotide externe un peu au-dessus de l'os hyoïde, elle se dirige en décrivant des sinuosités vers le maxillaire inférieur qu'elle croise au-devant de l'insertion du muscle masséter. L'artère linguale, d'abord horizontale et parallèle à la grande corne de l'os hyoïde dont elle longe le bord supérieur, croise en arrière le digastrique, devient ascendante et s'enfonce dans les muscles de la langue.

Les hémorrhagies, qui accompagneront les blessures de la région sus-hyoïdienne, seront donc fournies :

Par l'artère *linguale*, si la plaie est située sur la ligne médiane ou sur les parties latérales mais rapprochées de l'os hyoïde ;

Par l'artère *faciale*, si la plaie, située latéralement, est plus rapprochée du maxillaire inférieur.

Dans le doute, l'exploration de l'artère faciale sur le maxillaire inférieur, en avant du masséter, fournira une indication utile. Les battements artériels cesseront d'être perçus en ce point, si l'hémorrhagie est fournie par l'artère faciale.

La ligature des deux bouts de l'artère linguale dans la plaie sera possible lorsque cette artère aura été blessée dans sa portion horizontale parallèle à la grande corne de l'os hyoïde ou dans sa portion ascendante comprise entre le tendon du digastrique et le bord postérieur du muscle mylo-hyoïdien. Au delà de ce point, la recherche de l'artère présenterait, à cause de sa profondeur, de si grandes difficultés qu'il sera sage d'y renoncer. On aura alors recours à la cautérisation avec un stylet rougi porté dans la plaie, et si ce moyen échoue, on pratiquera la ligature de l'artère linguale au-dessus de la grande corne de l'os hyoïde (voir p. 134).

Si l'artère est blessée, au-dessus du tendon du digastrique, entre ce tendon et le muscle mylo-hyoïdien, la ligature dans la plaie sera possible sans être exempte de difficultés. A ce niveau l'artère est recouverte par la glande sous-maxillaire qu'il faudra reporter en haut, à moins qu'elle n'ait été divisée dans toute son étendue ; on en ferait alors attirer les deux segments l'un en haut, l'autre en bas. La direction de l'artère étant presque parallèle au bord inférieur du maxillaire, c'est parallèlement à ce bord, à un travers de doigt au-dessous de lui, qu'on débridera les téguments. La glande relevée, ou

les bords de sa division écartés, on apercevra alors les
fibres du muscle hyo-glosse au-dessous duquel est située l'artère. Si les bouts de l'artère sont invisibles, par

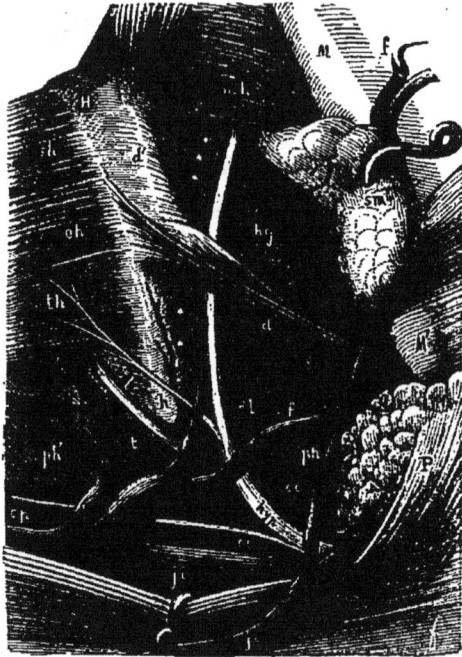

Fig. 24. — Artère linguale.

M, bord inférieur de la mâchoire ; M', son angle ; H, os hyoïde ; *h*,
sa grande corne ; *sh*, muscle sterno-hyoïdien ; *oh*, muscle omo-hyoïdien ; *th*, muscle thyro-hyoïdien ; *ph*, constricteur inférieur du
pharynx ; *ph'*, constricteur moyen ; *d*, ventre postérieur du muscle
digastrique perforant le stylo-hyoïdien ; *d'*, sa poulie de réflexion et
son tendon, *hg*, muscle hyo-glosse ; *mh*, muscle mylo-hyoïdien ; P,
glande parotide recouverte par l'expansion aponévrotique du sterno-
mastoïdien ; *sm*, glande sous-maxillaire relevée ; *je*, veine jugulaire
externe ; *ji*, veine jugulaire interne et ses affluents découverte par
l'écartement du sterno-mastoïdien ; *hyp*, anse du nerf grand hypoglosse ; *ls*, nerf laryngé supérieur ; *cp*, artère carotide primitive ; *ci*,
carotide interne ; *ce*, carotide externe ; *t*, thyroïdienne supérieure ;
l, linguale ; *f*, faciale ; **, lieu où l'on peut lier l'artère linguale près
de son origine, entre la grande corne et le nerf hypoglosse, sous le
muscle hyo-glosse ; ***, lieu où l'on peut lier la linguale loin de son
origine, dans son triangle, toujours sous le muscle hyo-glosse. —
(Figure empruntée à Farabœuf, Ligature d'artères.)

suite de leur rétraction au-dessous de ce muscle, on divisera ses fibres sur la sonde cannelée. On se rappellera, pour se guider dans cette opération, que l'artère linguale est à ce niveau située entre le tendon du digastrique inférieurement et le nerf grand hypoglosse supérieurement et plus rapprochée du nerf que du tendon. Elle est, en outre, séparée de ceux-ci par les fibres du muscle hyo-glosse qui la recouvre. Si on ne réussissait pas à trouver l'artère et à pratiquer sa ligature, il n'y aurait alors d'autre parti à prendre, dans le cas où l'hémorrhagie persisterait après la cautérisation, que de lier l'artère linguale au-dessus de la grande corne de l'os hyoïde ou l'artère carotide externe.

Lorsque l'artère linguale aura été blessée dans sa portion horizontale au-dessus de la grande corne de l'os hyoïde, on la recherchera dans la plaie suivant les règles que nous avons fait connaître pour la ligature de cette artère (débridement des téguments parallèlement à la grande corne de l'os hyoïde, refoulement en haut de la glande sous-maxillaire, division des fibres du muscle hyo-glosse suivant la même direction; points de repère : grande corne de l'os hyoïde, ventre postérieur du muscle digastrique et surtout nerf grand hypoglosse, parallèle à l'artère, située à deux ou trois millimètres au-dessous de lui et dont il est séparé par les fibres du muscle hyo-glosse).

Si la ligature des deux bouts de l'artère linguale, divisée au-dessus de la grande corne de l'os hyoïde, était impossible, il faudrait alors pratiquer la ligature de l'artère carotide externe.

Dans sa portion cervicale, l'artère faciale est située en dedans du nerf grand hypoglosse, des muscles digastriques et mylo-hyoïdiens, croisée par la veine faciale. Ces rapports rendront bien difficile la recherche de deux bouts de cette artère si elle venait à être divisée en ce point. Aussi sommes-nous d'avis qu'à moins que la plaie ne soit large et les extrémités de l'artère visibles, il sera préférable de pratiquer immédiatement la ligature de l'artère carotide externe plutôt que d'entreprendre une pareille opération. Si, après la ligature de la carotide externe, le sang est ramené dans la plaie par le bout inférieur par suite des anastomoses des artères faciales entre elles, il suffira, pour mettre définitivement un terme à l'écoulement sanguin, de comprimer ou de lier l'artère faciale sur le maxillaire inférieur en avant du masséter.

Région sterno-mastoïdienne.

La région sterno-mastoïdienne est limitée en haut et en bas par les insertions et latéralement par les bords du muscle sterno-mastoïdien. Les artères de cette région sont les artères carotides primitive, interne et externe, les branches collatérales antérieures et postérieures de cette dernière à leur origine, l'artère vertébrale, l'artère thyroïdienne inférieure, et enfin, tout à fait à la partie inférieure de cette région, l'artère sous-clavière.

Un instrument vulnérant pénétrant dans cette région pourra donc blesser :

1° Au-dessus du bord supérieur du cartilage thyroïde (niveau de la bifurcation de la carotide primitive) :

    a. Les artères carotides interne et externe ;

    b. Les branches collatérales de cette dernière à leur origine ;

    c. L'artère vertébrale ;

2° Au-dessous du bord supérieur du cartilage thyroïde :

    a. L'artère carotide primitive ;

b. L'artère vertébrale ;

c. L'artère thyroïdienne inférieure ;

d. L'artère sous-clavière.

Plaies situées au-dessus du bord supérieur du cartilage thyroïde. — La multiplicité des artères qui existent dans cette région rend souvent fort difficile le diagnostic de la source de l'hémorrhagie artérielle qui accompagne ces plaies. En faisant abstraction des hémorrhagies de l'artère vertébrale, qu'il est permis de reconnaître à des signes que nous exposerons plus loin, le doute peut exister encore entre les hémorrhagies de la carotide interne et celles de la carotide externe ou de ses branches collatérales. Ces artères sont si rapprochées les unes des autres, que la situation de la plaie ne peut rien apprendre; seule, l'exploration des battements de l'artère temporale pourra fournir un élément de diagnostic. Si les battements de cette artère sont suspendus ou notablement plus faibles que ceux du côté opposé, c'est qu'alors l'artère carotide externe a été blessée. Si au contraire ses battements persistent, l'hémorrhagie est due à la lésion soit de la carotide interne soit de l'une des branches collatérales de la carotide externe, et c'est seulement dans le cours de l'opération destinée à mettre un terme à l'écoulement sanguin que cette question pourra être résolue.

Par suite de la situation profonde des artères de cette région, recouvertes en haut par la carotide, au-dessous de l'angle de la mâchoire inférieure par les muscles digastrique et stylo-hyoïdien, le nerf grand hypoglosse et des veines volumineuses, on ne peut guère songer, à moins de circonstances exceptionnelles, telles qu'une très-grande étendue de la plaie, à pratiquer directement dans celle-ci la ligature des deux bouts de l'artère divisée. Les difficultés d'une pareille entreprise, qu'on pourra néanmoins tenter, forceront le plus souvent à y renoncer. Il faudra alors porter une ligature à dis-

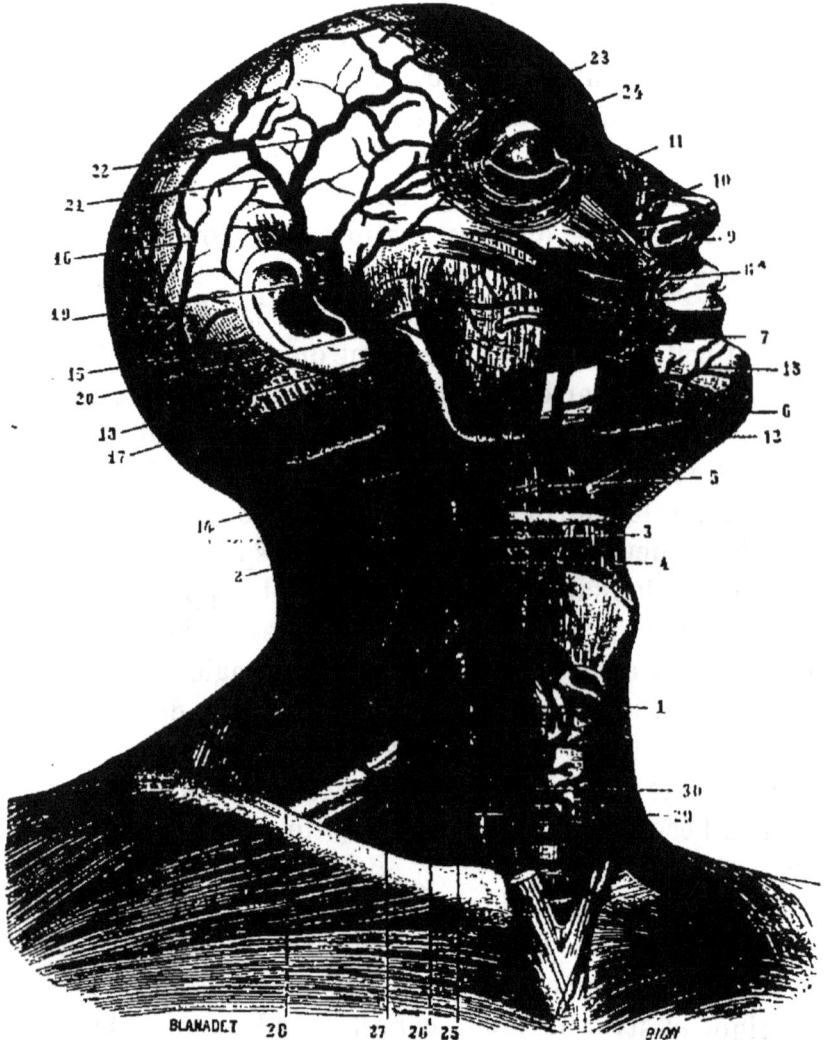

Fig. 25. — Artère carotide externe.

1. Artère carotide primitive droite. — 2. Artère carotide interne. — 3. Carotide externe. — 4. Thyroïdienne supérieure. — 5. Linguale apparaissant entre les deux faisceaux de l'hypoglosse. — 6. Faciale. — 7. Labiale inférieure, disparaissant sous le triangulaire des lèvres. — 8. Labiale supérieure. — 9. Artère de la sous-cloison.

tance sur l'artère blessée ou le tronc qui lui a donné naissance.

Si l'absence de battements dans l'artère temporale du côté correspondant à la blessure a appris que l'hémorrhagie est fournie par l'artère carotide externe, c'est sur cette artère qu'on placera une ligature. Mais si les battements de la temporale ne sont pas supprimés, comme l'hémorrhagie peut être la conséquence de la lésion de la carotide interne, aussi bien que de l'une des branches collatérales de la carotide externe et qu'on ignore sur laquelle de ces artères doit être pratiquée la ligature, voici alors comment on procédera : On mettra à découvert la carotide primitive, au niveau de sa bifurcation et par suite les artères carotides interne et externe à leur origine. Ces artères mises à nu, on comprimera l'artère carotide externe; si l'hémorrhagie s'arrête, il est évident que cette artère ou l'une de ses branches collatérales a été intéressée et que c'est sur elle qu'on doit placer la ligature. Si au contraire l'hémorrhagie persiste, malgré la compression de la carotide externe, c'est qu'alors la carotide interne a été divisée et on liera cette artère ou la carotide primitive.

— 10. Artère de l'aile du nez. — 11. Rameau par lequel la branche nasale de l'ophthalmique s'anastomose avec la partie terminale de la faciale. — 12. Artère sous-mentale. — 13. Partie terminale de la dentaire inférieure. — 14. Occipitale. — 15. Branches terminales ou cutanées de cette artère. — 16. Anastomose de l'occipitale avec la branche postérieure de la temporale superficielle. — 17. Auriculaire postérieure. — 18. Origine de la maxillaire interne. — 19. Temporale superficielle. — 20. Transversale de la face. — 21. Branche postérieure ou verticale de la temporale superficielle. — 22. Branche antérieure de la même artère. — 23. Artère sus-orbitaire ou frontale externe. — 24. Artère frontale interne. — 25. Sous-clavière s'engageant entre les deux scalènes pour passer sur la première côte. — 26. Origine de la mammaire interne. — 27. Sus-scapulaire. — 28. Scapulaire postérieure ou cervicale transverse. — 29. Vertébrale. — — 30. Thyroïdienne inférieure.

Il serait sans doute plus simple de lier toujours directement la carotide primitive. Cette opération, d'une exécution plus facile, aurait en effet cet avantage de convenir indistinctement dans tous les cas, que l'hémorrhagie soit fournie par la carotide interne ou par la carotide externe ou encore par une des branches collarales de celle-ci. Mais la ligature de la carotide primitive, par le trouble qu'elle apporte dans la circulation de l'encéphale, expose à des dangers qui n'existent pas lorsqu'on lie la carotide externe.

La ligature de l'artère carotide primitive peut être en effet suivie d'accidents divisés, d'après l'époque de leur apparition, en primitifs et en consécutifs. Les premiers, rarement graves, passagers et survenant presque immédiatement après la constriction du vaisseau, consistent en vertiges, syncope, quelquefois convulsions. Les seconds, ordinairement mortels, se montrant plus ou moins tardivement après la ligature, quelquefois un mois ou même davantage, sont le coma et l'hémiplégie du côté opposé à la ligature.

D'après Le Fort, ces accidents primitifs et consécutifs seraient la conséquence du trouble apporté dans la circulation cérébrale par la ligature de la carotide primitive et il considère la ligature de la carotide interne comme exposant aux mêmes dangers ; aussi donne-t-il, à cause de sa plus grande facilité d'exécution, la préférence à la première, toutes les fois qu'il s'agit de mettre un terme à une hémorrhagie due à la blessure de la carotide interne.

Richet admet bien que les accidents primitifs sont dus à la modification subite apportée dans la circulation de l'encéphale par la suppression d'une de ses voies principales ; mais il attribue aux accidents consécutifs une toute autre cause. Ceux-ci devraient suivant lui être attribués non pas à une répartition inégale du sang dans les hémisphères cérébraux, ce qui ne saurait avoir lieu à cause des voies anastomotiques qui relient toutes les artères de l'encéphale, mais à la lésion des filets nerveux destinés aux vaisseaux du cerveau, des nerfs vaso-moteurs en un mot, qui accompagnent ou avoisinent la carotide primitive. La lésion de ces filets nerveux est presque impossible à éviter lorsqu'on lie la carotide primitive, aussi Richet conclut qu'on doit toujours lier les artères carotides interne et externe de préférence à la carotide primitive.

Il est aujourd'hui assez difficile de se prononcer entre ces deux opinions. La ligature de l'artère carotide interne a été trop rarement pratiquée pour qu'on puisse être fixé sur sa gravité comparée à celle de la carotide primitive. Si elle n'est pas moins grave que cette dernière, elle ne saurait l'être plus ; aussi lorsqu'on aura mis cette artère à nu et que sa ligature sera indiquée, on devra la pratiquer plutôt que de lier la carotide primitive. Mais une hémorrhagie artérielle étant reconnue fournie par la carotide interne, comme à la suite d'une blessure du pharynx, par exemple, nous serions d'avis de pratiquer la ligature de la carotide primitive et non celle de la carotide interne, cette opération étant plus laborieuse que la première et exposant en outre à commettre une erreur qui consisterait à lier la carotide externe. La rapidité d'exécution de la ligature de la carotide primitive doit en pareil cas la faire choisir.

Ligature de l'artère carotide primitive.

Lorsqu'on lie la carotide primitive dans le but d'obtenir la suspension d'une hémorrhagie consécutive à la blessure de l'une de ses branches terminales, c'est à un ou deux centimètres de sa bifurcation, distance suffisante pour la formation d'un caillot résistant, qu'on ap-

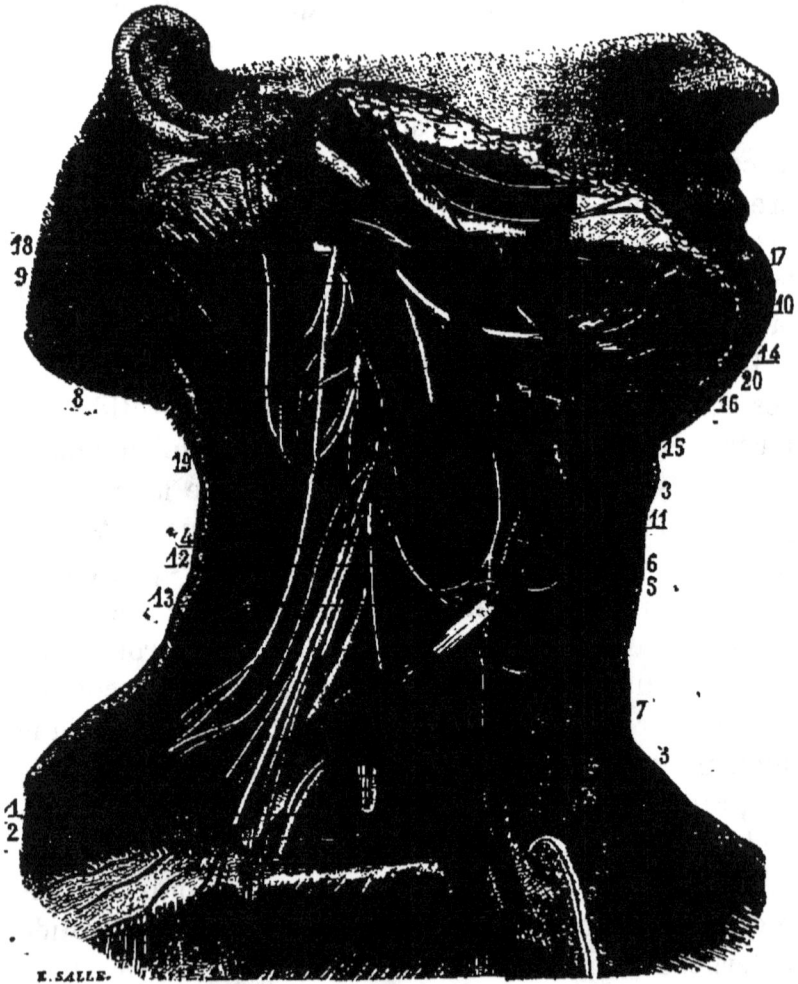

Fig. 26. — Artère carotide primitive.

1. Artère sous-clavière. — 2. Veine sous-clavière. — 3, 3. Artère carotide primitive. — 4. Veine jugulaire interne. — 5. Veine jugulaire antérieure, passant au-devant de la carotide primitive pour aller s'ouvrir dans la partie terminale de la veine précédente. — 6. Muscle omoplat-hyoïdien. — 7. Muscle sterno-thyroïdien. — 8. Tronc du nerf pneumogastrique, situé en arrière de la carotide et de la jugulaire interne, qu'il accompagne sur toute sa longueur et entre lesquelles on l'entrevoit encore inférieurement. — 9. Nerf grand hypo-

plique la ligature. C'est le *lieu d'élection* pour cette opération, l'artère étant située plus superficiellement en ce
point qu'en aucun autre de son étendue.

La direction de cette artère, continuée en haut par
celle de ses branches terminales, est représentée par une
ligne qui, partant du milieu de l'espace qui sépare la
branche montante du maxillaire de l'apophyse mastoïde,
vient aboutir à droite à l'extrémité interne de la clavicule, à gauche entre les deux faisceaux sternal et claviculaire du sterno-mastoïdien. Elle est recouverte par le
bord interne du muscle sterno-mastoïdien et accompagnée par la veine jugulaire interne située en dehors et
le nerf pneumogastrique situé en arrière.

Le malade étant couché sur le dos, la tête renversée
en arrière et la face tournée du côté opposé à celui sur
lequel on veut pratiquer l'opération, on fait, *sur* le bord
interne du sterno-mastoïdien, une incision de 6 centimètres, commençant au niveau de la grande corne de
l'os hyoïde. Cette incision, dont la partie moyenne correspond un peu au-dessous de la bifurcation de la carotide primitive, permet de découvrir cette artère et ses
branches terminales. Après avoir divisé les téguments
et le muscle peaucier suivant la direction et dans l'é-
tendue indiquées, on met à nu le muscle sterno-mastoïdien (premier point de repère) au-dessous du bord

glosse. — 10. Partie terminale de ce nerf. — 11. Sa branche descendante. — 12. Branche descendante interne du plexus cervical, s'a-
nastomosant avec la précédente et formant avec celle-ci un petit
plexus qui recouvre l'artère et la veine. — 13. Plexus formé par ces
deux branches. — 14. Tronc de l'artère carotide externe. — 15. Artère et veine thyroïdiennes supérieures. — 16. Artère linguale et
faciale naissant par un tronc commun. — 17. Artère et veine faciales.
— 18. Artère occipitale. — 19. Plexus formé par les anastomoses
des branches antérieures des quatre premières paires de nerfs cervicaux. — 20. Nerf laryngé supérieur. (Figure tirée de l'Atlas de
MM. Hirschfeld et Léveillé.)

interne duquel est située l'artère. On dégage avec la
sonde cannelée le bord interne de ce muscle qu'on repousse en dehors et qu'on fait maintenir par un aide avec
un crochet mousse. Pour le relâcher et rendre plus facile la recherche de l'artère, on ramène alors la tête du
patient sur la ligne médiane. Il ne reste plus à diviser,
pour mettre à nu l'artère, que le feuillet postérieur de la
gaîne du muscle qui concourt à la formation de la gaîne
des vaisseaux. On saisit ce feuillet aponévrotique avec
des pinces, et à la base du pli ainsi formé on le déchire
avec la sonde cannelée, ou, s'il est trop résistant, on fait,
en dédolant, avec le bistouri, une ouverture par laquelle
on introduit la sonde cannelée pour diviser la gaîne au-
dessus et au-dessous. Cette gaîne une fois ouverte, on
aperçoit d'abord la veine jugulaire interne située en dehors et un peu en avant de l'artère qu'elle recouvre surtout pendant l'expiration. Avec la sonde cannelée, on
isole l'artère de la veine qu'on écarte ensuite en dehors
avec l'index gauche, puis on dénude l'artère en arrière et
en dedans et on la charge sur la sonde cannelée de dehors en dedans, en évitant avec soin le nerf pneumogastrique situé à la partie postérieure.

Ligature de l'artère carotide externe.

Ce procédé ne diffère guère du précédent que par la
hauteur de l'incision. Celle-ci, mesurant 6 centimètres,
commencera derrière l'angle de la mâchoire et sera pratiquée sur le bord interne du muscle sterno-mastoïdien.
Dans la section du muscle peaucier, on évitera de blesser
la veine jugulaire externe qu'on ferait écarter en dehors
si elle se présentait devant l'instrument. Après avoir
isolé le bord interne du sterno-mastoïdien et repoussé
ce muscle en dehors, on divisera avec précaution, soit

avec la sonde cannelée, soit avec le bistouri, le feuillet profond de sa gaîne ; on apercevra alors le confluent des veines faciale et linguale, dont on devra éviter la blessure pour ne pas être inondé de sang, et on écartera ces veines en bas et en avant. Quelquefois elles sont recouvertes par des ganglions lymphatiques qui leur adhèrent intimement et dont la dissection pourrait par suite être suivie de la blessure de ces vaisseaux ; on se bornera donc à écarter ces ganglions, et s'ils sont trop volumineux on les incisera directement.

Si on ne distinguait pas les carotides interne et externe dans la plaie, on porterait le doigt dans celle-ci pour reconnaître la ligne des apophyses transverses des vertèbres cervicales, en dedans desquelles elles sont situées, ou encore l'extrémité de la grande corne de l'os hyoïde qui est en rapport immédiat avec la carotide externe. Ainsi fixé sur la situation des vaisseaux, avec la pince et la sonde cannelée, on déchire alors le tissu cellulaire qui les entoure.

La carotide externe sera distinguée de la carotide interne aux caractères suivants : à son origine, elle est située plus profondément que la carotide interne ; elle fournit des branches collatérales, tandis que la carotide interne n'en donne pas, de plus, lorsqu'on la comprime, on suspend les battements de l'artère temporale du côté correspondant. Enfin un signe distinctif, tout aussi sûr et d'une constatation non moins facile, est celui indiqué par F. Guyon, et basé sur les rapports de la carotide externe avec l'anse du nerf grand hypoglosse. Cette anse nerveuse passe au-devant des vaisseaux carotidiens, mais tandis que sa portion descendante suit une direction oblique par rapport à la carotide interne, sa portion transverse croise perpendiculairement la carotide externe. Lors donc qu'on ren-

9.

contrera à la partie supérieure de la plaie un cordon nerveux croisant perpendiculairement le vaisseau mis à nu, on pourra être certain qu'il s'agit de la carotide externe ; si au contraire le nerf descend obliquement au-devant de l'artère, c'est que celle-ci est l'artère carotide interne et en cherchant plus bas et en dedans, suivant la direction du nerf, rien ne sera plus facile que de découvrir alors la carotide externe. Quand l'anse du grand hypoglosse n'est pas visible dans la plaie, il suffit, pour la découvrir, de dénuder le vaisseau de bas en haut.

La ligature devra être placée non pas immédiatement au-dessus de la bifurcation de la carotide primitive, mais à une distance qui ne sera pas moindre d'un centimètre. Si, comme il arrive assez souvent, l'artère thyroïdienne supérieure (première collatérale fournie par la carotide externe à partir de son origine) naît sur un point trop rapproché de celui sur lequel on place la ligature, il sera prudent de lier également cette artère, on se mettra ainsi plus sûrement à l'abri d'une hémorrhagie consécutive.

Les recherches de F. Guyon ont montré que le plus souvent le tronc de la carotide externe présentait, depuis son origine jusqu'à la naissance de la linguale, une longueur de 2 centimètres, distance bien suffisante pour la formation d'un caillot résistant. On néglige dans cette mensuration l'artère thyroïdienne supérieure qu'on lie simultanément avec la carotide externe, si son origine est trop rapprochée de la ligature.

Exceptionnellement les branches collatérales de la carotide externe naissent sur un point si rapproché qu'il n'y a pas à proprement parler de tronc. En présence d'une pareille disposition on placerait la ligature sur l'artère carotide primitive.

Blessures de l'artère vertébrale. Les plaies de la partie

supérieure et latérale du cou peuvent s'accompagner
d'hémorrhagies artérielles fournies par l'artère vertébrale. Au niveau de l'atlas, cette artère abandonne le
canal ostéo-musculaire, que lui forment les apophyses
transverses et les muscles inter-transversaires, pour venir décrire une double courbure autour de l'atlas avant
de pénétrer dans le crâne par le trou occipital. Malgré la
profondeur à laquelle est située cette artère, un instrument pénétrant au-dessous de l'apophyse mastoïde ou
dans la région carotidienne a pu l'intéresser. Une hémorrhagie artérielle succédant à une plaie de cette région étant donnée, il faudra déterminer quelle est l'artère qui l'a fournie. Est-ce l'artère vertébrale? Est-ce
l'artère occipitale? La situation de la plaie ne peut
fournir aucun renseignement utile et c'est seulement
par la compression des troncs d'origine de ces artères
qu'on pourra établir le diagnostic.

Lorsqu'on comprime l'artère carotide primitive sur la
colonne vertébrale, au-dessous du tubercule carotidien,
la compression s'exerce simultanément sur l'artère vertébrale. Au-dessus du tubercule carotidien, la vertébrale, ayant pénétré dans le canal des apophyses trans
verses, échappe à la compression qui s'exerce seulement
sur la carotide primitive. Ainsi donc compression simultanée des deux vaisseaux au-dessous du tubercule carotidien, compression isolée de la carotide primitive au-
dessus de ce tubercule.

La compression au-dessous du tubercule carotidien
s'exerçant à la fois sur la carotide et la vertébrale suspendra par conséquent toujours l'hémorrhagie, qu'elle
soit fournie par l'occipitale ou la vertébrale. Si maintenant on comprime au-dessus du tubercule carotidien,
l'écoulement sanguin cessera seulement dans le cas où
il sera fourni par une branche de la carotide, et conti-

nuera au contraire s'il est dû à la blessure de l'artère vertébrale.

Nous ajouterons toutefois que dans la pratique les

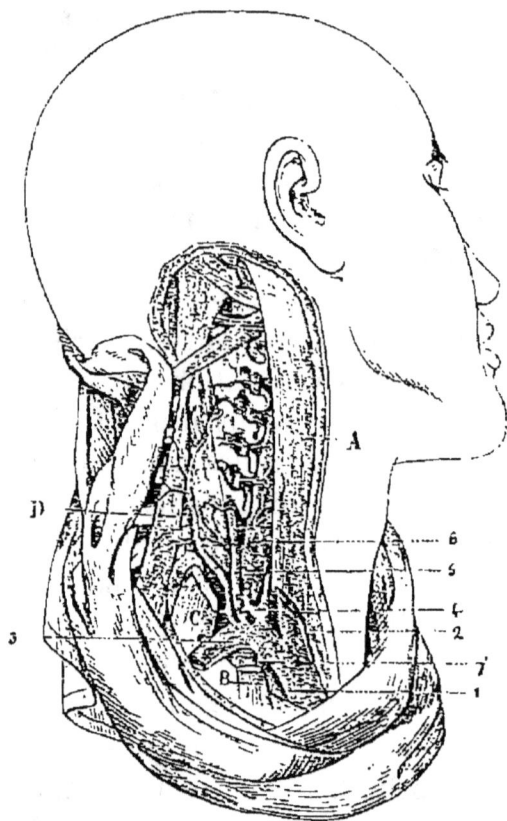

Fig. 27. — Artère vertébrale.

1. Tronc brachio-céphalique. — 2. Carotide primitive, disparaissant sous le muscle sterno-mastoïdien. — 3. Sous-clavière. — 4. Thyroïdienne inférieure naissant par un tronc qui lui est commun avec la scapulaire supérieure et la cervicale transverse. — 5. Vertébrale cheminant à travers les trous que lui présentent les apophyses transverses des vertèbres cervicales, et se contournant supérieurement autour des masses articulaires de l'atlas. — 6. Cervicale profonde se ramifiant sur le transversaire épineux. — 7. Origine de la mammaire interne. — A. Muscle sterno-mastoïdien. — B. Attache du scalène antérieur. — C. Insertion du scalène postérieur. — D. Portion cervicale du transversaire épineux.

choses peuvent n'être pas toujours aussi simples. D'abord parce que l'artère vertébrale peut pénétrer dans le canal des apophyses transverses au-dessus du tubercule carotidien, ce qui a lieu assez souvent et ensuite parce que, malgré la compression du tronc, l'hémorrhagie peut continuer, le sang étant ramené dans la plaie par les collatérales. La compression de l'occipitale sur le crâne entre la blessure et les capillaires, pourra alors fournir des renseignements utiles qui compléteront le diagnostic.

L'hémorrhagie ayant été reconnue fournie par l'artère vertébrale, quelle devra être la conduite du chirurgien? Il ne saurait être question de la ligature des deux bouts de l'artère dans la plaie, restent alors la compression directe et la ligature à distance de l'artère vertébrale si le premier moyen vient à échouer et que l'hémorrhagie par sa ténacité et son abondance menace les jours du blessé.

La *ligature de l'artère vertébrale* sera pratiquée avant son entrée dans le canal des apophyses transverses au-dessous du tubercule carotidien. A ce niveau, cette artère est située en avant de la colonne vertébrale, entre les muscles scalène antérieur et long du cou, immédiatement en arrière de la carotide primitive dont elle suit la direction.

Plusieurs procédés ont été proposés pour découvrir cette artère, aussi a-t-on pu dire avec raison qu'il existe plus de procédés que d'observations de cette ligature. On a conseillé d'aller à la recherche de l'artère vertébrale : 1° en dedans du bord interne du muscle sterno-mastoïdien, comme pour la ligature de la carotide primitive ; 2° en dehors du bord externe de ce muscle ; 3° enfin en pénétrant entre ses deux faisceaux sternal et claviculaire. Nous décrirons seulement le premier procédé auquel nous donnons la préférence.

Après avoir mis à nu le bord interne du sterno-mastoïdien et l'artère carotide primitive, comme il a été dit plus haut, on refoule le muscle et l'artère en dehors sans ouvrir la gaîne des vaisseaux, puis on porte le doigt dans la plaie pour reconnaître le tubercule carotidien ; au-dessous de lui, on rencontrera, dans l'intervalle des muscles scalène antérieur et long du cou, l'artère vertébrale qu'il sera possible d'isoler et de charger sur l'aiguille de Cooper.

Plaies situées au-dessous du bord supérieur du cartilage thyroïde.—Les artères de la région sterno-mastoïdienne, au-dessous du bord supérieur du cartilage thyroïde, sont la carotide primitive, la vertébrale, la thyroïdienne inférieure, la sous-clavière et à droite le tronc brachiocéphalique qui, chez quelques sujets, dépasse le bord supérieur de la clavicule.

Nous ne parlerons pas des blessures de la vertébrale et de la thyroïdienne inférieure, ces artères, situées en arrière de la carotide primitive, ne peuvent être ouvertes sans que la carotide primitive ait été elle-même intéressée par l'instrument vulnérant et la lésion simultanée de ces artères sera suivie nécessairement d'une hémorrhagie rapidement mortelle.

La division même isolée de la carotide primitive détermine en effet une hémorrhagie si abondante qu'elle ne laisse que bien rarement à l'art le temps d'intervenir. Cependant la compression exercée directement sur la plaie, la destruction du parallélisme entre la plaie artérielle et celle des téguments, la rétraction des deux bouts de l'artère lorsque celle-ci a été complétement divisée ou encore la syncope peuvent amener la suspension de l'écoulement sanguin et donner ainsi au chirurgien le temps de se rendre près du blessé.

La situation de la plaie, l'abondance de l'hémorrha-

gie, ne peuvent guère laisser de doutes sur l'artère qui
a été divisée. L'exploration de l'artère carotide primitive
au-dessus de la plaie ou de l'une de ses branches terminales viendra en outre fournir les renseignements
nécessaires pour trancher cette question si elle était
douteuse. En cas de blessure de la carotide primitive
les battements seront suspendus dans cette artère au-
dessus de la plaie ou dans ses branches terminales.

A moins que la carotide primitive n'ait été intéressée
par un instrument vulnérant d'un très-petit volume, on
ne peut guère espérer que cette suspension de l'écoulement sanguin sera définitive. Cependant, quoique la
blessure soit produite par un instrument tranchant, si
la plaie était située sur la carotide très-près de son origine et que la compression directe eut réussi à arrêter
l'hémorrhagie, nous croyons qu'il serait préférable de
respecter ce moyen hémostatique plutôt que de l'enlever pour lui substituer la ligature. Lorsqu'en effet on
aura débarrassé la plaie des caillots, il pourra survenir
pendant qu'on recherchera les bouts de l'artère, une
hémorrhagie dont il ne sera pas toujours possible de se
rendre maître et qui pourra être promptement mortelle.
Si au contraire la plaie de l'artère est plus rapprochée
de sa bifurcation, on peut alors comprimer le bout cardiaque du vaisseau et se mettre ainsi en garde contre
une surprise hémorrhagique. Dans ces conditions, on
pourra donc et même on devra lier les deux bouts de
l'artère. Cette opération exigera encore sinon une très-
grande habileté, du moins beaucoup de sang-froid.

Le débridement sera fait suivant les règles que nous
avons indiquées précédemment. On commencera par
lier le bout cardiaque du vaisseau et, si, pendant cette
première partie de l'opération, l'écoulement sanguin
continuait par le bout périphérique, on le ferait com-

primer directement dans la plaie par le doigt d'un aide.

En cas de blessure de l'artère sous-clavière en dedans des scalènes ou du tronc brachio-céphalique, la
conduite du chirurgien devrait être la même que pour
les blessures de la carotide primitive près de son origine : respecter la compression directe qui aura suspendu l'hémorrhagie.

Région sus-claviculaire.

Dans cette région, limitée en bas par la clavicule, en
avant par le bord externe du muscle sterno-mastoïdien,
en arrière par le bord antérieur du trapèze, se trouvent
l'artère sous-clavière et ses deux branches collatérales
destinées aux muscles de l'omoplate, les artères scapulaires supérieure et postérieure.

Les blessures de l'artère sous-clavière sont bien
rares par suite de la présence de la clavicule qui la protége en avant. Si cependant cette artère avait été ouverte et que l'hémorrhagie, ayant succédé à cette blessure, se fût arrêtée sous l'influence d'une compression
directe exercée par les assistants, le mieux serait encore
de ne pas chercher à substituer la ligature des deux
bouts de l'artère à ce moyen hémostatique. A ce niveau,
la ligature de l'artère ne présente pas la même gravité
que dans l'intervalle ou qu'en dedans des scalènes, mais
la recherche de l'artère dans la plaie peut provoquer
le retour de l'hémorrhagie sans qu'il soit possible de
s'en rendre maître. On pourra seulement entreprendre
cette opération si la plaie siége au voisinage de la
clavicule, car alors il est possible de comprimer le
bout cardiaque du vaisseau sur la première côte et de
mettre ainsi un terme à l'écoulement sanguin. Cette
recherche et les débridements qu'elle nécessite seront

pratiqués suivant les règles que nous avons exposées pour la ligature de l'artère sous-clavière en dehors des scalènes (voir p. 70).

Des deux collatérales de la sous-clavière qui traversent la région sus-claviculaire, l'une la scapulaire supérieure, qui longe la clavicule, échappera, grâce à sa situation, à l'action des agents vulnérants. La scapulaire postérieure dirigée transversalement au-dessus de la sous-clavière, pourra au contraire être intéressée. On reconnaîtra sa blessure à la situation de la plaie, à l'abondance de l'hémorrhagie, moindre que si la sous-clavière était ouverte, et enfin à l'exploration de l'artère axillaire dont les battements seront aussi forts que du côté opposé ce qui n'aurait pas lieu en cas de blessure de l'artère sous-clavière. Si l'hémorrhagie consécutive à la blessure de la scapulaire postérieure est suspendue par la compression directe, on pourra temporiser, mais si elle venait à se reproduire, il faudrait alors faire les débridements nécessaires pour lier les deux bouts de l'artère dans la plaie. Ces débridements seront pratiqués parallèlement à la clavicule et à deux travers de doigt au-dessus du bord supérieur de cet os. Par suite des anastomoses qui existent entre la scapulaire postérieure et les artères scapulaires supérieure et inférieure, on devra lier non-seulement le bout cardiaque du vaisseau, mais aussi son bout périphérique par lequel le sang pourrait être versé de nouveau à la surface de la plaie.

TROISIÈME SECTION

HÉMORRHAGIES VEINEUSES

Les hémorrhagies fournies par les grosses veines du cou, du bras et de l'aisselle, de la cuisse et du creux poplité peuvent seules nécessiter une intervention chirurgicale.

Les gros troncs veineux, contenus dans les cavités splanchniques, sont inaccessibles au chirurgien. Il devra donc se borner, en cas de blessure de ces vaisseaux, à favoriser la coagulation du sang en fermant par la suture la plaie extérieure et en la recouvrant d'applications froides. Si la section de la veine est complète ou presque complète, la mort aura lieu quoi qu'on fasse, si au contraire la plaie de la veine est étroite, le sang en se coagulant pourra l'oblitérer et mettre ainsi un terme à l'hémorrhagie.

Les petites veines fournissent des hémorrhagies rarement abondantes et s'arrêtant le plus souvent d'elles-mêmes, pourvu qu'il n'existe pas au-dessus de la plaie d'obstacle à la circulation en retour. Si cependant la cessation de l'hémorrhagie n'avait pas lieu spontanément, il suffirait alors de placer le membre dans une attitude telle que les bords de la plaie se trouvent au contact et d'exercer, au niveau de la blessure, une compression légère.

La blessure des grosses veines des membres et du cou réclame une intervention active et prompte, car elle s'accompagne, si la plaie de la veine est large, d'une hémorrhagie si abondante qu'elle peut entraîner la mort. Comme pour les hémorrhagies artérielles, la *ligature des deux bouts du vaisseau dans la plaie* est le seul moyen hémostatique qui, d'une façon certaine, arrête l'hémorrhagie et en prévienne le retour. La compression directe n'est qu'un moyen d'hémostase essentiellement provisoire et destiné seulement à suspendre ou modérer l'écoulement sanguin pendant quelques instants, tandis qu'on se met en demeure de pratiquer la ligature des deux bouts du vaisseau. La compression indirecte, exercée au-dessous de la blessure, entre celle-ci et l'extrémité du membre, est également un moyen hémostatique provisoire auquel on a recours, lorsque le précédent est insuffisant, et qui rend surtout des services comme moyen adjuvant en permettant de suspendre le cours du sang dans la blessure pendant la recherche des deux bouts du vaisseau. Cette compression indirecte sera exercée sur les membres à l'aide d'un garrot appliqué au-dessous de la plaie. Au cou, un aide comprimera avec les doigts sur le trajet de la veine au-dessus et au-dessous de la blessure : au-dessus pour suspendre l'hémorrhagie, au-dessous pour s'opposer à la pénétration de l'air dans la veine divisée.

La recherche et la ligature dans la plaie des deux bouts d'une veine divisée se feront de la même manière que s'il s'agissait d'une artère. Si la plaie des téguments est trop étroite et ne permet pas de découvrir les extrémités de la veine, cette plaie sera agrandie en haut et en bas suivant la direction du vaisseau.

Comme pour les artères, on liera les deux bouts de la veine et on ne se bornera pas à lier seulement le bout périphérique. Par suite de la présence des valvules dans le bout cardiaque, l'écoulement sanguin pourrait être arrêté définitivement par la ligature isolée du bout périphérique, mais toutes les veines ne sont pas pourvues de valvules et en outre il peut se faire, lorsqu'elles existent, qu'une collatérale vienne s'aboucher dans le bout supérieur entre son orifice et la première valvule située au-dessus; dans ces conditions, l'hémorrhagie pourrait donc se reproduire, sinon immédiatement, du moins dans les jours qui suivront la blessure, par suite du développement de la circulation collatérale.

Le reflux du sang, qui a lieu dans les veines du cou pendant l'expiration, commande en outre plus spécialement de faire la ligature du bout cardiaque dans les blessures des veines de cette région.

Si la veine a été incomplétement divisée, on portera une ligature au-dessus et au-dessous de la blessure et, entre les deux ligatures, on achèvera la section du vaisseau. Nous repoussons la *ligature latérale*, à laquelle on attribue l'avantage de ne pas produire l'obstruction de la veine. Cette ligature est trop souvent suivie d'hémorrhagie, lors de la chute du fil, pour être conservée dans la pratique.

Si toutes les tentatives pour pratiquer la ligature des deux bouts de la veine dans la plaie restaient sans résultat, le mieux serait alors d'imiter la conduite d'Ollier qui, dans un cas de plaie de la veine fémorale, a pratiqué, avec succès, la *suture de la plaie des téguments*. Le sang en se coagulant comprime les orifices du vaisseau qui peuvent s'oblitérer d'une manière définitive. Mais ce procédé, très-séduisant par sa simplicité et la facilité de son exécution, ne doit être mis en pratique qu'autant que la ligature des deux bouts de la veine est impossible, car il met moins sûrement à l'abri du retour de l'hémorrhagie et détermine dans le tissu cellulaire une infiltration sanguine qui peut être la source de nouveaux accidents.

Nous mentionnerons, seulement, un procédé d'hémostase veineuse, conseillé par Gensoul et justement abandonné; la ligature de l'artère principale du membre pour arrêter l'hémorrhagie veineuse du tronc satellite.

S'il existait simultanément une plaie de l'artère et de la veine satellite, on suivrait le conseil que nous avons donné pour les plaies isolées des artères et des veines, c'est-à-dire qu'on pratiquerait la ligature des quatre bouts des vaisseaux dans la plaie.

CHAPITRE DEUXIÈME

DES OPÉRATIONS NÉCESSITÉES PAR LA SUFFOCATION

———

Aucune indication opératoire n'est plus urgente que la suffocation. Plus encore peut être que les hémorrhagies, elle réclame une intervention chirurgicale immédiate. Dès que l'existence est menacée, et que les moyens médicaux sont reconnus impuissants, si une opération est possible, il faut la pratiquer sans retard. N'opérer qu'à la dernière extrémité est une mauvaise pratique. En temporisant, outre qu'on expose le malade à être emporté d'un instant à l'autre par un accès foudroyant, on le laisse s'affaiblir, l'hématose ne se faisant plus que d'une façon incomplète et on diminue ainsi ses chances de guérison ; opérer de bonne heure est au contraire une condition de succès.

La suffocation reconnaît des causes nombreuses qui toutes ne sont pas justiciables de la chirurgie. Une opération n'est praticable que dans deux circonstances, lorsque la suffocation est causée ou *par un obstacle au passage de l'air siégeant à la partie supérieure des voies aériennes*, ou *par un épanchement excessif de la plèvre*.

Nous nous occuperons d'abord des opérations nécessitées par la présence d'un obstacle à la pénétration de l'air dans la poitrine.

A. SUFFOCATION PAR OBSTACLES A LA PÉNÉTRATION
DE L'AIR DANS LA POITRINE.

L'anxiété du visage, les efforts énergiques que fait le patient pour introduire aussi vite et aussi largement que possible l'air dans sa poitrine, un sifflement caractéristique de l'étroitesse des voies aériennes, la dépression de l'épigastre sous l'influence de la pression extérieure, (la colonne d'air inspiré étant insuffisante pour combler le vide des voies respiratoires), la coloration bleue des lèvres, la congestion de la face qui devient ensuite pâle, froide et se couvre de sueur, tels sont les signes que présente le malade en proie à la suffocation due à un obstacle à la pénétration de l'air dans la poitrine.

Tantôt la suffocation a une marche lente et graduellement croissante, tantôt au contraire elle présente d'emblée une extrême intensité et peut être foudroyante, enfin d'autres fois c'est dans le cours d'une suffocation à marche lente que survient brusquement un accès rapidement mortel. La possibilité d'un pareil dénouement exige une surveillance attentive en même temps qu'elle doit faire repousser toute temporisation lorsque l'opération reste la seule ressource.

Il faut alors rétablir, sans retard, le passage de l'air. Pour cela deux moyens se présentent : supprimer l'obstacle ou créer au-dessous de lui une voie artificielle pour la pénétration de l'air dans la poitrine.

Lorsqu'on pourra attaquer directement l'obstacle et le faire disparaître, il est évident que c'est à ce mode de traitement qu'on devra donner la préférence. Mais on ne peut pas toujours y avoir recours, d'abord parce qu'il exige un diagnostic précis qu'il n'est pas

toujours facile et même possible d'établir et en outre
parce qu'en présence d'un malade en proie à une suffocation qui peut d'un instant à l'autre entraîner la
mort, on doit choisir le moyen qui peut le plus rapidement rétablir et assurer la respiration.

Lorsqu'on renonce à attaquer directement l'obstacle
et qu'on se borne à faire la chirurgie du symptôme,
c'est entre l'obstacle et le poumon qu'on doit pratiquer
une voie artificielle pour le passage de l'air. Il est donc
nécessaire d'être fixé sinon sur la nature, du moins sur
le siége de cet obstacle. Mais ce point de diagnostic
peut rester douteux, on est alors exposé à ouvrir les
voies aériennes au-dessus de l'obstacle. La crainte de
pratiquer une opération inutile ne doit pas, dans les cas
incertains, arrêter le chirurgien. Cette erreur, en effet,
ne saurait être préjudiciable au malade ; une opération
n'ajoutera rien à la gravité de sa situation et mieux
vaut s'exposer à trachéotomiser inutilement plusieurs
agonisants que d'en laisser périr un seul qu'eût pu sauver l'opération. Dans le doute il faut agir : *Melius an-
ceps remedium quam nullum.*

Nous avons réuni, dans le tableau suivant, les différentes causes de suffocation dues à la présence, à la
partie supérieure des voies aériennes, d'un obstacle à la
pénétration de l'air dans les poumons. Nous les passe-
rons successivement en revue et signalerons pour chacune d'elles les indications opératoires qu'elle comporte.

Suffocation par obstacles à la pénétration de l'air dans la poitrine,
situés à la partie supérieure des voies aériennes.

I. Siégeant dans les voies respiratoires :
  1° Corps étrangers des voies aériennes ;
                           (Plaies du larynx.
  2° Lésions traumatiques.... { Fractures   —
                           (Brûlures   —

3° Affections organiques.. . { Inflammations et ulcérations du larynx.
Œdème de la glotte.
Croup.
Polypes et tumeurs du larynx.
Rétrécissements du larynx et de la trachée.
Spasme de la glotte.

II. Siégeant en dehors des voies respiratoires :
1° Corps étrangers du pharynx et de l'œsophage ;

2° Affections organiques.... { Glossite.
Amygdalite.
Abcès rétro-pharyngien.
Phlegmon du cou.
Goître.
Tumeurs du cou.
Anévrysme de l'aorte.

I. — SUFFOCATION PAR OBSTACLES A LA PÉNÉTRATION DE L'AIR DANS LA POITRINE SIÉGEANT DANS LES VOIES RESPIRATOIRES.

A. Corps étrangers des voies aériennes. — *Tout individu, qui a un corps étranger dans les voies aériennes, est en danger de mort.* — D'un instant à l'autre, par suite de l'interposition du corps étranger entre les lèvres de la glotte, il peut survenir un accès de suffocation foudroyant.

Le diagnostic d'un corps étranger des voies aériennes est établi par les renseignements, l'accès de suffocation initial, qui s'est produit au moment du passage du corps étranger à travers le larynx, les accès de suffocation se reproduisant à des intervalles plus ou moins éloignés et provoqués par le contact du corps étranger avec le larynx, vers lequel il est entraîné pendant l'expiration, enfin le bruit de grelot ou de soupape dans la trachée.

Si le corps étranger, au lieu d'être libre, est fixé et engagé dans une bronche, il n'y a pas alors de suffocation, il existe seulement une douleur fixe au niveau de

10

la bronche obstruée, une diminution ou une absence du murmure vésiculaire du côté correspondant de la poitrine, avec persistance de la sonorité thoracique. Dans ce cas, les dangers peuvent paraître moindres, mais il ne faut pas perdre de vue que, d'un moment à l'autre, par suite d'un mouvement, d'un effort ou d'un accès de toux, le corps étranger peut abandonner la bronche, dans laquelle il était engagé, redevenir libre dans la tra- chée et produire la suffocation.

On conseille, pour éclairer le diagnostic dans les cas douteux, de provoquer l'accès de suffocation en remuant ou en faisant tousser le malade, etc. Ce moyen de diagnostic n'est pas sans danger. L'accès de suffoca- tion, qu'on cherche à provoquer, peut être mortel et il serait imprudent de le faire sans être prêt à ouvrir im- médiatement la trachée.

La présence d'un corps étranger dans les voies aérien- nes pouvant, d'un instant à l'autre, provoquer une asphyxie foudroyante, *le chirurgien doit, séance tenante, pratiquer la trachéotomie.* Cette règle ne souffre au- cune exception, que le corps étranger soit libre ou fixé dans une bronche, que les accès de suffocation soient rares ou très-rapprochés et que la pénétration du corps étranger dans les voies aériennes soit récente ou ancienne ; seules des lésions graves du poumon pour- raient fournir une contre-indication absolue. Par cette opération, on assure la respiration, en même temps qu'on ouvre une voie pour l'expulsion du corps étranger.

La temporisation pourrait cependant être permise, sans être toutefois de longue durée, si on avait la cer- titude que le corps étranger est d'un assez petit volume pour être expulsé par les voies naturelles ou qu'il est composé de substance capable de se dissoudre ou de se désagréger. Mais, en pareil cas, le *chirurgien devra ne pas abandonner le malade, et se tenir prêt, en cas de suffocation, à pratiquer immédiatement la trachéotomie.*

Nous ferons connaître plus loin, les règles de cette opération (voir p. 178).

La trachée une fois ouverte, les bords de son ouverture seront maintenus écartés avec une pince dilatatrice; souvent alors le corps étranger sera immédiatement chassé à l'extérieur pendant l'expiration. S'il n'était pas expulsé spontanément, les bords de l'ouverture trachéale étant toujours maintenus écartés, on placerait le malade dans la position horizontale, la tête renversée, et on exercerait une percussion sur le thorax, ou encore on provoquerait la toux en introduisant dans la trachée un corps mousse tel qu'un stylet. Enfin on pourrait, avec un petit crochet mousse, introduit dans la trachée, chercher à dégager le corps étranger de la bronche dans laquelle il est fixé. Si ces manœuvres, répétées à plusieurs reprises, restaient sans résultat, le chirurgien devrait ne pas quitter le malade et surveiller attentivement le début des accès de suffocation pour, à ce moment, plonger la pince dilatatrice dans la plaie trachéale et l'ouvrir largement. Par cette manœuvre, on assure le passage de l'air et on prévient l'asphyxie, en même temps qu'on ouvre une issue au corps étranger, qui, se trouvant, en ce moment, au voisinage du arynx, peut être chassé au dehors à travers la plaie par la colonne d'air expiré.

Après son expulsion, la plaie sera ou abandonnée à elle-même ou réunie avec des bandelettes agglutinatives et recouverte d'un pansement simple ; mais on se gardera d'appliquer directement à sa surface de la charpie qui pourrait être entraînée dans la trachée pendant l'inspiration.

B. **Plaies du larynx et de la trachée.** — Ces plaies peuvent s'accompagner de suffocation par suite de *l'écoulement du sang dans la trachée,* de *l'infiltration de l'air dans le tissu sous-muqueux,* de *l'oblitération des voies aériennes* par des lambeaux incomplétement détachés, ou enfin du *gonflement inflammatoire* qui survient dans les jours qui suivent la blessure.

L'écoulement de sang dans la trachée et l'emphysème ne peuvent se produire que lorsque la plaie a été réunie ou qu'elle est trop étroite et s'oppose ainsi à l'écoulement du sang et à la libre issue de l'air à l'extérieur. De là cette règle, de ne pas réunir, par la suture ou les agglutinatifs, les plaies des voies aériennes, d'en rapprocher seulement les bords en maintenant la tête fléchie, de débrider les plaies étroites lorsque les accidents signalés plus haut viennent à se produire, et, en cas d'hémorrhagie, de faire avec soin la ligature des vaisseaux divisés. Si des lambeaux incomplétement détachés produisaient la suffocation, en jouant le rôle d'obturateur, on essaierait de les fixer par la suture et, si cela était impossible, la plaie serait agrandie et une canule introduite dans la trachée assurerait la respiration.

Le débridement de la plaie sera fait avec un bistouri boutonné verticalement et sur la ligne médiane. C'est suivant la même direction qu'on incisera un ou deux anneaux de la trachée, si l'ouverture de celle-ci est trop étroite pour permettre l'introduction de la canule (pour ce qui concerne l'introduction, le maintien de la canule et les soins consécutifs, voir plus loin p. 178).

C'est également cette conduite (débridement et canule à demeure) qu'on devrait suivre si, dans les jours qui succèdent à la blessure, le gonflement inflammatoire produisait la suffocation.

C. **Fractures du larynx.** — Les fractures du larynx, qui ne déterminent quelquefois aucun accident et ne réclament alors d'autre traitement que le silence et le repos, peuvent aussi s'accompagner de suffocation et entraîner la mort. En pareil cas, le chirurgien doit intervenir dès que la respiration lui paraît gênée, car un accès de suffocation peut, d'un instant à l'autre, ainsi qu'il en existe des exemples, emporter le malade. Il faut alors pratiquer la trachéotomie et placer une canule à demeure.

D. **Brûlures du larynx.** — Ces brûlures sont produites soit par l'aspiration d'un liquide bouillant, soit par la respiration d'un air surchauffé, entraînant avec lui des molécules de charbon en ignition, ainsi que cela a lieu dans les incendies, soit enfin par l'ingestion d'un liquide caustique.

Au moment même de l'accident, le blessé éprouve une douleur violente et la respiration devient anxieuse et saccadée; puis ces symptômes disparaissent. Mais le calme, qui leur succède, n'est que de courte durée; bientôt la respiration devient de nouveau difficile, la voix et la toux sont croupales et des accès de suffocation surviennent de plus en plus rapprochés et de plus en plus menaçants. A cette période, la *trachéotomie est la seule ressource;* il faut la pratiquer sans retard. Malheureusement les lésions sont rarement limitées à la partie supérieure des voies aériennes ; aussi les résultats de cette opération sont-ils peu satisfaisants. Néanmoins, malgré ces circonstances défavorables, le chirurgien ne devra pas hésiter à entreprendre l'opération, seule chance de salut.

E. **Inflammations et ulcérations du larynx.** — **Œdème de la glotte.** — Les inflammations superficielles ou profondes du larynx peuvent s'accompagner de suf-

10.

focation assez prononcée pour nécessiter la trachéotomie.

La suffocation, dans les inflammations superficielles
du larynx, est produite par le spasme du larynx, c'est
ce qui a lieu dans la *laryngite striduleuse.* Ordinairement
dans cette affection, la suffocation cède aux moyens médicaux (vomitifs et applications chaudes sur le cou) ; cependant, dans certains cas, exceptionnels il est vrai,
la suffocation, loin de céder, augmente et, en présence
d'une asphyxie imminente, la trachéotomie devient une
nécessité et un devoir.

L'*Œdème de la glotte* est la cause la plus fréquente
de la suffocation qui survient dans le cours des affections inflammatoires ou ulcéreuses du larynx. A la gêne
de la respiration qui existe d'abord, succèdent des accès
de suffocation, se répétant à des intervalles variables,
quelquefois très-rapprochés, puis l'asphyxie fait des
progrès croissants et la mort arrive si le chirurgien
n'intervient pas pour créer une voie artificielle au passage de l'air.

La cause de l'œdème de la glotte ne modifie en rien
la conduite du chirurgien. *Dès que la suffocation menace
l'existence, il faut pratiquer la trachéotomie.* Les chances
de guérison varient suivant la cause de l'œdème de la
glotte, mais l'indication opératoire reste la même. C'est
ainsi que si l'œdème de la glotte succède à une inflammation franche et aiguë du larynx, la guérison sera
la règle, tandis que dans les altérations du larynx consécutives, à la fièvre typhoïde, dans la *laryngite nécrosique*, la guérison sera l'exception. La nature de l'ulcération qui a déterminé l'œdème de la glotte ne constitue
pas non plus une contre-indication opératoire, car si
on ne guérit pas le malade, du moins on l'empêche de
mourir sur-le-champ et on prolonge son existence.

Ce qui précède est surtout vrai pour la *phthisie laryn-gée*. L'œdème de la glotte, qui survient dans le cours de cette affection, ne se montre pas ordinairement ne effet à sa période ultime. Il apparaît le plus souvent à l'époque de la maladie où les ulcérations commencent seulement à atteindre la muqueuse du larynx. La tra-chéotomie peut, en pareille circonstance, avoir pour résultat de prolonger l'existence pendant plusieurs mois, un an, ou même davantage.

Lorsque l'œdème de la glotte est déterminé par des *ulcérations syphilitiques du larynx*, la guérison pourra être définitive. La trachéotomie, en assurant la respira-tion, permet d'obtenir, sous l'influence d'un traitement approprié, la guérison des ulcérations, cause de la suf-focation.

Si l'œdème de la glotte survient dans le cours d'une *anasarque*, l'indication est encore la même, il faut faire la trachéotomie.

En résumé, toutes les fois qu'un individu est menacé de périr par suffocation et que celle-ci est due à une affection du larynx, inflammation, ulcération ou œdème, il faut pratiquer la trachéotomie et écarter cette cause de mort, sans tenir compte de la maladie du sujet, à moins toutefois que celle-ci, arrivée à sa période ultime, ne doive entraîner fatalement, et quoiqu'on fasse, la mort, dans un temps très-court, quelques jours par exemple.

F. **Croup.** — *Toutes les fois qu'il y a commencement d'asphyxie, la trachéotomie est indiquée,* excepté lorsque l'enfant présente les signes d'une intoxication profonde, ce qu'on reconnaît à la pâleur cireuse de la face, à la bouffissure, à l'odeur infecte de la gorge, au collapsus général et à la tendance au refroidissement. Dans ce cas, en effet, la lésion laryngienne ne constitue pas le plus grand danger. La mort n'a pas lieu par asphyxie seulement, mais par empoisonnement, par infection générale. Cependant les signes que nous venons d'énumérer ne sont une contre-indication qu'autant qu'ils sont assez prononcés pour ne laisser aucun doute. L'opération n'aggravant guère la situation, on doit, dans les cas douteux, la pratiquer plutôt que d'abandonner l'enfant à une mort certaine.

L'âge n'est pas une contre-indication. Scoutetten a opéré avec succès son enfant âgée de six semaines. Seulement nous ajouterons que plus l'enfant est jeune, plus l'opération est difficile et plus redoutables sont les accidents immédiats.

La diphthérie des bronches et la pneumonie (qu'on peut soupçonner déjà à la fréquence des inspirations qui dépassent 50 par minute) sont des complications fâcheuses qui rendent fort incertain le résultat de l'opération, sans être non plus des contre-indications formelles.

On doit, avons-nous dit, pratiquer la trachéotomie, dès qu'il y a commencement d'asphyxie, afin de ne pas laisser les forces s'épuiser complétement ; cependant *il n'est jamais trop tard pour agir* et l'opération pratiquée *in extremis* a donné des succès inespérés.

G. **Polypes et tumeurs du larynx.** — Pour ne pas sortir du cadre que nous nous sommes tracés, nous ne nous occuperons des polypes du larynx qu'autant qu'ils déterminent l'asphyxie, soit parce qu'ils ont atteint un volume assez considérable pour produire l'occlusion plus ou moins complète des voies respiratoires, soit parce que l'irritation causée par la tumeur sur les lèvres de la glotte donne lieu à des accès spasmodiques. Dans ces cas, l'imminence du danger commande de faire immédiatement la trachéotomie. Il ne saurait en effet être question de l'ablation du polype. Le diagnostic ne pourrait du reste être établi avec précision que par l'examen laryngoscopique et l'agitation dans laquelle se trouve le malade, la dyspnée qu'il éprouve ne permettent pas de pratiquer cet examen.

Ce que nous avons dit des polypes du larynx s'applique également aux tumeurs de diverses natures dont cet organe peut être le siége. Quand ces tumeurs provoquent la suffocation, il y a indication à pratiquer sans retard la trachéotomie.

H. **Rétrécissements du larynx et de la trachée.** — C'est notamment après la cicatrisation des ulcérations syphilitiques que surviennent les rétrécissements du larynx qui, devenant chaque jour plus prononcés, finissent par produire la suffocation. Lorsqu'ils sont arrivés à cette période, il faut pratiquer la trachéotomie.

On reconnaîtra que le rétrécissement siége dans le larynx à l'altération de la voix qui est éteinte, voilée ou rauque, tandis que, dans les rétrécissements de la trachée, les sons laryngiens sont encore possibles.

L'indication de la trachéotomie ne saurait être douteuse lorsque la suffocation est due à un rétrécissement du larynx ; mais en est-il de même lorsque le rétrécissement siége sur la trachée? M. Trélat la propose néanmoins dans l'espoir qu'on pourra franchir et dilater la coarctation trachéale, à l'aide de sondes ou de canules appropriées. Cette opération, qui n'ajoutera rien à la gravité de la situation, pourra être en effet tentée et donner des résultats favorables, surtout lorsque le rétrécissement siégera au voisinage du larynx.

I. **Spasme de la glotte.** — Le spasme de la glotte, qui accompagne l'inflammation superficielle du larynx dans la laryngite striduleuse, peut, exceptionnellement, survenir sans cause connue et même alors être prononcé au point de produire la suffocation et de nécessiter la trachéotomie.

On l'observe également dans le tétanos, l'éclampsie, l'hystérie, ou encore à la suite de l'irritation de la muqueuse laryngienne produite par une cautérisation. Dans tous ces cas, la trachéotomie est indiquée, aussitôt que l'existence est menacée.

TRACHÉOTOMIE.

La trachéotomie est, comme on le voit, la seule opération que peut nécessiter la suffocation, lorsque celle-ci reconnaît pour cause un obstacle à la pénétration de l'air dans la poitrine siégeant à la partie supérieure des voies respiratoires. Pour cette raison, nous allons décrire immédiatement cette opération, avant de passer en revue les indications opératoires fournies par la suffocation, produite par un obstacle au passage de l'air situé en dehors des voies aériennes.

La trachéotomie est généralement peu difficile. Ce serait de l'exagération que de la comparer à la saignée, mais la vérité est qu'elle est très-accessible à tout praticien tant soit peu exercé. Sans doute il y a dans son exécution des moments très-émouvants et très-critiques, mais, avec du sang-froid et de la présence d'esprit, ces difficultés sont très-surmontables.

Considérations anatomiques. — La partie de la trachée, accessible au chirurgien, est comprise entre le bord inférieur du cartilage cricoïde et le bord supérieur du sternum. Le cartilage cricoïde est situé à la même hauteur que le tubercule carotidien (tubercule antérieur de l'apophyse transverse de la sixième vertèbre cervicale); il est facile à reconnaître, à travers la peau, au-dessous de la pomme d'Adam (saillie du cartilage thyroïde), à sa résistance et à sa forme annulaire; on peut encore rechercher le cartilage cricoïde en explorant de bas en haut la surface antérieure de la trachée; le cartilage cricoïde est la première saillie, non dépressible, qu'on rencontre en remontant à partir du sternum. La trachée, formée de cerceaux cartilagineux dans ses deux tiers antérieurs, repose en arrière sur l'œsophage et la colonne vertébrale. Elle est située exactement sur 'la ligne médiane de la région cervicale antérieure et d'autant plus rapprochée des téguments qu'on l'examine plus près du larynx.

Pour la mettre à découvert, il faut diviser successivement : 1° la peau ; 2° le tissu cellulaire sous-cutané dans lequel sont situées, de chaque côté de la ligne médiane, les veines jugulaires antérieures qui, très-rapprochées au niveau de l'os hyoïde, s'écartent de plus en plus inférieurement pour venir s'aboucher dans la veine jugulaire interne du côté correspondant ; 3° les aponévroses cervicales superficielle et moyenne, formant, sur la ligne médiane, un raphé désigné sous le nom de ligne blanche cervicale; de chaque côté de ce raphé, sont situés les muscles sterno-hyoïdiens, formant un angle ouvert en bas, et, au-dessous d'eux, les muscles sterno-thyroïdiens formant un angle ouvert en haut. C'est, dans l'intervalle de ces muscles, qu'il faut pénétrer pour mettre à nu la trachée; 4° un tissu cellulaire lamelleux, très-lâche, dans lequel se trouve le réseau des veines thyroïdiennes inférieures ; les troncs principaux de ce réseau suivent en général une direction sensiblement parallèle à celle de la trachée. Dans cette couche celluleuse, se trouve, exceptionnellement, une petite artère à trajet ascendant et vertical, décrite sous le nom d'artère thyroïdienne de Neubauër.

Derrière cette couche lamelleuse, se trouve la tra-

chée, dont les deux ou trois premiers anneaux sont recouverts par l'isthme du corps thyroïde.

A sa partie inférieure, la trachée est croisée en avant

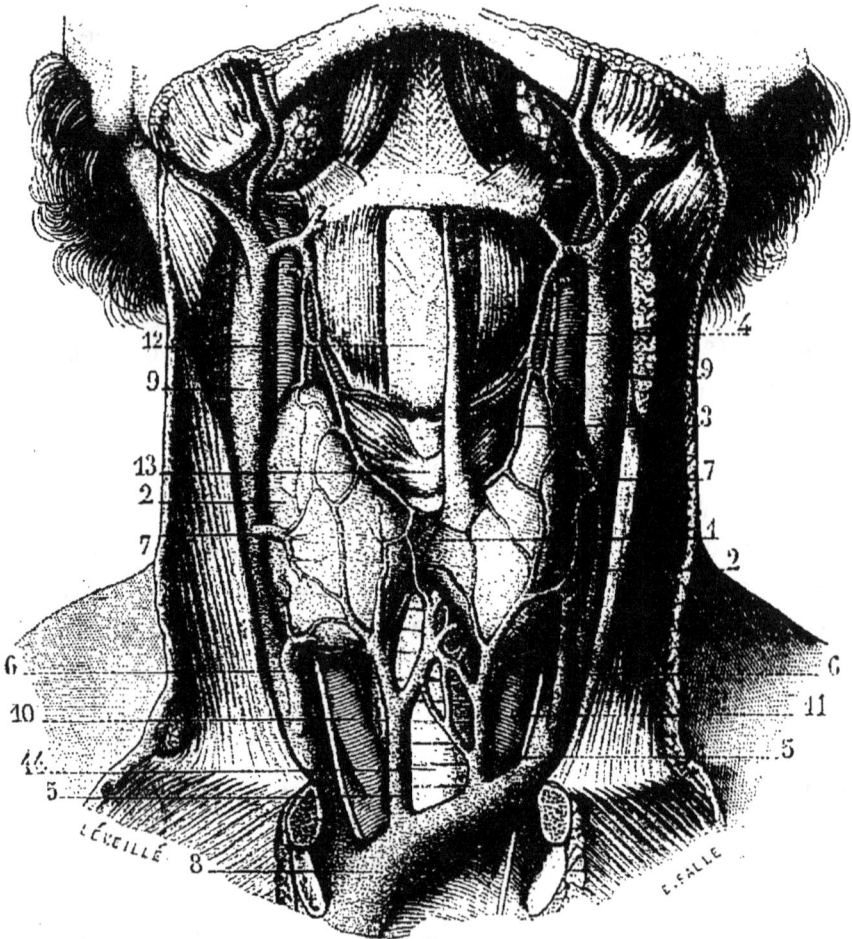

Fig. 28. — Rapports de la trachée.

1. Isthme de la glande thyroïde. — 2, 2. Ses lobes latéraux. —
3. Son prolongement médian. — 4. Artère et veines thyroïdiennes.
— 5, 5. Veines thyroïdiennes inférieures moyennes, descendant
verticalement vers le tronc brachio-céphalique veineux gauche dans
lequel elles s'ouvrent. — 6, 6. Veines thyroïdiennes inférieures latérales, s'ouvrant dans les veines jugulaires internes. — 7, 7. Veines
thyroïdiennes moyennes, droite et gauche. — 8. Les deux troncs

par le tronc veineux brachio-céphalique gauche et le tronc artériel brachio-céphalique. Chez l'adulte, le passage de ces vaisseaux, en avant de la trachée, a lieu ordinairement derrière le sternum, mais, chez l'enfant, par suite du peu de développement de l'extrémité supérieure de cet os, ces vaisseaux débordent quelquefois en haut la fourchette sternale.

Les artères carotides primitives et les veines jugulaires internes sont situées sur les parties latérales de la trachée, mais assez éloignées d'elle, surtout au voisinage du cartilage cricoïde, pour qu'on n'ait pas à redouter leur lésion dans l'opération de la trachéotomie.

Grâce à l'enveloppe celluleuse qui l'entoure, la trachée jouit d'une grande mobilité. Elle suit le larynx dans ses mouvements d'ascension et de descente, et peut en outre être très-facilement repoussée sur les parties latérales du cou.

Instruments. — Les instruments nécessaires pour pratiquer l'opération de la trachéotomie, sont deux bistouris à lame courte, et préférablement à manche fixe, l'un droit, l'autre boutonné ; deux crochets mousses ; plusieurs pinces à disséquer et à ligature ; une sonde cannelée ; un dilatateur de la trachée et une canule tra-

brachio-céphaliques veineux, se réunissant pour former la veine cave supérieure. — 9, 9. Veines jugulaires internes, en partie recouvertes par les lobes latéraux de la glande thyroïde. — 10. Artère carotide primitive droite séparée de la veine jugulaire interne par le tronc du nerf pneumogastrique. — 11. Artère carotide primitive gauche, au côté de laquelle est accolé aussi le nerf pneumogastrique correspondant. — 12. Cartilage thyroïde, en partie recouvert par le prolongement de la glande thyroïde et par les muscles thyro-hyoïdiens. — 13. Cartilage cricoïde, uni au précédent par le ligament crico-thyroïdien moyen et les muscles du même nom. — 14. Portion cervicale de la trachée-artère, en partie recouverte par les veines thyroïdiennes inférieures et moyennes.

chéale d'un calibre en rapport avec l'âge du sujet qu'on
opère.

Lorsqu'on pratique la trachéotomie dans le cas de
corps étranger des voies aériennes, comme je l'ai dit
déjà, la canule trachéale n'est pas nécessaire. Pour

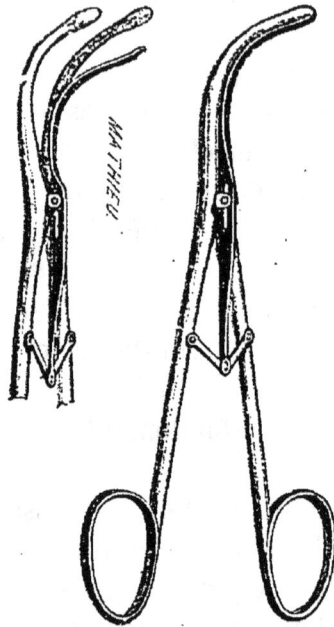

Fig. 29. — Dilatateur à trois branches de Laborde.

cette opération, on doit en outre se servir de préférence
du dilatateur à deux branches, qui permet mieux l'issue
du corps étranger à travers la plaie de la trachée que le
dilatateur à trois branches de Laborde. A défaut de dilatateur, on pourrait aussi écarter les bords de l'ouverture trachéale, dans le cas de corps étranger et même
dans tous les cas, avec deux ténaculums ou deux très-
petits crochets mousses.

Le dilatateur de Laborde présente trois branches,
dont l'une, cannelée, située inférieurement, s'abaisse

alors que les deux autres s'écartent latéralement. Cette troisième branche, surajoutée au dilatateur ordinaire, est destinée à guider le bec de la canule dans la trachée et à s'opposer à ce qu'elle s'engage dans le tissu cellulaire prétrachéal. Cet instrument est incontestable-

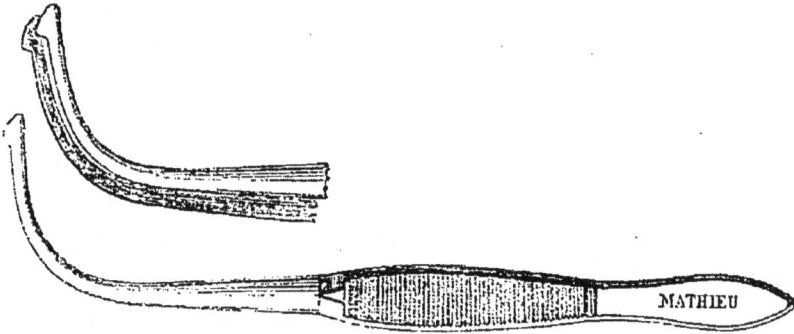

Fig. 30.— Dilatateur à deux branches.

ment supérieur au dilatateur trachéal ordinaire à deux branches, mais celui du modèle représenté figure 30, ayant la forme d'une pince à disséquer, à branches courbes et croisées, met aussi sûrement à l'abri de l'introduction de la canule dans le tissu cellulaire prétrachéal, et offre cet avantage d'être d'un maniement beaucoup plus commode.

La canule trachéale doit avoir un calibre en rapport avec l'âge du sujet qu'on opère. Des mensurations prises par Morax sur des trachées d'enfants de deux à quinze ans, il résulte que, pour parer à toutes les éventualités de la pratique, le chirurgien doit avoir cinq canules présentant les diamètres suivants :

	Age.		Diamètre.		Longueur.	
N° 1	1 à 4	ans.	6 millimètres		5 centimètres.	
N° 2	4 à 8	—	8	—	6	—
N° 3	8 à 12	—	10	—	6	—
N° 4	12 à 15	—	12	—	6	—
N° 5	adulte		15	—	7	—

A défaut du numéro indiqué dans ce tableau, on peut
faire usage d'une canule d'un numéro inférieur à celui
que comporte l'âge de l'opéré, mais il est préférable
de se conformer à cette règle de faire choix de la canule
du plus fort calibre que puisse recevoir la trachée.
On assure mieux ainsi le passage de l'air et on expose
moins l'opéré aux accidents d'ulcération qui peuvent
être la conséquence du séjour de la canule dans la
trachée. Les canules doivent avoir la longueur indiquée plus haut. Une canule trop courte n'a pas de sta-
bilité dans la plaie, et une canule trop longue, en pressant sur les parois de la trachée dans une trop grande
étendue, est mal supportée.

Toutes ces canules doivent être doubles, ce qui permet de laisser la canule externe en place, pendant

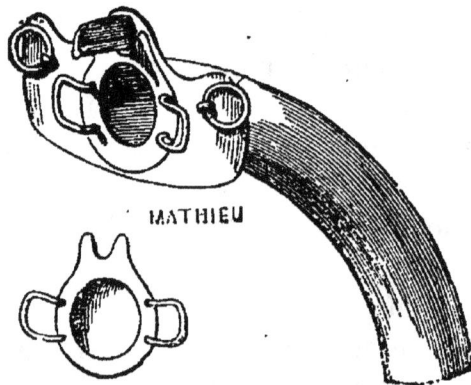

Fig. 31. — Canule trachéale.

qu'on retire la canule interne pour la nettoyer et la
débarrasser des mucosités qui s'y concrètent et finiraient
par l'obstruer.

Le pavillon de la canule externe est pourvu de deux
anneaux dans lesquels on passe deux rubans étroits
destinés à être liés en arrière du cou et à maintenir la

canule en place. Enfin, au-dessous du pavillon, pour
prévenir les frottements et la pression de celui-ci
contre les téguments et les lèvres de la plaie, on place
un carré de taffetas gommé ou de linge, perforé à son
centre pour le passage de la canule. Ces préparatifs doivent être faits avant de procéder à l'opération.

Manuel opératoire. — Le malade est couché sur une
table ou un meuble garni d'un matelas ou d'une cou-
verture pliée en plusieurs doubles. Au-dessous des
épaules et de la partie postérieure du cou, on place un
coussin dur, un drap roulé par exemple, de telle façon
que la tête soit modérément renversée en arrière pour
mettre en relief la trachée. La région cervicale antérieure
doit être fortement éclairée, et par conséquent la table,
sur laquelle repose le malade, placée en face d'une fenêtre. Si l'opération est pratiquée la nuit, il faudra être
entouré de lumières, lampes ou bougies, en quantité
suffisante.

Trois aides sont nécessaires, l'un pour maintenir
solidement la tête du malade derrière lequel il se place,
un autre pour immobiliser les épaules, ce qui sera
inutile lorsque l'asphyxie aura produit une anesthésie
presque complète, enfin, le troisième pour éponger la
plaie et en écarter les bords. Ce dernier se tiendra en
face du chirurgien, à la gauche de l'opéré.

Après avoir reconnu la situation du cartilage cricoïde, le chirurgien, placé à la droite du patient, afin
de n'être pas gêné par la saillie du menton, applique le
pouce et l'index gauches sur les parties latérales de la
trachée, de façon à tendre les téguments et à s'opposer
aux déplacements latéraux du conduit aérien. Il fait
alors, *exactement sur la ligne médiane*, une première incision comprenant la peau et commençant au niveau
du cartilage cricoïde pour se terminer un peu au-

dessus du sternum. La plaie étant épongée, une seconde incision divisera, dans une étendue égale, le tissu cellulaire sous-cutané et mettra à nu l'aponévrose. Faisant ensuite écarter, avec des crochets mousses, les bords de la plaie soigneusement épongée, le chirurgien incisera cette aponévrose en suivant la ligne blanche cervicale. Les muscles sterno-hyoïdiens et sterno-thyroïdiens seront alors écartés en dehors avec les crochets mousses introduits au-dessous de leurs bords internes. Cet écartement doit être symétrique, c'est-à-dire qu'une des lèvres de la plaie ne doit pas être plus écartée en dehors que l'autre, de façon que la plaie corresponde toujours exactement à la ligne médiane du cou. La trachée n'est plus alors recouverte que par son enveloppe celluleuse et le réseau des veines sous-thyroïdiennes. Par suite de la gêne de la respiration, ces veines sont gorgées de sang et on les voit se gonfler dans la plaie à chaque expiration.

Ici commence la partie délicate de l'opération. Il faut dénuder la trachée en respectant autant que possible ce réseau veineux. Pour cela, en faisant éponger avec soin la plaie et largement écarter ses bords, on soulève avec une pince à disséquer l'enveloppe celluleuse dans l'intervalle des veines et on l'incise à la base du pli ainsi formé. Abandonnant ensuite le bistouri pour la sonde cannelée, et la main gauche armée de pinces, on isole les veines, on les fait écarter en dehors avec les crochets mousses et on dénude la trachée en déchirant son enveloppe celluleuse.

La trachée dénudée, on la reconnaît avec l'index gauche introduit dans la plaie et on explore sa face antérieure pour s'assurer qu'elle n'est croisée en avant par aucune branche artérielle anormale. Ceci fait, le doigt indicateur gauche est ramené dans l'angle supé-

rieur de la plaie, au niveau du bord inférieur du cartilage cricoïde. Sur l'ongle de ce doigt, dont la pulpe
regarde à droite, on conduit le bistouri droit tenu perpendiculairement et on pénètre dans la trachée sur
la ligne médiane en appuyant graduellement sur l'instrument. Sa pénétration dans la trachée est annoncée
par un sifflement caractéristique. On fait alors, en restant toujours sur la ligne médiane et sans enfoncer
davantage le bistouri, pour ne pas blesser la paroi postérieure, la section de trois ou quatre anneaux de la
trachée.

On a conseillé de substituer, après la ponction de la
trachée, un bistouri boutonné au bistouri droit, pour
agrandir l'ouverture, sans craindre de blesser la paroi
postérieure. Mais cette substitution d'instruments a
l'inconvénient de faire perdre du temps, car, par suite
des mouvements d'ascension et de descente de la trachée, ce n'est ordinairement qu'après des tâtonnements plus ou moins longs qu'on réussit à faire pénétrer le bistouri boutonné dans l'incision trachéale. Il
est donc préférable d'agrandir cette ouverture avec
le bistouri droit en ayant soin, comme nous l'avons dit,
de ne pas faire pénétrer plus profondément l'instrument
aussitôt qu'on a perçu le sifflement caractéristique qui
annonce que la trachée est ouverte.

Pour être sûr d'éviter la lésion des troncs brachio-
céphaliques artériel et veineux qui croisent la trachée
à sa partie inférieure et débordent chez les enfants la
fourchette sternale, quelques chirurgiens ont conseillé
de faire la ponction de la trachée à sa partie inférieure.
Le doigt indicateur gauche est alors ramené dans l'angle
inférieur de la plaie et, tandis que sa pulpe refoule les
vaisseaux en bas, le bistouri qui doit faire la ponction
est conduit sur l'ongle. Cette manière de procéder, pour

laquelle le chirurgien se trouve moins à l'aise que pour la ponction immédiatement au-dessous du cartilage cricoïde, offre plus de sécurité si on pratique la trachéotomie sur un enfant, mais on arrive au même résultat, lorsqu'on fait la ponction à la partie supérieure, en faisant placer le doigt d'un aide dans l'angle inférieur de la plaie pour attirer les vaisseaux en bas et les protéger.

La trachée une fois ouverte, dans l'étendue de un à deux centimètres suivant l'âge de l'opéré et le diamètre de la canule, du sang et des mucosités s'échappent par l'ouverture ; saisissant alors la pince dilatatrice, le chirurgien, se guidant sur l'index gauche resté dans la plaie, l'introduit fermée dans la trachée et, écartant ensuite ses branches, maintient l'ouverture béante. On relève alors la tête du malade, qu'on assied et qu'on laisse reposer pendant quelques instants pour permettre l'expulsion des mucosités trachéales et du sang qui aurait coulé dans la trachée. Si la trachéotomie a été pratiquée pour le croup et que de fausses membranes se présentent entre les bords de l'ouverture trachéale, on les saisit avec des pinces et on les attire à l'extérieur.

Il ne reste plus alors, pour terminer l'opération, qu'à mettre la canule en place. Si on fait usage de la pince dilatatrice à trois branches ou de la pince courbe à deux branches, rien ne sera ordinairement plus facile et on sera presque certain que la canule ne glissera pas au-devant de la trachée. Mais si on n'a à sa disposition qu'une pince dilatatrice à deux branches de l'ancien modèle, ou si en l'absence de pince dilatatrice on a écarté les bords de la plaie trachéale avec des ténaculums ou avec des crochets mousses, il peut se faire qu'on rencontre de sérieuses difficultés pour introduire la canule. On conseille alors de passer à travers celle-ci une sonde flexible en guise de mandrin. Cette sonde est introduite dans la trachée sur le doigt qui lui sert de conducteur et il suffit ensuite de faire glisser sur elle la canule pour mettre celle-ci en place. Mais, avant de faire usage d'une sonde pour diriger la canule, il est préférable d'essayer de l'introduire dans la trachée, suivant le conseil de M. Giraldès, en dirigeant sa concavité en haut. On est sûr qu'ainsi elle ne peut fuir dans le tissu cellulaire prétrachéal. Une fois que son extrémité a pénétré dans la trachée, on ramène sa concavité en bas par un mouvement de rotation. Si ce moyen échoue, on aura recours à la sonde.

On est averti que la canule est bien dans la trachée par le passage de l'air et l'issue des mucosités. L'absence d'air expiré par la canule, l'agitation et la suffocation indiquent au contraire que la canule n'a pas pénétré dans la trachée. Il faut, dans ce cas, la retirer aussitôt pour la réintroduire.

Dans l'opération de la trachéotomie, telle que nous venons de la décrire, nous avons supposé que l'opérateur avait pu éviter la division des nombreuses veines qui sont situées en avant de la trachée, mais il n'en est pas toujours ainsi. Parfois ces veines forment un réseau si serré, qu'on ne peut les écarter et les refouler à droite ou à gauche avec la sonde cannelée et qu'il faut en faire la section. Dans d'autres circonstances, l'asphyxie est si prononcée que le chirurgien est obligé d'agir vite et ne peut perdre un temps précieux à isoler les veines pour éviter de les intéresser. Il faut alors passer outre et, après avoir reconnu la situation de la trachée et exploré sa surface avec l'index gauche, faire d'emblée la ponction et l'incision de ce conduit. La division des veines donnera immédiatement lieu à un écoulement sanguin abondant, mais celui-ci s'arrêtera bientôt après l'introduction de la pince dilatatrice et l'écartement de l'ouverture trachéale, lorsque la respiration sera rétablie et fonctionnera régulièrement.

Toutes les fois donc que cela sera possible, on procédera avec lenteur, en respectant, si faire se peut, le réseau veineux; mais il ne faudra pas craindre de le diviser lorsque l'état du malade commandera d'agir avec promptitude. Le doigt suppléera à l'œil pour guider le bistouri et la pince dilatatrice, et dans ces conditions cette opération réclamera non pas une très-grande habileté, mais seulement beaucoup de sang-froid. Le point important sera de bien reconnaître avec l'index gauche la situation de la trachée avant de faire la section des veines et de laisser le doigt dans la plaie après son ouverture pour servir de guide à la pince dilatatrice, qui doit être immédiatement introduite, autrement le sang s'engouffre dans la trachée et accroît la gêne de la respiration. L'introduction de la pince et la dilatation de la plaie trachéale constituent les seuls moyens efficaces de mettre un terme à l'écoulement sanguin. Ce serait une faute que de chercher à s'en rendre maître, en essayant par exemple de saisir avec des pinces les extrémités des vaisseaux divisés.

Si, au moment de l'introduction de la canule, on reconnaissait que la plaie trachéale est trop étroite, on l'agrandirait avec le bistouri boutonné sans retirer la pince dilatatrice.

Il peut arriver qu'après l'introduction de la canule, la respiration ne se fasse encore que d'une façon imparfaite par suite de la présence dans la trachée soit de fausses membranes, si l'opéré est atteint de diphthérie, soit de sang coagulé ayant pénétré dans les voies aériennes pendant l'opération. C'est dans des circonstances semblables que des chirurgiens, n'écoutant que leur amour pour l'humanité, ont pratiqué la succion de la plaie. Cette conduite, inoffensive dans certains cas, ne laisse pas que d'offrir un danger réel lorsque par exemple la trachéotomie a été pratiquée chez un sujet atteint de croup. Si les plus grands éloges doivent être décernés à ceux qui affrontent le danger, on ne saurait blâmer ceux qui n'imitent pas leur exemple. Par la succion de la plaie, on ne réussit pas du reste toujours à débarrasser la trachée des fausses membranes ou des caillots sanguins qu'elle peut contenir. La titillation de l'éperon bronchique à l'aide d'un écouvillon ou des barbes d'une plume provoquera des efforts de toux qui pourront amener leur expulsion. C'est à ce moyen qu'on devrait avoir recours si on ne jugeait pas convenable de pratiquer la succion, ou si celle ci n'avait pas suffi à débarrasser la trachée.

La canule une fois introduite, les cordons, fixés à son pavillon, seront noués solidement derrière le cou, qu'on entourera d'une cravate de laine tricotée ou de gaze pliée en plusieurs doubles, et légèrement humectée dans le but de réchauffer, de tamiser l'air et de l'imprégner, avant son entrée dans les voies respiratoires, de vapeur d'eau.

A défaut du chirurgien, un aide intelligent restera près de l'opéré et surveillera la respiration. Lorsque celle-ci cesse d'être silencieuse et devient bruyante, c'est que la canule est plus ou ou moins obstruée. Il faut alors enlever la canule interne et la débarrasser des mucosités concrétées qu'elle peut contenir. Quand la trachéotomie a été pratiquée pour le croup, Trousseau conseille d'enlever la canule interne et de la nettoyer toutes les deux heures.

Dans les jours qui suivent l'opération, ordinairement vers la fin de la première semaine ou même plus tôt, si on a lieu de supposer que la cause qui produisait l'occlu-

sion du larynx a disparu, on essaiera d'enlever définitivement la canule. Au moment où on la retire, il existe
presque toujours une certaine gêne de la respiration,
mais, au bout de quelques instants, lorsque le larynx
est libre, cette fonction s'exécute régulièrement; l'ablation de la canule sera alors définitive et on réunira la
plaie avec des bandelettes de taffetas d'Angleterre. Si l'air
passe par le larynx, mais seulement d'une façon insuffisante, on pourra ne pas remettre la canule, mais alors
on ne réunira pas la plaie de la trachée. Si enfin l'air
ne passe pas du tout par le larynx, ce qu'on reconnaître
aux accidents de suffocation que provoquera l'occlusion
de la plaie avec le doigt, la canule sera réintroduite et
l'on tentera de nouveau quelques jours plus tard de l'enlever définitivement.

Dans quelques cas, le sujet se trouve à tout jamais
condamné à porter sa canule, sans laquelle il lui est
impossible de respirer. C'est ce qui a lieu notamment
lorsque la trachéotomie a été pratiquée pour remédier
à la suffocation produite par une tumeur ou encore une
inflammation ulcéreuse ou nécrosique du larynx ayant
laissé une tuméfaction persistante ou entraîné une
déformation définitive du larynx par la production de
brides cicatricielles. La vie du malade n'est alors conservée qu'au prix d'une infirmité.

Pour en terminer avec l'opération de la trachéotomie,
nous devons signaler des expériences récemment reprises par M. de Saint-Germain pour pratiquer cette
opération avec le cautère actuel. Cette méthode opératoire, plus simple que celle de M. Verneuil qui s'est
servi du galvano-cautère, réunirait le double avantage
d'être d'une exécution rapide et de ne donner lieu à aucun écoulement sanguin, mais elle n'a encore été appliquée qu'une fois sur l'homme. Quoiqu'elle paraisse,

au premier abord, constituer un progrès sérieux et présenter les conditions d'une bonne opération, il faut attendre des faits nouveaux pour se prononcer exactement sur sa valeur et l'admettre définitivement dans la pratique.

II. — SUFFOCATION PAR OBSTACLES AU PASSAGE DE L'AIR
SITUÉES EN DEHORS DES VOIES RESPIRATOIRES.

A. **Corps étrangers du pharynx et de l'œsophage.** — Les corps étrangers du pharynx peuvent donner lieu à une suffocation foudroyante. C'est qu'alors ils sont si volumineux qu'ils produisent l'abaissement de l'épiglotte et l'obstruction complète du larynx. Si par hasard le chirurgien se trouvait en ce moment auprès du patient, il devrait introduire immédiatement dans le pharynx le doigt indicateur recourbé en crochet pour déplacer le corps étranger et le ramener à l'extérieur. Si cette manœuvre ne réussissait pas, il pourrait essayer de saisir le corps étranger avec des pinces, mais toute perte de temps étant préjudiciable au malade, mieux vaudrait ne pas multiplier ces tentatives et pratiquer immédiatement la trachéotomie. Les manœuvres d'extraction seront au contraire pratiquées, avant de recourir à la trachéotomie, lorsque les phénomènes asphyxiques seront moins prononcés.

Les corps étrangers de l'œsophage produisent bien moins souvent la suffocation que les corps étrangers du pharynx et n'entraînent guère qu'une gêne plus ou moins prononcée de la respiration. Tandis qu'en effet les derniers produisent la suffocation, en obturant l'ouverture du larynx, les premiers ne peuvent agir sur les voies aériennes que par pression latérale. Or il paraît difficile d'admettre que cette pression, agissant à la partie pos-

térieure de la trachée, puisse en diminuer notablement
le calibre, alors que le conduit est maintenu béant par
ses cerceaux cartilagineux et qu'il n'est bridé en avant
ni sur les côtés par aucun plan résistant qui puisse l'empêcher de fuir pour se soustraire à la pression. Les corps
étrangers de l'œsophage ne peuvent donc guère avoir
d'autre action sur les voies aériennes que de repousser
la trachée en avant et à droite sans modifier sensiblement son calibre. De là peut-être de la gêne de la respiration, mais non une suffocation assez prononcée pour
justifier l'ouverture de la trachée. Ce serait seulement
dans le cas d'asphyxie imminente que le chirurgien serait autorisé à recourir à cette opération, sans avoir fait
d'abord des tentatives soit pour extraire le corps étranger, soit pour le refouler dans l'estomac.

A une époque plus éloignée, les corps étrangers de
l'œsophage qui n'ont pas été extraits ou refoulés dans
l'estomac, peuvent causer la suffocation et rendre la
trachéotomie nécessaire, mais ils n'agissent pas alors
mécaniquement comme au moment de leur ingestion.
La suffocation est due à l'inflammation qu'ils ont provoquée et qui, en se propageant aux replis aryténo-
épiglottiques, a produit l'œdème de la glotte.

B. **Glossite.** — Dans l'inflammation parenchymateuse
de la langue, la mort peut avoir lieu par asphyxie, soit
que la langue, considérablement augmentée de volume,
refoule l'épiglotte en arrière et obstrue l'entrée du larynx, soit que l'inflammation, ayant envahi les replis
aryténo-épiglottiques, détermine l'œdème de la glotte.

Si les symptômes d'asphyxie ne sont pas très-pro-
noncés, on fera sur la langue, des deux côtés de la ligne
médiane ou sur un seul côté, s'il y a seulement hémi-
glossite, une incision longitudinale profonde. Cette scarification, qui laissera écouler une quantité considéra-

ble de sang, amènera généralement un dégorgement rapide des tissus. Si ce moyen échoue ou si l'asphyxie est imminente, il ne reste plus alors d'autre ressource que de pratiquer la trachéotomie et d'assurer la respiration par une canule à demeure jusqu'à ce que l'inflammation et le gonflement aient diminué.

C. **Amygdalite**.—L'inflammation aiguë des amygdales peut déterminer un tel gonflement de ces organes qu'ils arrivent au contact sur la ligne médiane, s'opposent ainsi au passage de l'air et produisent la suffocation. Il est rare en outre qu'une inflammation aussi intense n'ait pas envahi les replis aryténo-épiglottiques et n'ait pas déterminé un œdème plus ou moins prononcé de la glotte.

Pour remédier à la suffocation, on peut agir directement sur les amygdales soit en les scarifiant pour amener leur dégorgement, soit en en faisant l'extirpation si le premier moyen vient à échouer. Mais lorsqu'on aura lieu de supposer qu'il existe, en même temps que l'amygdalite, de l'œdème de la glotte, si la suffocation est très-prononcée, c'est à la trachéotomie qu'il faudra avoir recours.

Scarification des amygdales.— Pour scarifier les amygdales enflammées et augmentées de volume, on fera usage d'un bistouri droit à lame étroite, dont on entourera la lame, jusqu'à deux centimètres de la pointe, avec une petite bande de toile ou de diachylon, pour ménager les lèvres et la langue. Le patient étant assis en face d'une fenêtre, la bouche largement ouverte et la tête maintenue par un aide, le chirurgien abaissera la langue avec une spatule ou un manche de cuiller tenu de la main gauche, et de la main droite portera le bistouri sur l'amygdale dans laquelle il l'enfoncera directement d'avant en arrière, à un ou deux centimètres de profondeur. Quatre ou cinq scarifications seront ainsi pratiquées sur chaque amygdale.

D. **Abcès rétro-pharyngiens.** — La mort peut, dans cette affection, survenir par suffocation, lorsque l'abcès comprime et obture les voies respiratoires à leur partie supérieure, ou encore lorsque l'inflammation étendue aux replis aryténo-épiglottiques détermine l'œdème de la glotte.

Lorsque les abcès rétro-pharyngiens se compliquent de suffocation imminente, il faut ouvrir sans retard une voie artificielle à l'air en pratiquant la trachéotomie. L'ouverture de l'abcès ne serait pas assez promptement suivie du rétablissement de la respiration, si surtout, comme cela peut avoir lieu, il existait simultanément un œdème plus ou moins prononcé de la glotte. Cette opération est du reste la seule possible, lorsque l'examen de la gorge est rendu impraticable par un gonflement périphérique trop prononcé ou par une constriction complète des mâchoires; à moins toutefois qu'il n'existe sur la partie latérale du cou de l'œdème et de la fluctuation qui puissent guider le chirurgien. Dans ces circonstances même, l'incision ne saurait être suivie assez rapidement du rétablissement de la respiration pour qu'on ne pratique pas la trachéotomie lorsque la suffocation est imminente.

Si la suffocation est moins prononcée et que l'examen de la gorge soit possible, on pourra alors, après avoir reconnu l'existence de l'abcès avec le doigt indicateur porté dans le fond de la gorge et constaté la fluctuation, en pratiquer l'ouverture. Pour cela, le patient étant placé dans la même attitude que pour la scarification des amygdales, la langue abaissée avec une spatule ou un manche de cuiller tenu de la main gauche, le chirurgien prendra de la main droite un bistouri à lame étroite, entouré d'une bande de toile ou de diachylon jusqu'à deux centimètres de son extrémité, et le portera sur la paroi postérieure du pharynx qu'il incisera sur la ligne médiane, pour s'éloigner autant que possible des vaisseaux qui ont été divisés quelquefois en pareil cas. Pour se mettre à l'abri d'un pareil accident, le chirurgien devra, lorsqu'il explorera le fond de la gorge, s'assurer qu'il n'existe pas de battements au niveau de la tumeur et recommander à l'aide qui maintient la tête du patient de s'opposer à tout déplacement latéral de celle-ci de façon à ne pas changer les rapports des parties. Cette opération exige, comme on le voit, du calme de la part du patient; pour cette raison on ne peut y avoir recours chez un enfant turbulent et indocile ; il ne reste plus alors d'autre ressource contre l'asphyxie que la trachéotomie.

E. **Phlegmons profonds du cou.** — Les phlegmons profonds du cou ne déterminent guère la suffocation qu'autant qu'ils s'accompagnent d'œdème de la glotte. Les cerceaux cartilagineux de la trachée sont en effet trop résistants pour se laisser déformer par le gonflement inflammatoire. Mais ces phlegmons apportent une très-grande gêne dans la circulation veineuse de la tête et du cou, d'où une congestion plus ou moins prononcée de la face et un aspect du malade qui simule l'asphyxie. Il ne faudra donc pas se laisser tromper par cette apparence.

La suffocation, qui accompagne les phlegmons profonds du cou, due le plus souvent à l'œdème de la glotte, peut être aussi produite par l'ouverture de l'abcès dans la trachée. Ces phlegmons exigent donc, au début, un traitement antiphlogistique énergique pour prévenir l'extension de l'inflammation aux replis aryténo-épiglottiques. A une période plus avancée, aussitôt que la suppuration est formée, ils doivent être incisés pour prévenir leur ouverture dans les voies respiratoires. Si, malgré ces moyens,. l'asphyxie est imminente, il ne reste plus alors d'autre ressource que de pratiquer la trachéotomie.

F. **Goître.** — De toutes les tumeurs du cou, celles du corps thyroïde causent le plus souvent la suffocation, qui est due alors à l'aplatissement de la trachée, soit d'avant en arrière, soit transversalement si le goître est bilatéral. La déviation de la trachée, lorsque la tumeur n'existe que d'un côté, peut s'accompagner d'une certaine gêne de la respiration, mais à moins que cette déviation ne soit très prononcée, la suffocation ne se montre qu'autant qu'il y a diminution notable du calibre de la trachée, qui d'ailleurs peut être produite de plusieurs manières. Quelquefois le tissu de la tumeur renferme des éléments rétractiles, succédant à une phlegmasie chronique, analogues au tissu inodulaire et produisant à la longue la constriction de la trachée; il y a alors étranglement de ce conduit. Mais le plus souvent l'aplatissement de la trachée est la conséquence de l'accroissement de volume de la tumeur. Pour que celle-ci surmonte la résistance des anneaux cartilagineux et produise leur affaissement, il faut qu'elle soit bridée en avant par un plan résistant qui s'oppose à son développement en ce sens et la force à réagir en arrière contre les voies aériennes. Ce plan résistant est formé dans la région cervicale par l'aponévrose et les muscles sterno-mastoïdiens, sternohyoïdiens et sterno-thyroïdiens, et plus bas, par la clavicule et le sternum. C'est à cette variété de goître, qui pénètre avec la trachée dans le médiastin antérieur, qu'on a donné les noms de *goître en dedans* et de *goître plongeant*.

Lorsqu'une tumeur du corps thyroïde cause la suffocation au point de menacer l'existence, le chirurgien
doit intervenir sans retard ; mais cette intervention,
sur l'opportunité de laquelle il ne peut y avoir de
doutes, sera différente suivant la nature de la tumeur,
et aussi suivant le mécanisme d'après lequel est produite
la suffocation.

Une tumeur liquide, un *kyste séreux du cou*, peut,
ainsi que Laugier en a publié un exemple, déterminer
des accidents asphyxiques tellement menaçants qu'une
intervention immédiate est nécessaire. La ponction et
l'évacuation du kyste suffiront dans ce cas pour conjurer les accidents. En raison de la consistance parfois assez grande du liquide, on se servira d'un trocart
de moyen calibre. Après l'écoulement du liquide ordinaire, on voit quelquefois sortir de la sérosité sanguinolente ou même du sang pur; ce fait ne doit inspirer aucune inquiétude. Le kyste une fois vidé, il sera sage de
ne pas chercher à en obtenir, séance tenante, la cure ra-
dicale en faisant une injection iodée, car le gonflement
inflammatoire, que celle-ci détermine, pourrait provoquer de nouveau des accidents d'asphyxie.

Lorsque la tumeur est *solide* (ce dont on aura pu
s'assurer, en cas de doute, par une ponction exploratrice), il est évident que son extirpation serait le plus
sûr moyen de remédier à la suffocation ; mais cette
opération redoutable ne saurait être conseillée et n'est
du reste praticable que dans les cas très-rares où la
tumeur est pédiculée, mobile et facile à détacher des
parties sous-jacentes. Un goître présentant ces caractères ne causera du reste que bien rarement la suffocation.

L'intervention chirurgicale consistera soit à faire
cesser la compression de la trachée, soit à créer au-

dessous du point comprimé une voie artificielle pour le passage de l'air. Toutes les fois qu'elle sera possible, c'est à la première pratique qu'on donnera la préférence.

Si la suffocation est produite par un goître volumineux, limité à la région cervicale et refoulé en arrière, contre la trachée, par l'aponévrose et les muscles tendus au-devant de lui, la section de cette aponévrose et des muscles sterno-mastoïdiens peut mettre un terme aux accidents d'asphyxie. Mais les résultats de cette opération nous paraissent si incertains qu'en présence d'une asphyxie imminente, il serait préférable de ne pas perdre un temps précieux et de pratiquer d'emblée la trachéotomie.

Lorsque la suffocation est produite par un goître en dedans ou plongeant, enclavé dans le médiastin antérieur et comprimant la trachée contre laquelle il est repoussé par les clavicules et le sternum, on peut essayer de rétablir la respiration, sans intéresser les voies aériennes, ainsi que l'a fait avec succès Bonnet (de Lyon), par le *déplacement de la tumeur*. Le procédé de ce chirurgien consiste à dégager la tumeur, à l'attirer au-dessus du sternum et à la fixer dans cette situation, en la traversant d'un côté à l'autre par une longue aiguille ou en implantant, dans son épaisseur, de bas en haut, des épingles dont les têtes appuyant sur le sternum, s'opposent à sa descente ultérieure. Les accidents d'asphyxie une fois conjurés, il faut, pour en prévenir le retour, faire contracter à la tumeur des adhérences qui l'assujettissent dans sa nouvelle situation. Quelques applications caustiques faites sur les téguments avec la pâte de Vienne et ensuite sur les couches superficielles du goître avec la pâte de Canquoin, permettront d'obtenir ce résultat.

On voit que, sauf quelques cas tout à fait exceptionnels, la seule ressource, qui reste au chirurgien, en face d'un goître suffocant, exposant à une mort imminente, est la *trachéotomie*. Il peut se faire cependant que l'ouverture des voies aériennes ne soit pas nécessaire et qu'après la division de la tumeur, toute compression ou constriction cessant, la trachée reprenne un calibre suffisant pour le jeu régulier de la respiration. Il est évident que si la trachée mise à nu, la suffocation cesse, l'action chirurgicale devra s'arrêter.

Dans aucune circonstance, la trachéotomie ne sera entourée de plus de difficultés. Il faudra, en effet, diviser d'abord une tumeur volumineuse et très-vasculaire, et cette division faite sur la ligne médiane, on ne sera pas assuré de rencontrer la trachée si ce conduit aplati et déformé a été dévié latéralement.

La tumeur une fois mise à nu par une incision médiane des téguments et de l'aponévrose, il faudra abandonner le bistouri. La section de la tumeur avec l'instrument tranchant donnerait lieu en effet à une hémorrhagie abondante qui pourrait même être mortelle.

Si le goître paraissait assez mobile sur la trachée pour être refoulé en haut, dans une étendue suffisante, on renoncerait à en pratiquer la section, pour faire la trachéotomie au-dessous de lui.

La section du goître, lorsqu'elle sera nécessaire, devra être pratiquée avec l'écraseur linéaire. C'est le moyen le meilleur et le plus simple de prévenir une hémorrhagie inquiétante. Une sonde cannelée glissée de haut en bas entre la tumeur et la trachée servira de guide au stylet aiguillé qui entraînera la chaîne de l'instrument. Si cette manœuvre est impossible à cause de la trop grande hauteur du goître, on fera la section en plusieurs temps. On comprendra d'abord dans l'anse

de l'écraseur la moitié ou même seulement le tiers de
la tumeur; puis on fera la section de la partie inférieure
soit en une seule fois, soit à deux reprises, si elle est
encore trop volumineuse. On passera la chaîne de l'é-
craseur à travers la tumeur à l'aide d'une forte aiguille
à grande courbure, introduite en haut entre la trachée
et le bord supérieur du goître et qui traversera aussi bas
que possible celui-ci d'arrière en avant. Pour se mettre
plus sûrement à l'abri de l'hémorrhagie, on devra, à
moins d'une asphyxie imminente, manœuvrer l'instrument avec une très-grande lenteur.

A défaut d'écraseur linéaire, peut-être serait-ce le
cas, plutôt que d'abandonner le malade à une mort
certaine, de faire usage du fer rouge pour diviser le
goître; la gravité de la situation justifierait parfaitement le chirurgien qui y aurait recours, quel que soit
du reste le résultat de son intervention. Voici alors
comment nous conseillerions de procéder :

Avec un cautère aplati, ou simplement un couteau
de table à lame épaisse et à bout arrondi, chauffé à
blanc, on ferait, sur la ligne médiane de la tumeur,
préalablement mise à nu par une incision, une cautérisation linéaire, et on répéterait cette cautérisation à
plusieurs reprises, jusqu'à ce qu'on soit arrivé sur la
trachée. De temps en temps on s'assurerait avec le
doigt porté dans le fond de la plaie de la profondeur
à laquelle on a pénétré et de l'épaisseur des tissus
qu'il reste à diviser avant d'arriver sur la trachée.
Celle-ci mise à nu, on en ferait l'ouverture avec le
bistouri, puis, on introduirait la pince dilatatrice et la
canule comme dans le procédé ordinaire.

G. **Tumeurs du cou.** — Les indications opératoires
que présente la suffocation lorsqu'elle est causée par
une tumeur solide du cou, autre que celles du corps

thyroïde, sont également : l'extirpation, si elle est possible ; le débridement des plans aponévrotiques et musculaires qui s'opposent au développement en avant de la tumeur et la refoulent contre la trachée ; le déplacement de la tumeur ; et enfin, la trachéotomie au-dessous de la tumeur ou à travers celle-ci. La division de la masse morbide sera faite avec le bistouri si elle est peu vasculaire, et dans le cas contraire, avec l'écraseur linéaire ou le fer rouge.

H. **Anévrysme de l'aorte.** — Les anévrysmes de la crosse de l'aorte peuvent déterminer la mort par asphyxie alors qu'ils sont très-volumineux et compriment à sa terminaison la trachée dont ils déterminent l'aplatissement. Le mal est dans ce cas au-dessus des ressources de l'art et aucune intervention chirurgicale n'est possible. Mais les anévrysmes de la crosse de l'aorte alors qu'ils sont encore peu volumineux, peuvent déterminer la suffocation par un autre mécanisme, c'est-à-dire par l'irritation du nerf récurrent laryngé qui, comme on le sait, embrasse la crosse de l'aorte par sa concavité. L'irritation du nerf laryngé a pour conséquence la contraction des muscles de la glotte et par suite le resserrement spasmodique de cet orifice. La trachéotomie se trouve alors indiquée ; la suffocation une fois conjurée, l'existence pourra se prolonger plusieurs mois peut-être, l'anévrysme n'ayant pas encore acquis un grand développement. Dans certains cas même l'existence de l'anévrysme de l'aorte a été méconnue et la trachéotomie a été pratiquée dans l'idée que le malade était atteint d'une laryngite chronique. L'auscultation, l'exploration du pouls à droite et à gauche et enfin l'examen laryngoscopique permettront d'éviter une pareille erreur qui ne saurait avoir du reste de conséquences fâcheuses, puisque, dans les deux cas, la suffocation nécessite la trachéotomie. Il est plus important de déterminer si la suffocation, qui accompagne un anévrysme de la crosse de l'aorte, est due à la compression de la trachée ou au resserrement spasmodique de la glotte par irritation du nerf récurrent. D'après M. Krishaber, partisan de l'opération dans le dernier cas, on reconnaîtrait le spasme de la glotte à la raucité de la voix et à l'examen laryngoscopique. Le praticien pourra donc hésiter dans la crainte de pratiquer une opération inutile peut-être, mais du moins non fâcheuse pour le patient voué, par l'abstention, à une mort certaine. Dans le doute il faut agir, car, comme nous l'avons déjà dit, mieux vaut trachéotomiser inutilement plusieurs agonisants que d'en laisser périr un seul qu'eût pu sauver l'opération.

B. SUFFOCATION PRODUITE PAR UN ÉPANCHEMENT EXCESSIF DE LA PLÈVRE.

Cet épanchement peut causer la *mort subite*, par suffocation, asphyxie, ou syncope.

L'asphyxie est la conséquence de l'abolition complète des fonctions respiratoires dans le poumon du côté malade et de leur diminution du côté sain. La capacité de cette moitié du thorax est en effet notablement amoindrie par suite du refoulement du médiastin sous l'influence de la pression du liquide épanché.

La syncope mortelle, qui survient quelquefois, lorsque l'épanchement pleurétique siége à gauche, s'explique par le déplacement considérable qu'a fait subir au cœur le liquide épanché. Il en résulte une torsion des gros vaisseaux, et notamment de l'aorte, telle que, sous l'influence d'une cause occasionnelle, un mouvement brusque par exemple, la circulation se trouve suspendue.

Le seul moyen de prévenir cette terminaison fatale consiste dans l'évacuation du liquide épanché. Cette opération se présente, dans ces conditions, avec un caractère indiscutable d'urgence ; elle est en outre d'une très-grande facilité d'exécution et d'une innocuité parfaite]; aussi le médecin qui courrait le risque de laisser mourir son malade, en ne la pratiquant pas, n'aurait aucune excuse.

La vie est immédiatement menacée, dès que la plèvre est le siége d'un épanchement excessif. Il peut exister alors des accès de suffocation, une dyspnée considérable, des syncopes et des lipothymies qui tracent clairement au médecin la conduite à suivre ; mais il faut être prévenu qu'un épanchement pleurétique considérable, capable de causer la mort d'un instant à l'autre, peut coïncider avec une absence presque complète d'oppression. L'indication de la ponction de la poitrine ou *thoracentèse* doit être exclusivement tirée des signes fournis par l'auscultation et la percussion. *Toutes les fois que l'épanchement pleurétique s'accompagne d'une matité absolue, s'étendant depuis la base de la poitrine jusqu'à la clavicule en avant et jusqu'au sommet de la fosse sus-épineuse en arrière, la thoracentèse doit être pratiquée le plus tôt possible, quel que soit le degré de l'oppression.* Lorsque l'épanchement siége à gauche, l'auscultation et la percussion permettront de reconnaître en outre l'étendue du déplacement du cœur, dont on perçoit quelquefois alors les battements sur la partie latérale droite du sternum.

Thoracentèse.

La thoracentèse peut être pratiquée avec un trocart ordinaire, ou avec un trocart capillaire, mais l'écoulement des liquides ne peut se faire à travers ce dernier que par aspiration. De là deux procédés que nous décrirons successivement : la ponction simple et la ponction aspiratrice.

Ponction simple. — Le seul danger de cette opération consiste dans l'introduction de l'air dans la plèvre, et encore n'existe-t-il que lorsque l'épanchement est séreux. Car lorsqu'il est purulent, la ponction devant être suivie d'injections multipliées, quelquefois même de la présence d'une canule à demeure, il n'est nullement nécessaire de se mettre en garde contre l'introduction de l'air dans la plèvre.

Immédiatement après la ponction, alors qu'on retire la tige du trocart, l'air n'a aucune tendance à s'introduire dans la plèvre, c'est seulement lorsqu'une partie du liquide s'est écoulée, et que la pression diminue dans la cavité pleurale que l'air tend à y pénétrer pendant l'inspiration, surtout si le poumon, retenu par des adhérences, ne comble pas exactement le vide qui s'y est produit. De tous les procédés imaginés pour se mettre à l'abri de l'introduction de l'air dans la plèvre, le plus simple et le meilleur est celui de Reybard. Il consiste à fixer, autour du pavillon de la canule du trocart, un cylindre de baudruche, qu'on ramollit en le mouillant et qui vient plonger dans le vase destiné à recevoir le liquide de l'épanchement. Lorsque l'air tend, pendant l'inspiration, à pénétrer dans la cavité pleurale, les parois du cylindre de baudruche s'appliquent exactement, sous l'influence de la pression atmosphérique, l'une sur l'autre et sur l'orifice de la canule. Elles jouent ainsi le rôle de soupape et ferment tout accès à l'air. Elles s'écartent au contraire, pendant l'expiration, sous l'influence de la pression du liquide, et permettent son écoulement.

A défaut d'un cylindre de baudruche, on pourrait faire usage d'un boyau de poulet ou de chat, ou encore d'un morceau de vessie, qu'on fixerait, par une ligature, autour du pavillon de la canule, après s'être assuré, en l'insufflant sous l'eau, qu'il ne présente aucune solution de continuité. Le tube membraneux ainsi fixé est replié autour du pavillon de la canule dans laquelle on introduit la tige du trocart. Tel est tout l'appareil instrumental que nécessite la thoracentèse ; on y peut joindre cependant un bistouri droit ou une lancette pour inciser la peau au niveau du point où l'on doit traverser la paroi thoracique.

La ponction de la plèvre doit être pratiquée dans le huitième espace intercostal en comptant de haut en bas, ou bien, ce qui revient au même, entre la quatrième et la cinquième côte en comptant de bas en haut. Cet espace reconnu, c'est vers sa partie moyenne, sur une ligne verticale, abaissée du creux de l'aisselle, que doit pénétrer le trocart, en rasant le *bord supérieur* de la côte qui limite *inférieurement* l'espace intercostal. On se met ainsi sûrement à l'abri de la lésion de l'artère intercostale, située dans une gouttière que présente, pour la recevoir, le bord inférieur de la côte, limitant supérieurement l'espace intercostal, dans lequel on opère.

Le malade sera placé, assis ou à demi couché, sur le bord de son lit, du côté correspondant à l'épanchement, le dos soutenu par des oreillers, le bras relevé et maintenu par un aide, et le corps légèrement incliné du côté sain, de façon à élargir les espaces intercostaux.

L'incision de la peau sera faite avec une lancette ou un bistouri droit, mais, pour se mettre plus sûrement à l'abri de l'introduction de l'air dans la plèvre et éviter le parallélisme entre l'ouverture de la séreuse et celle des téguments, on incisera la peau dans l'espace intercostal situé au-dessous de celui dans lequel on doit ponctionner, puis on attirera les téguments en haut, de façon que l'incision corresponde au bord supérieur de la côte située au-dessus.

Le trocart, armé de son tube membraneux, sera plongé dans l'huile et on s'assurera que la tige joue facilement dans la canule de l'instrument. On le saisira de la main droite, le manche assujetti dans la paume de la main avec les trois derniers doigts et l'index étendu sur la canule, à une distance de trois centimètres environ de la pointe, pour diriger l'instrument et limiter la profondeur à laquelle il doit pénétrer.

La pointe du trocart sera placée dans la petite plaie des téguments, ramenée, comme il a été dit, au niveau du bord supérieur de la neuvième côte, et on la fera pénétrer par un coup sec à travers la paroi thoracique. Lorsqu'on sentira alors la pointe du trocart jouer librement, on retirera la tige et on déplissera le tube de baudruche dont l'extrémité libre plongera dans le vase destiné à recevoir le liquide. Cette extrémité sera, pour plus de précaution, toujours maintenue sous l'eau du récipient, de façon à s'opposer plus sûrement encore à la pénétration de l'air.

Pour retirer la canule, on pincera sur elle la peau avec le pouce et l'index gauches, et on la saisira entre l'index et le médius droits, tandis que le pouce correspondant sera appliqué sur son orifice, puis on la tirera à soi par un mouvement brusque, et parallèlement à son axe. L'incision de la peau, recouverte avec une mouche de taffetas ou de diachylon, viendra correspondre alors à l'espace intercostal situé au-dessous de celui dans lequel on a fait la ponction et tout parallélisme se trouvera détruit entre l'ouverture de la séreuse et celle des téguments.

Au début, l'écoulement du liquide a lieu d'une façon continue, puis la force du jet diminue à chaque mouvement d'inspiration; il peut même alors devenir intermittent. Ordinairement l'écoulement ne s'arrête complétement que lorsque tout le liquide contenu dans la plèvre a été évacué, mais quelquefois il cesse alors qu'il reste encore dans la plèvre une certaine quantité de liquide; ceci tient à ce que le poumon est retenu par de fausses membranes qui l'empêchent de se dilater et de refouler le liquide à travers la canule du trocart. Lorsque l'écoulement aura alors cessé, on retirera la canule, comme il a été dit plus haut; l'évacuation quoiqu'incomplète suffit pour conjurer toute menace d'asphyxie ou de syncope.

Lorsque la plèvre est tapissée par de fausses membranes, il peut arriver que celles-ci soient repoussées devant le trocart et que, le poinçon retiré, aucun écoulement n'ait lieu par la canule; on évitera le plus souvent de décoller les fausses membranes et de les refouler devant le trocart en pénétrant, comme nous l'avons conseillé, par un coup sec dans la poitrine. Si malgré cette manière de procéder aucun écoulement ne se produit, il faut chercher à déchirer les fausses membranes en introduisant dans la canule un stylet ou une aiguille à tricoter.

Dans d'autres circonstances, l'écoulement du liquide a lieu, non plus par jet, mais seulement goutte à goutte, ce qui se produit lorsque la pleurésie est aréolaire et que le liquide est emprisonné dans des cloisons fibrineuses; la manœuvre, que nous avons conseillée plus haut, trouve ici encore son indication. Avec un stylet ou une aiguille à tricoter introduite à travers la canule, on détruira les mailles entre lesquelles le liquide est retenu comme dans autant de loges distinctes. L'écoulement du liquide sera en outre favorisé par les efforts d'inspiration auxquels on engagera le malade à se livrer.

La thoracentèse ne peut guère être suivie d'accidents ; en serait-il autrement que, dans les cas précités, elle serait encore formellement indiquée. Elle provoque seulement parfois une toux fatigante due au déplissement du poumon. Dans d'autres circonstances, vers la fin de l'opération, le liquide devient sanguinolent, quelquefois même il s'écoule du sang pur. Ces suites ne doivent causer aucune inquiétude. C'est surtout à la suite d'une évacuation trop rapide de la plèvre que survient la toux, tandis que l'écoulement sanguin ou sanguinolent succède à l'évacuation trop complète du liquide.

Nous n'avons envisagé la thoracentèse que comme destinée à prévenir la mort subite, nous n'avons donc pas à discuter ici les avantages qu'elle peut offrir dans le traitement de la pleurésie, alors que l'épanchement n'expose pas, par son abondance, le malade à succomber à l'asphyxie ou à la syncope.

Après la thoracentèse, l'épanchement pleurétique pourra se reproduire et même se reproduira d'une façon presque certaine, le médecin se trouvera alors en présence d'une pleurésie ordinaire contre laquelle il emploiera soit une nouvelle ponction, soit les révulsifs cutanés. Mais si l'épanchement venait à se reproduire avec la même abondance que précédemment et à menacer encore l'existence, la thoracentèse devrait être de nouveau pratiquée sans la moindre hésitation.

Ponction aspiratrice. — Frappé des inconvénients d'une évacuation trop rapide de la plèvre qui détermine souvent des quintes de toux très-pénibles, M. Blachez a proposé de pratiquer la thoracentèse avec un trocart

explorateur. Ce procédé ne diffère du précédent que
par le calibre de l'instrument, auquel on adapte également un cylindre de baudruche pour se mettre à l'abri
de l'entrée de l'air et ne peut être considéré comme
constituant une méthode distincte.

L'évacuation de la plèvre par une ponction véritable-
ment capillaire, diffère en effet du procédé précédent en
ce que l'écoulement du liquide ne peut avoir lieu
qu'autant qu'il est aspiré à l'aide d'un appareil spécial. Ce procédé de thoracentèse est d'une exécution
plus facile encore que la ponction simple; mais tandis
que cette dernière ne réclame d'autres instruments que
ceux qui sont entre les mains de tous les médecins, une
lancette et un trocart, la ponction aspiratrice nécessite un instrument spécial d'un prix assez élevé et qui,
vu le caractère d'urgence de la thoracentèse, ne sera
pas toujours sous la main du praticien, au moment
même où il aura besoin d'en faire usage.

Cette méthode n'appartenant pas à la chirurgie d'urgence à cause des instruments spéciaux qu'elle nécessite, nous croyons inutile d'en faire la description.
Quand on aura un aspirateur, on fera bien de s'en servir, car la manœuvre est plus simple et plus sûre, mais
il faut s'habituer au procédé ordinaire pour être toujours prêt à agir dans les cas pressants.

CHAPITRE TROISIÈME

DES OPÉRATIONS NÉCESSITÉES PAR L'ÉTRANGLEMENT INTESTINAL ET LA RÉTENTION STERCORALE

I. — ÉTRANGLEMENT INTESTINAL.

Les signes auxquels on reconnaît l'étranglement intestinal sont les *coliques*, les *vomissements* et l'*absence de déjections alvines et d'émission de gaz par l'anus*.

Les vomissements, composés d'abord de matières alimentaires, sont ensuite muqueux, bilieux et enfin fécaloïdes. Après le début des accidents, des lavements peuvent provoquer l'expulsion des matières contenues dans le gros intestin, mais, celui-ci une fois vide, il y a suppression complète des garde-robes.

Ces signes, caractéristiques de l'étranglement intestinal, s'accompagnent, au bout d'un temps variable, quelquefois très-court, de ballonnement du ventre, d'altération des traits, de ralentissement de la circulation et d'algidité. Abandonné à lui-même, l'étranglement intestinal peut causer rapidement la mort soit par épuisement nerveux, soit par péritonite, ou encore donner lieu à la gangrène de l'intestin et à la formation d'un anus contre nature.

L'intestin peut être étranglé, en dehors de la cavité abdominale, dont il s'est échappé, ou dans l'intérieur de cette cavité. De là deux variétés de l'étranglement intestinal très-différentes au point de vue du pronostic et surtout du traitement : l'*étranglement herniaire* et l'*étranglement interne*.

A. ÉTRANGLEMENT HERNIAIRE.

Aux signes précédemment énumérés indiquant que l'intestin est étranglé, s'ajoutent, dans l'étranglement herniaire, des signes qui établissent. le siége de cet étranglement. Tels sont l'*irréductibilité* de la hernie et la *douleur* dont elle est le siége, surtout au voisinage de son pédicule, soit spontanément, soit seulement à la pression.

L'absence de douleur spontanée, du côté de la hernie, impose au chirurgien, qui se trouve en présence d'un malade offrant les signes de l'étranglement intestinal (vomissements et absence de déjections alvines), l'obligation d'explorer les régions inguino-crurales et ombilicale, lors même que le malade affirmerait n'avoir pas de hernie, celle-ci pouvant exister à son insu.

Le diagnostic de l'étranglement herniaire n'offre pas ordinairement de grandes difficultés, mais il faut savoir le porter de bonne heure et ne pas se croire obligé d'attendre, pour se prononcer, l'apparition des grands symptômes, tels que les vomissements fécaloïdes, le ballonnement du ventre, la prostration, etc.; car, à cette période, la vie est si gravement menacée que l'intervention chirurgicale a perdu beaucoup de ses chances de réussite.

La présence d'une tumeur herniaire irréductible et douloureuse empêchera de confondre la hernie étranglée avec l'étranglement interne.

Les deux affections qui se rapprochent le plus par

leurs symptômes de l'étranglement intestinal sont l'inflammation herniaire et l'épiplocèle enflammée ou
étranglée.

En ce qui concerne l'inflammation herniaire, nous
engagerons d'abord le praticien à se mettre en garde
contre des théories trop absolues qui ne sont pas
exemptes de dangers. Au lit du malade, il serait en effet préférable de considérer comme étranglée une hernie enflammée que de commettre l'erreur opposée et
de se montrer partisan trop zélé de l'inflammation herniaire, car le traitement de l'étranglement, appliqué à
une hernie enflammée, offre infiniment moins d'inconvénients que la temporisation et l'emploi de moyens
médicaux dirigés contre un étranglement intestinal.
*Dans tous les cas douteux mieux vaut donc agir comme s'il
y avait étranglement.*

Les cas, du reste, dans lesquels le doute est possible,
ne sont pas aussi nombreux qu'on pourrait le croire.
C'est ainsi qu'il s'agit manifestement d'un étranglement :

1º Toutes les fois que la hernie, irréductible et douloureuse, est petite, composée exclusivement d'intestin
et était précédemment réductible et habituellement
maintenue par un bandage ;

2º Quand il existe des vomissements fécaloïdes ;

3º Quand les accidents ont immédiatement acquis
une grande intensité (étranglement aigu de Richter).

Il peut y avoir doute au contraire, lorsque la hernie
est ancienne, volumineuse, formée à la fois d'intestin et d'épiploon, ordinairement non contenue ou bien
irréductible, en partie ou en totalité, avant l'apparition
des accidents, qui sont du reste peu accentués.

La bénignité des symptômes ne peut suffire à distinguer l'étranglement de l'inflammation herniaire. Il

arrive, en effet, parfois que, dans l'étranglement, ces symptômes sont peu accusés ; c'est ainsi qu'en se bâsant sur l'absence de vomissements, Velpeau a pu prendre un étranglement avec perforation pour une suppuration simple du sac.

Le seul moyen de diagnostic consiste alors dans l'administration d'un purgatif, qui pourra démontrer la perméabilité ou la non-perméabilité de l'intestin. Dans l'inflammation herniaire, la constipation est due seulement à la paralysie de l'intestin, qui ne résiste pas d'ordinaire à l'action d'un purgatif.

Les lavements purgatifs, qui sont souvent prescrits, ne tranchent pas la question, car, en provoquant l'expulsion des matières contenues dans l'intestin, au-dessous de l'étranglement, ils peuvent déterminer une selle copieuse sans que l'intestin cesse d'être étranglé. En pareil cas, les purgatifs seront donc administrés par la bouche et on donnera la préférence à ceux qui, agissant sous un petit volume, ont ainsi moins de chance d'être rejetés par les vomissements. Le calomel, seul ou associé au jalap, à l'aloès ou à la scammonée, remplit le mieux cette indication.

Si l'administration de ce purgatif n'est pas suivie de garde-robes, il ne saurait y avoir de doutes, il y a étranglement ; si, au contraire, il y a une ou plusieurs selles, on a la preuve que l'intestin est perméable, et il est alors probable qu'il y a seulement inflammation herniaire. Ce signe ne saurait avoir, en effet, une valeur absolue, car il n'est pas démontré que lorsqu'une portion seulement du calibre de l'intestin est étranglée, l'administration d'un purgatif ne puisse pas être suivie de garde-robes; le canal intestinal se trouve alors rétréci sur un point, mais non complétement obstrué, aussi quelquefois a-t-on pu voir, en pareille circonstance, la diarrhée coïncider avec l'étranglement herniaire. Si donc, après l'administration d'un purgatif suivie de garde-robes, les vomissements se reproduisent, il faut admettre l'existence de l'étranglement. Chacun sait, du reste, qu'une hernie primitivement enflammée peut être étranglée consécutivement; l'apparition des selles ne peut donc donner une sécurité complète qu'autant que les vomissements ne se reproduisent plus.

Malgré ces réserves, l'administration d'un purgatif constitue un moyen de diagnostic précieux, auquel on aura recours avec avantage dans les cas douteux, pourvu toutefois que le début des accidents ne soit pas trop éloigné, car nous sommes d'avis, sauf de rares exceptions, lorsque les accidents remontant à plus de 72 heures, sont très-accentués et, loin de diminuer, augmentent d'intensité, de considérer la hernie comme étranglée et d'agir immédiatement en conséquence, plutôt que d'attendre l'effet d'un purgatif. A cette époque de la maladie, une temporisation, même de quelques heures, peut être funeste, s'il y a étranglement, tandis que l'intervention du chirurgien n'aggravera pas notablement la situation du patient, si la hernie est seulement enflammée. Nous répéterons ce que nous disions plus haut : dans le doute, mieux vaut agir.

Doit-on, au point de vue du traitement, faire une distinction entre les hernies intestinales ou entéro-épiploïques et les hernies épiploïques étranglées? On admet généralement qu'on peut avec avantage, dans les 24 heures qui suivent l'apparition des accidents, chercher à réduire une épiplocèle enflammée ou étranglée, si primitivement elle était réductible, tandis que, passé ce délai, toute tentative de réduction pouvant être dangereuse en refoulant dans le péritoine un épiploon enflammé, on doit s'abstenir et recourir simplement à l'emploi de moyens médicaux.

Nous partageons cette opinion, mais nous appelons l'attention sur la nécessité d'établir un diagnostic précis, car une erreur pourrait alors avoir les plus funestes conséquences. La rareté de l'étranglement de l'épiplocèle *pure* commande de n'admettre son existence que sur des preuves incontestables.

On reconnaîtra l'épiplocèle étranglée : 1° à la bénignité des symptômes ; 2° aux caractères de la tumeur qui est mollasse, pâteuse et fournit au doigt qui l'explore la sensation de lobules séparés, tandis que dans l'entérocèle étranglée, la tumeur est dure, tendue et élastique ; 3° enfin, à ce que l'administration d'un purgatif sera suivie de garde-robes. La réunion de tous ces signes est *nécessaire* pour affirmer qu'il s'agit d'une épiplocèle étranglée. Nous avons vu, en effet, que des symptômes peu intenses peuvent accompagner une hernie intestinale étranglée. Une hernie entéro-épiploïque volumineuse, ne contenant qu'une très-petite portion d'intestin, présentera, en outre, les caractères de mollesse, d'empâtement d'une hernie purement épiploïque, sans qu'il soit possible, par la seule exploration de la tumeur, d'affirmer qu'il existe ou qu'il n'existe pas, derrière cette masse plus ou moins volumineuse d'épiploon, une anse intestinale. L'apparition spontanée ou provoquée de garde-robes aura une importance plus grande, cependant le pincement d'une anse incomplète d'intestin, n'interceptant pas complétement le canal intestinal qui se trouve rétréci, mais encore perméable, ne peut-il pas s'accompagner de garde-robes soit spontanément soit à la suite de l'administration d'un purgatif? Nous avons admis la possibilité de ce fait. Chacun de ces signes, pris isolément, ne saurait donc avoir une valeur absolue, et leur réunion sera, comme nous venons de le dire, nécessaire pour établir le diagnostic de l'épiplocèle étranglée. Dans le doute, on devra se conduire comme s'il s'agissait d'une entérocèle étranglée.

DU TRAITEMENT DE LA HERNIE ÉTRANGLÉE.

Les *moyens médicaux* employés seuls sont impuissants contre l'étranglement herniaire. Quelques-uns d'entre eux méritent seulement d'être conservés dans la pratique, comme capables de favoriser la réduction de l'intestin par le taxis, pourvu toutefois qu'on les emploie au début des accidents et qu'ils ne fassent pas perdre un temps précieux.

Le seul traitement efficace consiste ou dans la réduction de l'intestin hernié par le *taxis* ou dans le *débridement* de l'agent constricteur de l'intestin. Si le premier moyen est insuffisant, ou si, par suite de l'âge de l'étranglement, le chirurgien juge prudent de n'y pas recourir, il faut passer immédiatement au second. Il est, en effet, une règle dont on ne devra pas, autant que possible, se départir, c'est de ne jamais quitter un malade atteint de hernie étranglée sans avoir réduit l'intestin ou levé l'étranglement, car il y a danger de mort et chaque heure qui s'écoule expose à l'apparition des complications les plus redoutables, l'épuisement nerveux, la péritonite ou la gangrène de l'intestin. Si, dans des opérations de hernie étranglée pratiquées au huitième jour de l'étranglement, on a pu trouver l'intestin sain, il ne faut pas oublier non plus qu'on l'a vu quelquefois frappé de gangrène après 24 heures. La temporisation peut donc être funeste, et nous ne saurions trop nous élever contre la pratique de certains médecins qui, après une tentative infructueuse de réduction, prescrivent des moyens médicaux sur la valeur desquels il n'est plus permis, à cette période surtout, de se faire illusion, et attendent au lendemain pour recommencer de nouvelles tentatives de réduction ou pratiquer le débridement. La temporisation n'est permise que lorsque l'existence de l'étranglement reste douteuse, et encore seulement dans les conditions que nous avons fait connaître, c'est-à-dire lorsque les accidents sont de date récente. Comme l'a dit, avec raison, le professeur Gosselin, *la plupart de ceux qui succombent à la suite de l'étranglement herniaire sont victimes de la temporisation.*

TAXIS.

On donne le nom de taxis à une opération manuelle qui a pour but de refouler dans la cavité abdominale les viscères herniés.

Manuel opératoire. — Le malade est placé dans le décubitus dorsal, le bassin légèrement élevé par un coussin, la tête soutenue par un oreiller, les jambes demi-fléchies sur les cuisses et celles-ci sur le bassin.

De la main gauche, le chirurgien entoure le pédicule de la hernie, soit avec les deux ou trois premiers doigts seulement, soit avec la totalité de la main, placée en pronation, la face palmaire tournée du côté du ventre, suivant le volume de la tumeur. On forme ainsi, autour du pédicule, un canal que devra parcourir l'intestin hernié, pour rentrer dans la cavité abdominale. Le rôle de la main gauche consiste à contenir l'intestin et à s'opposer à ce que, sous l'influence de la pression de la main droite, il s'étale au-devant de l'orifice qui lui a livré passage, au lieu de s'y engager.

La main droite doit refouler la hernie. Pour cela, les extrémités des doigts sont appliquées, non pas directement sur le fond, mais sur les parties latérales de la tumeur. En pressant sur le fond, on pourrait décoller le sac herniaire et faire une *réduction en masse*, c'est-à-dire refouler dans l'abdomen, entre la paroi musculaire et le péritoine pariétal, le sac et les viscères qu'il contient. L'étranglement, produit par le collet du sac, persiste alors malgré la réduction, et le taxis ainsi pratiqué a pour conséquence de transformer un étranglement herniaire en étranglement interne.

Les mains disposées, comme nous venons de le dire, on commence par exercer, avec la droite, une pression modérée, dont on augmente graduellement l'énergie, en imprimant de temps en temps à la tumeur des mouvements de latéralité. La pression doit être pratiquée suivant la direction du trajet qu'a parcouru l'intestin pour s'échapper de l'abdomen, c'est-à-dire *en haut et en dehors* pour les hernies *inguinales*, *en haut et en arrière* pour les hernies *crurales*, directement *en arrière* pour les hernies *ombilicales*.

Avant de pratiquer le taxis, on doit *toujours* administrer le chloroforme. Le relâchement musculaire, qui a lieu pendant l'anesthésie, augmente notablement les chances de réduction et c'est seulement, après le taxis pratiqué dans ces conditions, qu'on peut réellement dire, lorsque la réduction n'a pas été obtenue, que l'étranglement est invincible. On ne doit faire le taxis, sans anesthésie, que lorsqu'on se trouve, ou en présence d'un refus formel du malade de s'y soumettre, ou dans l'impossibilité absolue de se procurer du chloroforme.

On conseille ordinairement de pratiquer le taxis, sans chloroforme, pendant vingt minutes et même une demi-heure, puis, si, au bout de ce temps, les tentatives de réduction sont restées infructueuses, de les renouveler, pendant dix minutes encore, après avoir anesthésié le

malade. Cette manière de procéder est mauvaise. Si
l'administration du chloroforme doit favoriser la réduction, si elle est jugée nécessaire pour démontrer que
l'étranglement est invincible, pourquoi n'y pas avoir immédiatement recours? Les manœuvres du taxis, même
le plus méthodique, sont loin d'être inoffensives, et personne ne contestera qu'une anse intestinale, qui a
supporté, pendant une demi-heure ou même vingt minutes, des pressions plus ou moins énergiques, ne présente une congestion plus vive, une tendance plus mar-
quée à l'inflammation, en un mot une altération plus
prononcée de ses parois. Il est évident aussi que la réduction de l'intestin sera rendue moins facile, de telle
sorte qu'en administrant ensuite le chloroforme, dans
le but de faciliter la réduction par le relâchement musculaire, on gagne seulement d'un côté ce qu'on a perdu
de l'autre, sans compter que la situation du patient se
trouve aggravée par les altérations résultant des manœuvres antérieures. Pour ces raisons, nous pensons
qu'on ne doit pas, toutes les fois qu'on le peut, pratiquer
le taxis sans avoir préalablement administré le chloroforme. Si la hernie est récente et qu'on n'ait pas sous la
main cet agent, on doit alors, en attendant qu'on s'en
soit procuré, prescrire les moyens médicaux qui peuvent
être considérés comme des adjuvants du taxis : le bain
chaud prolongé, le lavement de tabac ou l'application
de glace sur la tumeur; puis quelques heures après, on
administre le chloroforme et on pratique le taxis. Si
après *un quart d'heure* de tentatives, la réduction n'est
pas obtenue, l'étranglement peut être jugé invincible et
le taxis doit être abandonné.

Si on se trouve dans l'impossibilité de se procurer du
chloroforme, ou si le malade refuse de se soumettre à
l'anesthésie, le taxis sera néanmoins tenté. Les tenta-

tives de réduction pourront alors être prolongées, mais leur durée ne devra pas dépasser une *demi-heure*.

Lorsqu'on entreprend le taxis, il faut le pousser d'emblée à ses dernières limites et obtenir la réduction de la hernie ou acquérir la conviction qu'elle est irréductible. Cette conviction acquise, il ne reste plus alors d'autre ressource que l'opération qui doit être pratiquée sans le moindre retard. En agissant ainsi on ne perd pas un temps précieux et cependant on ne se décide à l'opération qu'après avoir tenté tout ce qu'il était possible pour l'éviter. Rien n'est en effet plus préjudiciable au malade que les tentatives multipliées de réduction, répétées, ainsi que cela se pratique trop souvent, plusieurs fois dans la même journée et même plusieurs jours de suite. Plus on s'éloigne du début des accidents, moins on a de chances de réduire, lors même que la hernie est abandonnée à elle-même, à plus forte raison lorsqu'elle a été l'objet de pressions répétées, de violences qui favorisent le développement des accidents inflammatoires.

Lorsque sous l'influence du taxis, l'intestin rentre dans l'abdomen, on en est averti par un bruit particulier, la sensation brusque d'une résistance vaincue et la disparition de la tumeur. Immédiatement après la réduction, les coliques cessent ainsi que les vomissements et généralement au bout de quelques heures les garde-robes se rétablissent. Si, au contraire, le taxis a eu pour résultat la *réduction en masse* de la hernie, ainsi que cela peut avoir lieu, après des efforts violents et mal dirigés, il y a également disparition de la tumeur, mais les coliques, les vomissements et la constipation continuent.

Quelquefois la réduction a lieu mais incomplétement. A la suite du taxis, la hernie diminue de volume mais forme encore une tumeur appréciable et tout à fait irréductible. Dans ce cas, l'embarras peut être grand, car l'étranglement peut ne plus exister, l'anse intestinale étranglée être rentrée dans le ventre, quoique la hernie n'ait pas entièrement disparu. La partie non réduite est alors formée soit par l'épiploon retenu au dehors par des adhérences, soit par une couche de graisse doublant le sac herniaire, ainsi que cela a lieu assez souvent pour les hernies crurales, soit enfin par ce sac lui-même considérablement épaissi.

Il y a lieu d'admettre que l'étranglement n'existe plus et que l'anse intestinale, qui était le siége de la constriction, a été refoulée dans l'abdomen, si, ce dont on doit toujours s'informer avant de pratiquer le taxis, la hernie n'était pas, avant le début des accidents, complétement réductible et si, en outre, en examinant la partie non réduite, on reconnaît qu'elle ne présente plus les caractères de dureté, de tension et d'élasticité de l'intestin étranglé, qu'elle est au contraire molle et pâteuse. Mais ce sont la disparition des vomissements et le rétablissement des garde-robes, dont on pourra provoquer l'apparition par l'administration d'un purgatif, qui pourront seulement lever tous les doutes.

Si on apprend qu'avant l'étranglement, la hernie était complétement réductible, le diagnostic sera encore établi par les caractères de la partie non réduite, la persistance ou la disparition des vomissements, le retour ou la suspension des garde-robes. Mais en pareille circonstance, le diagnostic pourra rester douteux pendant plusieurs heures, un jour même, surtout si la diminution de la tumeur coïncide avec une rémission des symptômes, comme on en observe assez souvent dans l'étranglement herniaire. On est ainsi exposé à perdre du temps et à se trouver dans l'obligation de

pratiquer plus tard l'opération avec des chances bien
moins favorables. Il ne faudra donc admettre dans ce
cas que la réduction a été obtenue, surtout si l'étranglement n'est plus récent, que si les signes énumérés plus
haut sont nettement accentués ; autrement il serait
préférable de pratiquer l'opération pour s'assurer que
l'étranglement n'existe plus et le lever dans le cas
contraire.

INDICATIONS ET CONTRE-INDICATIONS DU TAXIS.

Le taxis doit être pratiqué aussitôt que possible. Il a
en effet d'autant plus de chances d'être couronné de
succès que l'étranglement est de date plus récente. Ajoutons qu'à cette période il est généralement inoffensif et
que la réduction de la hernie est suivie d'un prompt retour à la santé. A une époque plus éloignée, le taxis,
non-seulement, réussit plus rarement, mais encore peut
être la cause d'une péritonite mortelle, lorsqu'il est suivi
de la réduction de l'intestin, si celui-ci est le siége d'altérations profondes et notamment d'un sphacèle même
très-limité de sa paroi. Toutes les fois qu'on a lieu de
supposer l'existence de ces lésions, le taxis est contre-
indiqué et d'emblée on doit pratiquer l'opération qui,
en mettant sous les yeux l'intestin, permet d'apprécier,
en connaissance de cause, l'opportunité de sa réduction.

Deux cas peuvent se présenter : ou l'intestin est gangréné dans une assez grande étendue et il existe du
côté de la tumeur des signes évidents de cette complication, ou bien au contraire la gangrène ou l'ulcération de l'intestin sont très-limitées et alors ces signes
font complétement défaut.

Lorsque l'intestin est gangréné et présente une large

perforation, on observe, au niveau de la tumeur, de
la rougeur, et quelquefois les signes d'un phlegmon
stercoral c'est-à-dire la gangrène des téguments, de
l'empâtement du tissu cellulaire sous-cutané et même
de l'emphysème, dû à l'infiltration des gaz intesti-
naux.

Lorsque au contraire l'escharre de l'intestin est petite et non encore détachée, ou lorsque sa chute n'a
déterminé qu'une très-étroite perforation, la gangrène
peut n'être indiquée par aucun signe physique ou fonctionnel ou simplement par un peu d'affaissement de
la tumeur. C'est alors, en se basant sur le volume de
la hernie, sa nature intestinale ou entéro-épiploïque et
l'âge de l'étranglement, qu'on peut soupçonner l'existence de cette complication. Quant à l'intensité des
symptômes, excepté peut-être pour les grosses hernies,
elle est loin d'être toujours proportionnée à la gravité
des lésions.

Il est impossible sans doute, sur des données aussi
approximatives, de déterminer exactement le moment
auquel une anse intestinale étranglée doit être frappée
de gangrène ; mais on peut néanmoins établir des
règles capables de guider le chirurgien et de lui faire
connaître les limites dans lesquelles on doit pratiquer
le taxis et qu'il est prudent de ne pas dépasser.

C'est ainsi qu'on sait que la gangrène de l'intestin survient beaucoup plus rapidement dans les hernies petites
et purement intestinales que dans les hernies volumineuses contenant à la fois de l'intestin et de l'épiploon :
la présence de ce dernier atténue les effets de la
constriction. Dans les petites hernies intestinales, on
observe, en outre, plus tôt le sphacèle, si l'étranglement,
au lieu de porter sur une anse d'intestin, ne comprend
qu'une partie du calibre de celui-ci. En pareil cas, on

a vu l'intestin perforé 24 heures après le début de l'é-
tranglement, c'est qu'alors, le bord mésentérique n'arrivant pas dans le sac, la circulation est complétement
suspendue dans la portion étranglée de l'intestin. On
pourrait citer à cette règle des exceptions nombreuses ;
c'est ainsi qu'on a trouvé l'intestin sain au troisième, quatrième jour de l'étranglement d'une petite hernie, mais
ces faits, de même que ceux dans lesquels on a vu une
hernie étranglée se réduire spontanément, exposeraient
à de graves mécomptes celui qui en ferait la base de
sa conduite. La gravité de l'opération de la hernie étranglée ne saurait être en aucune façon comparée à celle
de la réduction dans la cavité abdominale d'un intestin
perforé; mieux vaut donc, dans le doute, faire courir à
son malade les chances de la première que celles de la
seconde. Pour cette raison, nous pensons que la prudence et l'intérêt bien compris du malade commandent
de ne pas faire de tentatives de taxis :

Pour les *hernies petites, intestinales, trente-six heures*
après le début des accidents ;

Pour les *hernies moyennes, entéro-épiploïques, soixante-
douze heures* après le début des accidents ;

Pour les *hernies grosses* après le quatrième jour.

Il est bon toutefois de s'entendre sur la valeur à
accorder à chacune de ces épithètes car elles n'ont pas
la même signification appliquée aux différentes variétés de hernie. Une hernie *crurale* plus grosse qu'une
noix est une *hernie moyenne*, du volume d'une pomme,
c'est une *grosse hernie*. Une hernie *inguinale*, qui mesure
en longueur 4 à 6 centimètres et transversalement 2 à
3 centimètres est *petite, moyenne* si elle ne dépasse pas
le double de ces dimensions. Une *grosse* hernie inguinale a souvent le volume du poing, quelquefois des deux
poings.

Les règles que nous venons de formuler sont basées sur le volume et la nature de la hernie ainsi que sur l'âge de l'étranglement. Mais il est encore un élément important dont nous n'avons pas parlé et dont on doit tenir compte ; ce sont les *tentatives antérieures de taxis*. Il faut, en effet, distinguer les hernies étranglées vierges de toutes manœuvres, de celles qui déjà en ont subi de plus ou moins multipliées. Pour les premières, on se conformera aux règles précédentes, mais pour les secondes, il faudra restreindre les limites dans lesquelles un nouveau taxis peut être pratiqué. Le médecin s'enquerra donc toujours des tentatives faites avant son arrivée, car la durée et l'énergie de ses efforts, pour obtenir la réduction de la hernie, devront être en raison inverse de la durée et de l'énergie des manœuvres exercées antérieurement. Il agira alors comme si l'étranglement était plus âgé qu'il ne l'est réellement : les tentatives antérieures de taxis, en augmentant l'inflammation, ont, qu'on nous passe cette expression, vieilli la hernie

DE L'OPÉRATION DE LA HERNIE ÉTRANGLÉE.

Dès que l'étranglement, s'il est de date récente, a été reconnu invincible par le taxis, ou lorsque son début remonte à une époque trop éloignée pour qu'il soit prudent de tenter cette manœuvre, l'opération de la hernie étranglée est formellement indiquée et ne doit être différée sous aucun prétexte.

Cette opération ne présente ni une difficulté ni une gravité aussi grandes que pourraient le faire supposer les diverses médications et les variétés de taxis (forcé, prolongé, à 4 et même à 6 mains, etc.), qui ont été proposées pour obtenir la réduction d'une hernie étranglée, sans recourir au débridement. L'inutilité et aussi le danger de ces médications ou de ces manœuvres doivent les faire proscrire d'une façon absolue. « L'opération précipitée est moins redoutable que le taxis exagéré » (Sédillot). Notre expérience personnelle d'accord avec celle de la plupart, sinon de la totalité, des chirurgiens, nous permet d'affirmer que la kélotomie, pratiquée en temps opportun, pour une hernie qui n'a pas été tourmentée par des tentatives multipliées de taxis, en dehors des hôpitaux et notamment à la campagne, donne les meilleurs résultats, et doit être rangée parmi les opérations dont les suites sont les plus simples, on pourrait presque dire les plus bénignes. L'opération de la hernie étranglée doit la majeure partie de ses revers au retard qu'on met à la pratiquer, et aux lésions qu'un taxis exagéré a déterminées dans l'intestin. Opérer aussitôt que le taxis a été reconnu insuffisant ou sans taxis si l'âge de l'étranglement ne permet pas de le tenter, telle est la seule conduite à suivre. La temporisation n'a dans ces conditions d'autre résultat que de rendre douteux un succès qu'on pouvait considérer comme presque assuré.

Manuel opératoire. — Les instruments nécessaires pour pratiquer l'opération de la hernie étranglée sont :

Un bistouri légèrement convexe et à lame courte ;

Un bistouri boutonné ;

Deux pinces, l'une à disséquer ou à griffes, l'autre à verrou ; .

Une sonde cannelée ;

Une paire de ciseaux droits.

Le bistouri boutonné peut être droit ou courbe ; nous faisons ordinairement usage du bistouri courbe d'Astley Cooper, dont le tranchant, commençant à cinq millimètres de l'extrémité mousse, mesure seulement deux centimètres.

L'opération de la hernie étranglée comprend trois temps :

1° L'incision de la peau, des couches sous-cutanées et du sac ;

2° Le débridement ;

3° La réduction des viscères herniés.

Mais il est des circonstances assez nombreuses qui modifient singulièrement cette opération et forcent le chirurgien à supprimer un et même deux des trois temps. On donne, comme on le voit, le nom de kélotomie à des opérations très-différentes qui tantôt sont prévues d'avance, tantôt sont résolues sur-le-champ. Un seul temps, l'incision des parties molles, est commun à toutes ces opérations, car c'est seulement après avoir examiné l'état des viscères qu'on s'arrête à un parti décisif.

Nous décrirons d'abord les trois temps de la kélotomie complète, c'est-à-dire se terminant par la rentrée dans le ventre des viscères herniés, puis nous ferons connaître les raisons qui peuvent s'opposer à leur réduction, et quelle doit être la conduite du chirurgien suivant les cas qui peuvent se présenter.

Le malade doit être placé dans le décubitus dorsal, sur une table recouverte d'un matelas ou sur un lit un peu dur et assez élevé pour éviter la fatigue qu'entraînerait l'attitude courbée, que serait forcé de garder le chirurgien, si le malade était couché sur un lit trop bas, pendant toute la durée d'une opération parfois assez longue.

Avant d'administrer le chloroforme pour pratiquer le taxis, on doit prévenir le malade qu'en cas d'insuccès, on procédera immédiatement à l'opération, et préparer d'avance tout ce que celle-ci réclame. On profite alors du sommeil anesthésique, mais lorsque l'âge de l'étran-

glement ne permet pas de tenter le taxis, nous ne jugeons pas nécessaire d'administrer le chloroforme pour
pratiquer la kélotomie. Cette opération est, du reste,
peu douloureuse, et à cette période de la maladie l'emploi du chloroforme pourrait n'être pas sans inconvénient.

*Premier temps. Incision de la peau, des couches sous-
cutanées et du sac herniaire.* — L'examen des viscères
herniés étant le but essentiel de ce premier temps de
l'opération, il faut que les incisions cutanées soient
assez larges et disposées de telle façon que l'exploration soit facile et complète, qu'on puisse étaler les viscères et surtout aborder aisément le point sur lequel
devra porter le débridement, si celui-ci est nécessaire.
Pour cela, l'incision cruciale des anciens est rarement
utile, à moins qu'il ne s'agisse d'une hernie très-volu-
mineuse, et une incision unique, pratiquée suivant le
grand diamètre de la tumeur, est ordinairement suffisante. Cependant, on ne devra pas oublier qu'une
grande incision ou même plusieurs incisions offrent généralement plus d'avantages que d'inconvénients.

Le chirurgien fait à la peau un pli transversal, perpendiculaire au grand axe de la tumeur. Il en confie
une extrémité à un aide, tandis qu'il fixe lui-même
l'autre entre l'index et le pouce gauches. De la main
droite, armée du bistouri convexe, il divise alors ce pli
à sa partie moyenne, du sommet à la base. Cette section terminée et la peau abandonnée à elle-même,
l'extrémité supérieure de la plaie doit dépasser en haut
ou tout au moins atteindre le pédicule de la hernie et
par suite le siége de l'étranglement. Les couches sous-
cutanées, qu'il faut maintenant diviser avant d'arriver sur le sac herniaire, présentent un nombre et une
épaisseur variables suivant les sujets, la région qui est le

siége de la hernie, et aussi suivant que celle-ci est de
date ancienne ou récente. L'incertitude dans laquelle
on se trouve, relativement à l'épaisseur des tissus qui
recouvrent la hernie, commande de diviser successivement, et avec précaution, chacune de ces couches, afin
de ne pas pénétrer d'emblée dans le sac, ce qui exposerait à blesser l'intestin.

Les plans sous-cutanés seront divisés dans une étendue égale à celle de l'incision tégumentaire, parallèlement à elle, sans queue ni cul-de-sac. La division des
couches superficielles peut être faite directement, mais,
en se rapprochant du sac, il sera préférable d'inciser sur
la sonde cannelée. Pour cela, on saisit avec une pince à
disséquer, ou mieux avec une petite pince à griffes, un
pli à la surface de la couche qui est à nu dans le fond
de la plaie, et, à la base de ce pli, on fait, soit avec les
ciseaux, soit avec le bistouri, en dédolant, une ouverture par laquelle on introduit la sonde cannelée pour
achever l'incision, en haut et en bas, dans une étendue
égale à celle de la plaie des téguments et des couches
précédentes. On procède ainsi successivement pour
chaque couche jusqu'à ce qu'on soit arrivé dans la cavité du sac.

On est averti du voisinage du sac par la teinte plus
foncée que prennent les tissus qui, superficiellement,
ont, en général, la couleur de la graisse. Cependant,
des tentatives de taxis pratiquées sans mesure ou une
application de sangsues à la surface de la hernie peuvent avoir déterminé dans les plans sous-cutanés une
infiltration sanguine qui modifie leur aspect.

On peut rencontrer, entre la peau et le sac herniaire,
des artérioles dont on liera immédiatement les deux
bouts, des veines qu'il sera le plus souvent facile de distinguer et d'écarter, des ganglions lymphatiques qu'on

écartera également ou qu'on incisera au besoin, des amas de graisse qui pourraient être pris pour l'épiploon et qu'on divisera avec précaution ou mieux encore qu'on déchirera avec la pince et la sonde cannelée, enfin quelquefois, au-devant des hernies anciennes et mal contenues, des cavités kystiques, bourses séreuses accidentelles, contenant de la sérosité citrine ou sanguinolente.

A mesure qu'on approche du sac, on doit procéder avec plus de lenteur et de précaution, ne diviser les tissus qu'après avoir soigneusement épongé la plaie et examiné attentivement les parties sur lesquelles on va porter le bistouri. On est prévenu par leur teinte plus foncée du voisinage du sac. Celui-ci se présente sous forme d'une tumeur tendue, lisse, arrondie, rénitente, fluctuante et offrant à sa surface des stries fibreuses et vasculaires, entrecroisées; en la pinçant entre les doigts, on sent une masse plus dure située au-dessous. Lorsqu'on a fait une ouverture à la base du pli formé par la paroi du sac soulevée avec une pince, il s'écoule immédiatement de la sérosité, quelquefois sanguinolente. Cet écoulement avertit qu'on a pénétré dans la cavité du sac. Par cette ouverture, on introduit alors la sonde cannelée, le pavillon abaissé et le bec saillant, de façon à tendre la paroi et à protéger le contenu, puis on incise le reste du sac dans une étendue égale à celle de la plaie.

Nous avons signalé la présence, dans certains cas, de cavités kystiques dans les couches intermédiaires au sac et aux téguments. La pénétration dans une cavité semblable et l'écoulement de sérosité qui en serait la conséquence pourraient faire croire qu'on a ouvert le sac, mais lorsque la paroi de cette cavité sera largement divisée, on reconnaîtra bien vite l'erreur. En effet,

cette cavité est vide et close, et ne se prolonge pas en
haut, du côté de l'abdomen, le long du pédicule de la
hernie. On ne confondra pas non plus la paroi interne
de cette cavité avec la surface externe de l'intestin qui
est bombée et non plane; en outre, lorsqu'il s'agit de
l'intestin, on peut avec le doigt contourner dans toute
son étendue l'anse herniée, et s'assurer qu'elle se prolonge dans l'abdomen; enfin, en pinçant les tissus entre
les doigts, on sentira, lorsque le sac n'aura pas été
ouvert, qu'il existe profondément une couche résistante.

Si, après l'ouverture du sac, il ne s'écoule pas de sérosité, si la hernie est *sèche*, on reconnaîtra qu'on est
arrivé dans cette cavité, soit à la présence de l'épiploon,
qui viendra faire hernie entre les lèvres de l'ouverture,
soit à l'aspect caractéristique de l'intestin.

Quelquefois la hernie n'a pas de sac; c'est ce qui
a lieu lorsqu'elle est formée par le cœcum ou la
vessie. Ces hernies sont exceptionnelles; mais il ne
faut pas oublier qu'elles peuvent exister. On reconnaîtra les organes susdits à leur structure musculaire, à
leur prolongement dans l'abdomen, et enfin à ce qu'en
les pinçant entre les doigts, on ne sent aucune partie
résistante interposée entre leurs parois ou située au-
dessous. La possibilité de rencontrer une de ces hernies exige donc, comme nous l'avons déjà recommandé, de procéder avec lenteur et en tâtonnant à la
division des couches sous-cutanées, de les examiner
avec soin avant de les ouvrir, et de ne pas craindre de
multiplier ces couches plutôt que de diviser d'emblée
une trop grande épaisseur de tissus.

Toutes les fois qu'on n'a pas la certitude d'avoir mis
à nu l'intestin, ou qu'on n'est pas arrivé sur une couche
musculaire rappelant le cœcum ou la vessie, on peut

inciser sans crainte, mais avec précaution, et aller à la recherche du sac herniaire situé plus profondément. Si on croit être arrivé sur l'intestin, on débridera, comme nous le dirons plus loin, et on cherchera soit à attirer à l'extérieur ce qu'on pense être l'intestin, soit à introduire le doigt dans l'abdomen à travers la partie débridée. Si on ne peut, après le débridement, ni pénétrer dans le ventre, ni attirer à l'extérieur ce qu'on considérait comme l'intestin, c'est que le sac est situé plus profondément, et qu'on n'a sous les yeux ni l'intestin, ni le cœcum, ni la vessie.

Deuxième temps. Débridement. — Le sac herniaire une fois ouvert largement, et les viscères herniés mis à nu, il faut reconnaître le siége de l'étranglement. Mais avant on doit examiner les viscères ; car, dans certaines circonstances, les altérations dont ils sont le siége contre-indiquent le débridement, et, le sac une fois ouvert, l'opération est terminée ; c'est ce qui a lieu lorsque l'anse herniée est frappée de gangrène et perforée dans une grande étendue. Cette lésion peut généralement être prévue avant l'opération à la rougeur, à l'œdème, quelquefois même à la gangrène de la peau et des couches sous-jacentes ; il existe alors un phlegmon stercoral. Nous reviendrons sur la conduite à tenir en pareil cas.

Après l'ouverture du sac, l'intestin se présente seul ou accompagné d'épiploon qui le recouvre ordinairement et lui forme quelquefois une sorte de second sac complet ; il faut alors, pour mettre l'intestin à nu, déplisser l'épiploon, l'écarter et au besoin diviser les adhérences qu'il aurait contractées. On explore soigneusement ensuite, à l'aide du doigt promené circulairement dans la cavité du sac le pédicule de la hernie ainsi que la situation exacte et la résistance de l'anneau constricteur.

Pour faciliter cet examen si nécessaire, il est bon de fixer le collet du sac que le doigt pourrait refouler en haut, de l'abaisser si l'étranglement est très-élevé et même s'il est possible de l'amener directement à la vûe. Pour obtenir ces résultats, les bords de l'incision du sac sont saisis avec une ou plusieurs pinces confiées à un aide qui s'en sert pour attirer en bas et en avant le sac tout entier et faire bailler largement son ouverture. Cette manœuvre évite, lorsque l'étranglement est très-élevé, la division des aponévroses abdominales dans une trop grande étendue.

Le siége de l'étranglement une fois reconnu, on porte l'index gauche dans le sac et on engage l'ongle entre l'anneau constricteur et l'intestin ainsi refoulé et protégé par la face dorsale du doigt. Sur la pulpe de celui-ci, on glisse à plat le bistouri boutonné et on l'introduit au-dessous du collet du sac. Lorsqu'il l'a dépassé, on lui fait décrire un quart de cercle et avec son tranchant dirigé perpendiculairement à l'anneau, on incise celui-ci dans une étendue de 3 à 4 millimètres. Le bistouri est poussé contre l'anneau constricteur par l'index gauche, qu'on essaie d'engager dans l'ouverture. La sensation d'une résistance vaincue et une sorte de craquement caractéristique apprennent que l'anneau a été divisé ; on remet alors le bistouri à plat et on le retire. On essaie ensuite d'introduire le doigt à travers l'orifice ; s'il pénètre facilement, on peut en conclure que l'étranglement est levé, dans le cas contraire, on réintroduit le bistouri boutonné et on pratique un nouveau débridement dans le voisinage du premier.

Le débridement doit être fait suivant une direction déterminée, différente pour chaque variété de hernie. On évite ainsi de blesser les vaisseaux et les organes importants qui sont en rapport avec l'anneau herniaire ;

mais les craintes, qu'inspiraient ces blessures aux anciens chirurgiens, peuvent être considérées comme fort exagérées et on s'en garantira toujours en faisant plusieurs débridements peu étendus, au lieu d'un seul, deux ou trois fois plus considérable. Cette méthode des débridements multiples, due à Vidal, de Cassis, donne à ce temps de l'opération, considéré autrefois comme très-scabreux, une sécurité et une innocuité presque complètes.

Malgaigne a proposé un mode de débridement différent de celui que nous venons de décrire et qui consiste à faire l'incision de l'anneau constricteur, non plus de dedans en dehors, mais de dehors en dedans. Ce procédé exige qu'on mette à nu l'agent de l'étranglement ; pour cela, les incisions cutanées doivent être situées au niveau de celui-ci, qu'on divise alors, à ciel ouvert et à petits coups. Cela a l'inconvénient de nécessiter parfois, lorsque l'étranglement est profond, une division assez étendue des aponévroses abdominales ; c'est ainsi que, dans les hernies crurales, on peut se trouver dans l'obligation d'inciser l'arcade de Fallope et dans les hernies inguinales, dont l'étranglement siége au niveau de l'anneau supérieur, de diviser largement l'aponévrose du grand oblique, c'est-à-dire toute la paroi antérieure du canal inguinal. Pour ces raisons, nous préférons pratiquer le débridement de dedans en dehors, à l'aide du bistouri boutonné conduit sur la pulpe du doigt. Cependant le procédé de Malgaigne ne doit pas être rejeté d'une façon absolue, car il est certains cas où seul il est applicable. Ainsi lorsqu'il existe, entre l'intestin et l'anneau constricteur, des adhérences si intimes qu'on ne peut introduire le bistouri boutonné entre eux, le débridement à ciel ouvert est indiqué. Lorsqu'on croit être arrivé sur l'in-

testin, mais qu'on ne peut l'attirer au dehors ou faire
pénétrer le doigt dans l'abdomen, le même procédé permet de reconnaître si on a réellement pénétré dans le
sac. Sauf ces cas très-rares, il est préférable de débrider
de dedans en dehors, en faisant attirer le sac en avant,
si l'étranglement est profond et inaccessible à la vue.

Troisième temps. Réduction de l'intestin. — L'étranglement étant levé, il faut, avant de réduire l'intestin dans
la cavité abdominale, s'assurer qu'il ne présente aucune
altération qui pourrait être le point de départ d'une
péritonite ; c'est une règle dont on ne doit jamais se départir. *Toute portion d'intestin, avant d'être reportée dans
l'abdomen, doit être au préalable soumise à l'exploration
directe par la vue.* Une anse intestinale étranglée, même
depuis peu de temps, ne présente jamais son aspect
complétement normal. Cependant on considère comme
sain l'intestin n'offrant d'autre altération qu'une congestion plus ou moins vive et présentant une teinte
rouge, même très-foncée, mais sans ulcération, ni es-
charres, ni fausses membranes à sa surface, ni dépôts
plastiques ou purulents dans l'épaisseur de ses parois ;
sa rentrée dans la cavité abdominale ne peut alors être
la source d'aucun accident.

Pour s'assurer de l'état de l'intestin, il faut l'attirer
avec précaution à l'extérieur; on acquiert d'abord ainsi
la certitude que l'étranglement est levé, puis on peut
examiner directement le point sur lequel a porté la constriction, car c'est souvent à ce niveau qu'existe l'ulcération des tuniques intestinales. Ainsi, lors même qu'au
premier coup d'œil la réduction paraît indiquée, cet examen est indispensable, car l'intégrité de l'intestin ne saurait nullement se déduire des apparences plus ou moins
normales qu'il offre dans sa portion libre. Ce précepte,
qui n'admet pas d'exception, est plus impérieux encore

quand la hernie est de petit volume, formée par l'intestin seul et serrée par un anneau étroit. Dans ces conditions, il faudrait s'y conformer lors même que l'étranglement ne daterait que de quelques heures.

L'intestin reconnu sain, il faut encore, avant de le
réduire, procéder à sa *toilette*. On éponge avec soin les
liquides du sac, dont la pénétration dans le péritoine
pourrait provoquer l'inflammation de cette membrane,
puis on essuie l'intestin avec une compresse fine et propre. Le chirurgien ayant les mains lavées, soigneusement essuyées, et les ongles coupés, procède alors seulement à la réduction. Pour cela, il refoule doucement
l'intestin dans la cavité abdominale, en le pressant, légèrement d'abord, puis progressivement, avec la pulpe
des doigts, de façon à chasser les gaz qu'il contient ;
l'intestin réduit, il porte ensuite le doigt dans l'anneau
pour s'assurer que la réduction est complète, et qu'il
n'existe pas un autre anneau constricteur situé au-
dessus du premier. Lorsque la hernie contient de l'épiploon, on peut, pour être plus sûr de ne pas froisser
l'intestin en le réduisant, le coiffer avec l'épiploon à travers lequel on le presse ; le contact est ainsi plus doux
que lorsque les doigts sont appliqués directement sur
l'intestin.

Il arrive quelquefois qu'après la réduction de l'intestin, un écoulement séreux assez abondant et provenant
de la cavité péritonéale, a lieu par la plaie. Les faits,
tirés de notre pratique personnelle, nous permettent
d'affirmer que ce signe n'est pas, ainsi que quelques chirurgiens l'ont avancé, d'un fâcheux pronostic. Tous les
opérés, chez lesquels nous l'avons observé, ont en effet
guéri.

La réduction de l'intestin hernié est généralement facile quand la voie est suffisamment large, mais quelque-

fois elle est malaisée et même impossible. On s'assurera
alors que l'étranglement est bien levé, en cherchant à
attirer l'intestin à l'extérieur, si déjà on ne l'avait pas
fait, et en portant le doigt dans l'anneau : si le doigt
passe, l'intestin doit passer. Si on constatait la présence
d'un second étranglement au-dessus du premier, on en
ferait le débridement, puis on attirerait l'intestin à l'extérieur pour l'examiner avant de réduire. Mais parfois il
arrive que la réduction est impossible, quoique l'étranglement ait été levé, comme le prouvent l'exploration
de l'anneau avec le doigt et la possibilité d'attirer
l'intestin à l'extérieur ; celui-ci sort à mesure qu'on
le repousse. On recommencera alors les tentatives
de réduction, en mettant la paroi abdominale dans le
relâchement et en engageant le malade à ne pas faire
d'efforts. Si, après plusieurs tentatives, on échoue encore,
et qu'on ait la certitude que l'étranglement est levé, on
pourra sans inconvénient ne pas réduire et laisser dans
le sac l'anse herniée. Dernièrement nous avons observé
un cas semblable sur un malade atteint d'une hernie
inguinale volumineuse étranglée, et présentant un météorisme considérable. Nous abandonnâmes, après avoir
levé l'étranglement, l'intestin dans le sac, dont nous
réunîmes les parois. Les accidents cessèrent, les garde-
robes se rétablirent, et quelques jours après, lorsque le
météorisme eut disparu, l'anse rentra dans la cavité
abdominale. Si on tenait cependant à réduire l'intestin,
on pourrait en pareille circonstance, en faire la paracentèse, afin de donner issue aux gaz qui le distendent. On se servirait alors d'un trocart explorateur ou
de l'aiguille creuse de la seringue de Pravaz pour pratiquer cette ponction, qui n'aurait son excuse que si
l'intestin était parfaitement sain et que sa réduction
ne fût pas contre-indiquée.

Les *contre-indications à la réduction de l'intestin* sont l'*ulcération* partielle ou totale de ses tuniques, la *gangrène*, avec ou sans perforation, l'*inflammation*, avec infiltration plastique ou purulente, le *rétrécissement* très-prononcé de son calibre et enfin *l'infiltration sanguine* de ses parois avec épaississement considérable. Conséquence assez commune du taxis à outrance, cette infiltration non-seulement augmente le volume de l'anse herniée et la transforme en masse compacte, mais l'expose ultérieurement à une mortification presque inévitable.

Inflammation, ulcération et gangrène sans perforation. — Il est souvent assez difficile de se prononcer sur la nature et l'étendue des altérations dont l'intestin étranglé peut être le siége. Nous avons dit déjà que l'intestin étranglé n'était jamais absolument sain, mais qu'on le considérait comme tel lorsqu'il présentait seulement une congestion plus ou moins vive ou une infiltration ecchymotique. Il n'est aucun signe assez tranché pour permettre d'établir avec précision le degré auquel les altérations de l'intestin peuvent cesser d'être inoffensives et devenir le point de départ d'une péritonite ou d'une gangrène. Entre la congestion vive et l'inflammation avec épaississement et infiltration des parois, il existe bien des degrés intermédiaires pour lesquels on ne saurait établir de règles fixes.

Heureusement lorsque l'étranglement est levé, la non-réduction de l'intestin et son abandon dans le sac ne peuvent guère être causes d'accidents. Sans vouloir faire, ainsi qu'on l'a conseillé (1), de la non-réduction une règle absolue, nous sommes d'avis que, dans tous les cas douteux, mieux vaut y avoir recours que

_____

(1) Girard (Marc), *De la kélotomie sans réduction*, Nouvelle méthode opératoire de la Hernie étranglée. Paris, 1868.

de s'exposer en réduisant à provoquer une péritonite
mortelle ; seulement, avant de se décider à abandonner
l'intestin dans le sac, il faut, par l'introduction du doigt
dans l'anneau et la traction de l'anse herniée au dehors, acquérir la certitude qu'on a bien levé l'étranglement.

Lorsque l'intestin est recouvert de fausses membranes, ou que ses parois sont le siége d'une infiltration
granulo-graisseuse ou purulente, il ne saurait y avoir de
doutes sur la conduite à tenir, la réduction est contre-
indiquée.

La gangrène, même très-limitée et sans perforation,
la chute de l'escharre n'ayant pas encore eu lieu, est
aussi une contre-indication formelle à la réduction. Ses
caractères sont souvent douteux et il est parfois très-
difficile de préciser exactement le degré d altération
qui indique la cessation immédiate et complète de la
vie dans une anse étranglée. On est généralement averti
de la gangrène de l'intestin par l'odeur et l'aspect du
liquide qui s'écoule à l'ouverture du sac, par la coloration brune ou noire, quelquefois grisâtre ou feuille
morte, existant seulement par plaques ou sur toute la
surface de l'anse herniée, suivant que la mortification a
envahi celle-ci en partie ou en totalité, et enfin par
l'affaissement de l'intestin dans les points qui présentent cette coloration ; l'anse intestinale n'est plus tendue
et bombée, ses parois sont flasques et ont été comparées
à du linge ou à du papier mouillés. Cet affaissement
est le signe caractéristique de la gangrène, tandis que la
coloration brune, ou même noire, est insuffisante pour
affirmer son existense, si l'anse intestinale a conservé
sa tension. Nous n'en concluons pas que, lorsque cet
affaissement n'existe pas, on doit toujours réduire, mais
seulement qu'on ne doit jamais le faire lorsqu'il existe.

14

Quand l'anse intestinale, tout en ayant conservé sa tension, présente une coloration foncée et que sa séreuse a perdu son aspect luisant et poli, comme la gangrène est à craindre et que la réduction de l'intestin pourrait être suivie d'une péritonite mortelle due à un épanchement consécutif, il est également plus prudent de ne pas réduire. En résumé, la gangrène de l'intestin confirmée ou douteuse est une contre-indication à la réduction.

Si la gangrène est douteuse, ou si elle consiste en une escharre peu étendue, mesurant seulement trois ou quatre millimètres, après s'être assuré, comme nous l'avons dit, par l'introduction du doigt dans l'anneau et la traction de l'intestin au dehors, que l'étranglement est bien levé, on abandonnera l'intestin dans le sac et on attendra les événements. Des adhérences pourront s'établir entre l'intestin et le sac et la guérison survenir sans même qu'il se produise une fistule stercorale.

Si l'intestin est gangréné, dans une étendue plus considérable, on s'assurera également que l'étranglement est levé, puis, après avoir passé un fil dans le mésentère, pour maintenir l'anse intestinale à l'extérieur, on réunira par une suture les parois du sac et l'intestin, et on incisera celui-ci au niveau de la partie sphacelée. On pourrait encore, comme nous le dirons plus loin, à propos des perforations, ne pas débrider et, après l'incision de l'intestin, introduire une sonde dans le bout supérieur pour assurer l'écoulement des matières, ou encore, avec le petit doigt introduit dans l'anse ouverte, dilater l'étranglement.

Lorsque l'intestin est ulcéré, quoique l'ulcération n'ait pas détruit toute l'épaisseur de sa paroi et qu'il n'existe pas de perforation, on ne doit pas réduire, car on ignore l'état des couches internes et il peut se faire que la paroi, amincie par l'ulcération et plus altérée qu'on ne le suppose, vienne à se rompre après sa rentrée dans l'abdomen. Les recherches de Nicaise ont, en effet, montré que les érosions de la séreuse s'accompagnent souvent d'altérations plus profondes des autres tuniques.

On pourrait certainement citer des faits de guérison, après la réduction d'une anse intestinale présentant une érosion de sa séreuse, mais cette conduite fait courir trop de risques à l'opéré pour que nous engagions à l'imiter. L'abandon de l'intestin dans le sac, après la levée de l'étranglement, offre peu d'inconvénients, tandis que la réduction d'un intestin présentant une ulcération, même superficielle, peut être suivie d'accidents mortels.

Des perforations intestinales. — Quelques chirurgiens affirment qu'une petite perforation de l'intestin ne constitue pas une contre-indication absolue à la réduction et citent des faits dans lesquels elle n'a été suivie d'aucun accident. A ces heureux cas il serait facile d'en opposer d'autres plus nombreux, dans lesquels la réduction a été suivie de péritonite mortelle. Aussi considérons-nous comme une règle absolue de *ne jamais réduire une anse intestinale lorsqu'elle est le siége d'une perforation si petite qu'elle soit.* S'assurer que l'étranglement est levé, puis abandonner l'intestin dans le sac, après avoir passé ou non un fil dans le mésentère pour prévenir sa rentrée dans l'abdomen, telle est la seule conduite que la prudence commande. Les adhérences, qui s'établiront entre l'intestin et la paroi du sac au niveau de la perforation, pourront s'opposer à la formation d'une fistule stercorale et, s'il en est autrement, la guérison de cette fistule ne se fera ordinairement pas

longtemps attendre. Le passage d'un fil dans le mésentère n'est pas toujours nécessaire, mais il est surtout
prudent d'y avoir recours lorsque l'anse intestinale est
peu volumineuse et qu'après le débridement, l'anneau
herniaire présente une certaine largeur.

Les perforations, lorsqu'elles sont peu étendues, siégent de coutume au niveau du point qui a supporté la
constriction, aussi nous avons recommandé d'examiner
attentivement cette région. Elles ont souvent la forme
d'une fissure transversale, perpendiculaire à l'axe de
l'intestin ; comprenant quelquefois le quart ou même
la moitié de sa circonférence, elles ne présentent souvent
que la grandeur d'une tête d'épingle.

On a conseillé, en cas de petites perforations, de faire
la suture des bords de l'ouverture et de réduire ensuite.
Il importe, à ce point de vue, de faire une distinction
entre les perforations intestinales consécutives à l'ulcération et à la gangrène, et celles qui sont dues à la blessure de l'intestin par le bistouri dans le cours de l'opération. Pour les premières, la suture ne présentant
aucune chance de succès, à cause de l'inflammation et
de la friabilité des bords de l'ouverture, doit être rejetée. Pour les secondes, elle est praticable et sera parfois
suivie de réunion si l'intestin n'est pas le siége d'une
inflammation trop prononcée. La suture dans ce dernier
cas, ne présente pas assez de chances de réussite pour
autoriser à réduire l'intestin après l'avoir pratiquée.
Aussi concluons-nous que même réservée aux perforations traumatiques, elle ne doit jamais être suivie de
réduction

Le procédé le plus simple est celui de *Lembert*, dans
lequel on fait glisser les aiguilles entre les tuniques
musculaire et muqueuse de l'intestin. A 6 ou 8 millimètres de la plaie, on enfonce une aiguille droite, fine,

armée d'un fil de soie ciré et portée sur une pince;
on la pousse horizontalement dans l'épaisseur de la
paroi intestinale et on la fait ressortir à 2 millimètres
environ en dehors du bord de la plaie. On procède de la
même manière pour la lèvre opposée, avec cette seule
différence que l'aiguille, pénétrant à 2 millimètres de
son bord libre, ressort à 6 ou 8 millimètres plus loin,
ayant cheminé, dans l'épaisseur de la paroi de l'intestin, sans avoir pénétré dans sa cavité. On applique
ainsi, à 5 millimètres de distance, autant de points de
suture que le comporte la longueur de la plaie. Lorsque
chacun de ces points séparés est noué, les surfaces séreuses se trouvent adossées, et la muqueuse, repoussée en dedans, forme un léger bourrelet saillant dans la
cavité intestinale.

Lorsque l'intestin présente une large perforation, on
peut en être averti déjà, avant l'opération, par la rougeur
des téguments, l'œdème du tissu cellulaire sous-cutané
et l'affaissement de la tumeur. Si ces signes font défaut, après le premier temps de l'opération, c'est-à-dire
après l'ouverture du sac, l'écoulement du liquide qu'il
contient et son mélange avec les matières de l'intestin
ne laissent aucun doute sur l'existence de la perforation. Deux cas peuvent alors se présenter, ou les matières s'échappent facilement par cette ouverture, ou
au contraire elles s'écoulent d'une façon tout à fait
insuffisante. Dans le premier cas, l'opération est terminée, réduite à un seul temps, l'incision des parties
molles. Il est, en effet, inutile de débrider l'anneau constricteur, et on doit respecter les adhérences formées, à
ce niveau, entre l'intestin et le collet du sac, car elles
s'opposent à l'épanchement des matières dans le péritoine.

Si l'écoulement des matières contenues dans l'intestin

14.

se fait d'une façon incomplète, on peut encore respecter les adhérences, et éviter le débridement, mais on facilitera leur issue à l'extérieur par l'introduction d'une sonde en gomme dans le bout supérieur de l'intestin. Ce bout, plus distendu que l'inférieur est, pour cette raison, situé plus bas ; aussi est-ce dans cette direction qu'on devra le rechercher. Si ce moyen est insuffisant, on introduit, par la perforation, le petit doigt dans la cavité de l'intestin et on cherche à dilater l'anneau. Si ces manœuvres ne sont pas encore suivies d'un écoulement facile des matières, il faut débrider ; mais pour intéresser le moins possible, les adhérences salutaires, qui unissent l'intestin au collet du sac, on procédera de dedans en dehors, suivant le procédé d'Arnaud. Le doigt index ou auriculaire gauche, introduit par la perforation dans la cavité de l'intestin, sert de guide au bistouri boutonné, qu'on pousse à plat jusqu'au delà de l'étranglement et dont on dirige ensuite le tranchant vers l'agent constricteur. Ce débridement doit être, on le conçoit, très-limité, et on y reviendra, si cela est nécessaire, plutôt que de lui donner d'emblée une étendue trop considérable.

Rétrécissement de l'intestin. — A la suite de la constriction très-violente qu'il a supportée, l'intestin peut offrir au niveau de celle-ci, un rétrécissement assez prononcé, pour s'opposer au rétablissement du cours des matières. Même en l'absence de perforation, l'existence d'un pareil rétrécissement est une contre-indication formelle à la réduction, car non-seulement il peut être la cause de l'obstruction de l'intestin mais encore de sa rupture si le point serré est trop affaibli pour supporter la distension ultérieure par les matières intestinales. Il faut, en pareil cas, après avoir levé l'étranglement, abandonner dans le sac l'anse herniée et attendre; si, après douze ou quinze heures, les matières n'ont pas repris leur cours et si les accidents persistent, il faut ouvrir l'intestin et créer un anus contre nature.

On agira de même, quoiqu'il n'existe aucun rétrécissement apparent, si on constate au toucher un tel épaisissement des parois de l'intestin qu'il en doive résulter une diminution notable de son calibre.

De la formation d'un anus contre nature. — Lorsque l'intestin est perforé ou qu'on l'ouvre, à cause de la gangrène de ses parois ou du rétrécissement de son calibre, il faut empêcher les matières intestinales de tomber dans la cavité péritonéale. Le plus souvent, des adhérences, développées sous l'influence de l'inflammation, unissent l'intestin au collet du sac et opposent ainsi une barrière salutaire à tout épanchement dans l'abdomen; mais leur existence n'est pas constante, ou bien, elles sont de date trop récente pour offrir une grande résistance. Il en résulte que, sous l'influence d'un effort ou d'un mouvement brusque du malade, elles peuvent se rompre, d'où la rentrée dans l'abdomen de l'anse intestinale ouverte. En passant un fil dans le mésentère, on peut maintenir celle-ci au dehors, mais il est encore préférable, pour favoriser la production des adhérences, de suturer les bords de l'ouverture de l'intestin avec les lèvres de la plaie. Plusieurs points de suture, appliqués à un demi-centimètre ou à un centimètre de distance les uns des autres, maintiendront plus sûrement l'intestin et s'opposeront en outre à l'infiltration des matières intestinales sous les téguments. Sans doute l'existence d'une paroi muqueuse, dans tout le trajet de l'anus contre nature, sera un obstacle à sa guérison spontanée, mais cette disposition permettra de retrouver facilement les deux orifices adossés de l'in-

testin, et de tenter plus tard, dans de meilleures conditions, la cure de l'anus contre nature.

Si l'intestin n'est pas perforé, on pourra, avant de
l'ouvrir, faire la suture, comme nous le dirons plus
loin, en décrivant l'opération de l'entérotomie. On se
mettra ainsi plus sûrement encore à l'abri de la chute
des matières dans le péritoine.

Des obstacles à la réduction. — Alors qu'il n'existe aucune contre-indication à la réduction, celle-ci n'est pas
toujours possible. Nous avons déjà signalé deux des
causes qui s'opposent à la rentrée de l'intestin et forcent à l'abandonner dans le sac, ce sont le trop grand
volume de la hernie et le ballonnement du ventre.
Dans d'autres circonstances, les adhérences, existant
entre l'intestin et les parois du sac ou l'épiploon hernié,
sont un obstacle à la réduction. Elles sont extrêmement
rares. Lorsqu'elles sont faibles et récentes, on pourra
les rompre et, après avoir levé l'étranglement, abandonner l'intestin dans le sac ou même le réduire s'il
est en bon état. Si elles sont fortes et anciennes, on les
respectera lorsqu'elles existeront entre l'intestin et le
fond du sac ; l'étranglement levé. l'opération sera terminée et on ne réduira pas. Quand, au contraire, elles
seront situées au niveau du collet du sac et s'opposeront à l'introduction du bistouri boutonné, on
fera alors le débridement de dehors en dedans, suivant le procédé de Malgaigne, et on abandonnera
l'intestin au dehors. Une kélotomie, non suivie de la
rentrée de l'intestin dans l'abdomen, ne doit pas être
considérée comme inachevée. L'opération a pour but de
faire cesser l'étranglement et, par le débridement seul,
ce but est atteint. En présence des obstacles que nous
venons de signaler, il ne faut donc pas chercher à obtenir quand même la réduction. L'abandon de l'intestin

dans le sac n'aggrave pas notablement la situation de
l'opéré; à la vérité, dans ce cas, la hernie persiste après
l'opération, mais on sait qu'après la réduction de l'intestin, il en est souvent de même, et que le patient doit
continuer à faire usage d'un bandage.

De la réduction de l'épiploon. — Nous ne nous sommes occupés jusqu'à présent que de l'intestin contenu
dans les hernies étranglées, mais souvent celles-ci ren-
ferment également de l'*épiploon*. On a beaucoup dis-
cuté sur la conduite à suivre en pareil cas. Doit-on réduire? Doit-on abandonner l'épiploon dans la plaie?
La question a été résolue de la façon suivante : Lorsque l'épiploon est sain, on peut indistinctement le réduire ou le laisser à l'extérieur; lorsqu'au contraire il
est altéré, on ne doit pas procéder à sa réduction. S'il
est indifférent de le réduire ou de le laisser dans la plaie
lorsqu'il est sain, nous préférons déclarer qu'on *ne doit
jamais le réduire;* de la sorte, il n'y a pas d'hésitation.
Si l'épiploon est peu volumineux, on l'abandonne simplement dans la plaie; si, au contraire, il présente un
volume considérable, comme sa présence aurait pour
conséquence d'entretenir la suppuration et de retarder
beaucoup la guérison, on en fera la ligature et l'excision. Cette ligature sera faite en masse, ou, s'il est trop
volumineux, en plusieurs fois, en traversant son pédicule
avec une ou deux aiguilles portant un fil double. On
agirait de même, à plus forte raison, si l'épiploon était
le siége d'altérations inflammatoires ou gangréneuses.
S'il adhère au fond ou aux parois du sac, on fera une
double ligature, l'une au niveau du pédicule, l'autre au
niveau des adhérences et on fera l'ablation de la portion intermédiaire.

Pansement et traitement consécutifs. — Si la plaie est
simple, non mâchée, si les tissus qu'elle renferme ne

sont ni enflammés ni trop contusionnés par le taxis, si
l'étranglement est récent et l'intestin sain, qu'on l'ait
réduit ou non, on peut, lorsque l'opéré est jeune et
placé dans de bonnes conditions hygiéniques, réunir
par première intention la plaie dans toute son étendue, en comprenant dans la suture les parois du sac.
Mais il faudra, les jours suivants, exercer une surveillance attentive afin de désunir la plaie, dès qu'on s'a-
percevra que ses bords s'enflamment.

Lorsqu'au contraire les lèvres de la plaie sont contu-
sionnées ou enflammées, ou que l'intestin abandonné
dans le sac est le siége d'altérations qui peuvent faire
craindre un épanchement, on ne réunira pas (hernies
crurales) ou on ne réunira que d'une façon incomplète
(hernies inguinales), en laissant la plaie ouverte à sa
partie inférieure, pour permettre l'écoulement des liquides. On agirait de même si la hernie contenait de
l'épiploon dont on aurait fait la ligature. On pourrait encore, ainsi que l'a conseillé Morel-Lavallée,
faire un pansement par occlusion, en recouvrant la
plaie avec un morceau de baudruche qu'on fixe avec
du collodion ou une solution de gomme. Si, les jours
suivants, du pus s'amasse, on lui donne issue en perforant la baudruche avec une épingle, après quoi on
remet une nouvelle couche de la même substance. On
renouvelle ce pansement jusqu'à la guérison.

Lorsque l'intestin présente une large perforation,
ou une gangrène étendue, ayant nécessité la création
d'un anus contre nature, on panse à plat, sans appliquer de bandage, qui pourrait s'opposer à l'écoulement
des matières.

Dans la crainte que l'intestin réduit ne s'échappe
de nouveau par l'anneau herniaire, on place quelquefois un spica assez serré pour le contenir. Cette

crainte est illusoire. Le bandage a l'inconvénient d'être
trop dur, et, en outre, d'être long et fatigant à appliquer. Il suffit d'un simple pansement, formé de deux
mouchoirs dont l'un sert de ceinture, tandis que
l'autre entoure la cuisse, croise la plaie et vient se
fixer au premier.

On placera, en outre, le malade dans une attitude
telle que la paroi abdominale soit relâchée. Un oreiller
sous l'occiput et un coussin sous les jambes maintiendront la tête fléchie sur la poitrine et les cuisses sur le
bassin.

Il était autrefois de règle de faire suivre l'opération
de la hernie étranglée de l'administration d'un purgatif.
On jugeait nécessaire de débarrasser immédiatement
l'intestin des matières qui pouvaient y être accumulées,
et d'acquérir ainsi la certitude que tout obstacle à
leur cours avait disparu. Cette pratique est aujourd'hui
abandonnée. L'arrêt du cours des matières n'est point,
en effet, la cause des accidents de l'étranglement herniaire, et l'évacuation des matières susdites n'est nullement indispensable à leur disparition. Il suffit que la
constriction de l'intestin cesse pour que les accidents
ne se reproduisent plus. L'emploi d'un purgatif, après
l'opération de la hernie étranglée, ne répond donc,
le plus souvent, à aucune indication, et peut, en
outre, avoir pour conséquences d'entretenir les vomissements, de provoquer des selles assez multipliées
pour épuiser les opérés, de favoriser l'extension au
péritoine de l'inflammation de l'anse intestinale, et
enfin, si celle-ci est le siége d'une petite perforation,
qui a échappé à l'examen, de provoquer un épanchement intra-péritonéal. Lorsque le ventre est très-bal-
lonné et que l'intestin est plein, un purgatif léger
offrira des avantages, cependant si l'état de l'intestin

inspire des inquiétudes, on devra encore s'abstenir. Il en est de même lorsque le malade présente des phénomènes d'algidité; car un purgatif pourrait provoquer une diarrhée colliquative; il faut alors ordonner des stimulants, la potion de Todd, par exemple. A part ces cas particuliers, il vaut mieux attendre. Si les accidents ne se reproduisent plus, on a déjà la certitude que l'étranglement est levé, et, le soir ou le lendemain de l'opération, le cours des matières se reproduira spontanément. Dans le cas contraire, on administrera un purgatif doux (huile de ricin ou calomel).

Si l'intestin était enflammé, gangréné ou perforé, et qu'on eût, par conséquent, intérêt à ce qu'il s'établisse des adhérences entre lui et le collet du sac, il faudrait, pour obtenir, autant que possible, l'immobilité de l'intestin, avoir recours à l'opium. Une pilule de un centigramme serait administrée toutes les deux heures, pendant les deux premiers jours. Cette médication a été conseillée par quelques chirurgiens dans tous les cas indistinctement ; mais, quoiqu'elle ne puisse jamais être nuisible, elle nous semble ordinairement sans utilité, et nous croyons qu'on doit en restreindre l'usage aux cas que nous venons d'indiquer, en y ajoutant ceux dans lesquels le malade a beaucoup souffert et éprouvé des coliques violentes.

Opération de la hernie étranglée après la réduction en masse. — Nous savons que le taxis, pratiqué brutalement et d'une façon non méthodique, peut décoller le sac herniaire des couches qui l'entourent et le refouler tout entier dans le ventre avec son contenu. Il y a alors *réduction en masse.* Le sac contenant encore la hernie vient se placer entre le péritoine pariétal et la paroi musculaire de l'abdomen, et l'étranglement, produit par le collet, persiste malgré la réduction apparente.

Si, au premier abord, on peut se féliciter du résultat obtenu, cette satisfaction n'est pas de longue durée, car les accidents, loin de diminuer, persistent ou même augmentent d'intensité. Le taxis a eu pour effet de transformer un étranglement herniaire en étranglement interne, et, sous peine de voir se développer promptement une péritonite mortelle, il faut immédiatement intervenir.

La péritonite, survenant à la suite de la réduction de l'intestin par le taxis, peut en imposer au chirurgien et lui faire croire qu'il y a eu réduction en masse. On la reconnaît à la douleur, qui au lieu d'être localisée au niveau de la région herniaire, est générale, étendue à tout l'abdomen et partout extrêmement intense, à la petitesse et à la fréquence du pouls, au refroidissement des extrémités, à la sécheresse de la peau et à l'altération des traits.

Lorsque la hernie a été réduite en masse, il faut, sans le moindre retard, lever l'étranglement. On engage d'abord le malade à faire des efforts, à tousser fortement pour provoquer la sortie de la hernie ; si ce résultat est obtenu, l'opération consiste simplement dans la kélotomie ordinaire, telle que nous l'avons décrite. Si, malgré les efforts du malade, la hernie reste dans la cavité abdominale, il faut aller à sa rencontre. Après avoir incisé les téguments et les couches sous-cutanées, comme dans le procédé ordinaire, on introduit le doigt dans l'anneau et on cherche la hernie. Si on la sent, on engage le malade à se livrer à des efforts dans le but de l'amener à l'extérieur. Si on ne réussit pas, il ne reste plus qu'à diviser la paroi abdominale, dans une étendue suffisante, pour mettre à nu la tumeur herniaire. Cette section est faite avec le bistouri boutonné, sur le doigt introduit par l'anneau et suivant la direction appropriée au genre de hernie : en dehors pour la hernie inguinale, en haut pour la crurale. La hernie ainsi découverte et amenée à l'extérieur, on ouvre le sac avec les précautions d'usage, et on débride le collet. On examine alors l'intestin qu'on réduit, qu'on maintient à l'extérieur, suivant qu'il est sain ou altéré. Les chances de succès de cette opération sont, on le conçoit, moindres que celles de la kélotomie ordinaire. Cependant, pratiquée de bonne heure, elle donne quelques résultats heureux.

Si, après l'opération de la hernie étranglée suivie de réduction de l'intestin, les accidents persistent, sans péritonite évidente, bien entendu, comme il est possible que l'étranglement ne soit pas levé, on agit de même, c'est-à-dire, qu'on attire l'intestin à l'extérieur en faisant au besoin les débridements nécessaires.

HERNIES INGUINALES.

Dans cette variété, les viscères s'échappent de l'abdomen en suivant le trajet inguinal qui livre passage, chez l'homme au cordon spermatique, chez la femme au ligament rond.

Le trajet inguinal est oblique en bas, en avant et en dedans. Son orifice profond est situé à un travers de doigt au-dessus de l'arcade de Fallope, à égale distance de l'épine iliaque antéro-supérieure et de l'épine du pubis. Le cordon spermatique s'engage dans cet orifice qui est contourné en dedans par l'artère épigastrique, décrivant à ce niveau une arcade à concavité dirigée en haut et en dehors.

L'orifice superficiel, ovale, oblique en bas et en dedans, est constitué par l'écartement de deux bandelettes de l'aponévrose du muscle grand oblique ou piliers su-

périeur et inférieur, s'insérant le premier à l'épine, le
second à la symphyse du pubis. Le trajet, qui mesure
environ 3 centimètres, a pour paroi antérieure l'aponévrose du muscle grand oblique, pour paroi postérieure
le fascia transversalis et enfin pour paroi inférieure l'arcade de Fallope, sur laquelle se réunissent les parois
antérieure et postérieure. Il n'y a pas à proprement
parler de paroi supérieure, mais seulement, au-dessus
du cordon, les fibres inférieures des muscles petit oblique et transverse.

Les hernies inguinales parcourent toute l'étendue de
ce trajet, pour accompagner, jusque dans les bourses, le
cordon spermatique, au-dessus duquel elles sont situées. Elles présentent plusieurs degrés dans leur évolu-
tion. Au début l'intestin franchit seulement l'orifice
profond, c'est la *pointe de hernie ;* à un degré plus
avancé, il remplit le trajet inguinal, mais n'apparaît
pas encore à son orifice superficiel, c'est la *hernie interstitielle ;* quand les viscères ont franchi l'orifice sous-
cutané et font saillie au niveau du pubis, c'est la hernie
inguino-pubienne ; enfin, s'ils descendent jusque dans le
scrotum, c'est la hernie *inguino-scrotale.*

On a admis encore une variété de hernie inguinale
dans laquelle l'intestin, au lieu de pousser le péritoine
devant lui, s'engage dans le prolongement séreux resté
perméable qui accompagne le cordon. Cette variété
désignée sous le nom de *hernie vaginale,* se montre ordinairement dans la première enfance, mais quelquefois
seulement vers l'âge de quinze ou vingt ans, ou même
plus tard, quoique la disposition anatomique, qui favorise son développement, date de la naissance. Pour cette
raison, même lorsqu'elle apparaît tardivement, on l'ap-
pelle encore *hernie congénitale.* Elle offre cette particu-
larité que d'emblée elle peut présenter un certain vo-

lume et s'étrangler le jour même de son apparition ;
nous y reviendrons.

Les hernies inguinales présentent, comme le trajet
qu'elles parcourent, une direction oblique en bas, en
avant et en dedans. Cependant, lorsqu'elles sont anciennes, il arrive souvent que l'orifice profond du canal
inguinal se reporte en dedans, sous l'influence de la
pression des viscères, et vient se placer directement en
arrière de l'orifice sous-cutané ; le trajet de la hernie
cesse d'être oblique pour devenir direct. On pourrait
croire alors à l'existence d'une variété, très-rare du
reste, de la hernie inguinale, dans laquelle les viscères
traversent la paroi abdominale, en dedans de l'orifice
profond du trajet inguinal, et directement d'avant en
arrière. Cette confusion aurait pour conséquence d'in-
duire le chirurgien en erreur sur la situation de l'artère
épigastrique par rapport au pédicule et au collet du
sac. La hernie ordinaire ou oblique externe, qui parcourt le trajet inguinal dans toute son étendue et s'engage dans son orifice profond, est, comme le cordon
spermatique qu'elle accompagne, située *en dehors* de
l'artère épigastrique, tandis qu'au contraire, la hernie
directe, dans laquelle les viscères traversent, d'avant en
arrière, la paroi abdominale au niveau de l'orifice superficiel du trajet inguinal, est située *en dedans* de cette
artère.

Si la hernie est ancienne, on peut être à peu près certain, en raison de la rareté de la hernie directe, qu'elle
est oblique externe ; mais en admettant qu'il reste quelques doutes, ils ne sauraient avoir de conséquences
fâcheuses, car il est toujours facile de débrider le collet
du sac d'une hernie inguinale étranglée sans avoir à redouter la lésion de l'artère épigastrique, que la hernie
appartienne à l'une ou à l'autre variété.

Les hernies inguinales, beaucoup plus fréquentes chez l'homme que chez la femme, atteignent souvent, lorsqu'elles sont anciennes, non contenues ou mal contenues, un volume considérable et sont regardées alors par les partisans de la doctrine de l'inflammation herniaire comme étant plus souvent le siége de cette complication que de l'étranglement. Nous répéterons à ce sujet ce que nous avons dit précédemment, c'est qu'il y aurait plus d'inconvénients à prendre une hernie étranglée pour une hernie enflammée qu'à commettre l'erreur opposée; nous ajouterons en outre qu'on a vu, bien rarement il est vrai, des hernies inguinales volumineuses être le siége d'un étranglement très-serré. Ceci établi, nous devons reconnaître que le plus souvent les hernies inguinales volumineuses sont enflammées et non étranglées ou plutôt, pour rester sur le terrain de la pratique, que lorsqu'elles sont le siége d'accidents (engouement, inflammation ou étranglement), elles sont presque toujours réductibles par le taxis pratiqué de bonne heure et avec anesthésie, si toutefois elles l'étaient précédemment. Contrairement à ce qu'on observe souvent pour les autres variétés, dans les hernies inguinales volumineuses étranglées ou enflammées, l'intensité des symptômes est assez bien proportionnée à la gravité des lésions et fournit des renseignements d'une certaine importance.

Dans les hernies inguinales, l'étranglement est produit par le collet du sac. Son siége est donc variable et peut correspondre aux différents points du trajet, cependant c'est le plus souvent au voisinage de l'orifice profond qu'il est situé. Il en est toujours ainsi lorsque la hernie est interstitielle.

Dans le taxis, les pressions sont dirigées en haut, en arrière et en dehors si la hernie est oblique, en

arrière si son trajet est direct. Le malade étant placé
dans le décubitus dorsal, les cuisses fléchies et écartées,
avec les doigts de la main gauche on entoure le pédicule de la hernie, tandis qu'avec la main droite on soulève la tumeur au-dessus du pubis et on la refoule dans
le canal inguinal. Lorsque la hernie est petite, interstitielle, très-tendue, on renonce au taxis trente-six
heures après le début des accidents. Au delà de soixante-
douze heures il est contre-indiqué pour les hernies
moyennes, c'est-à-dire dont le volume atteint ou même
dépasse un peu celui d'un œuf de poule, et après le
quatrième jour pour les hernies volumineuses.

Qu'une hernie inguinale volumineuse soit étranglée
ou enflammée, un diagnostic précis n'est pas nécessaire, pendant les vingt-quatre heures qui suivent le
début des accidents. Dans les deux cas le taxis est
indiqué et même lorsqu'il y a inflammation la réduction est le meilleur moyen de mettre un terme aux accidents et de prévenir un étranglement consécutif.
Passé ce délai, il importe d'être fixé, car, si la hernie
est enflammée, il n'est pas sans danger de refouler dans
le péritoine l'intestin, l'épiploon et les liquides de nature inflammatoire contenus dans le sac. L'administration d'un purgatif permet alors d'établir le diagnostic
et, il est sage d'en attendre le résultat avant d'entreprendre le taxis. Si l'apparition des selles et le peu d'intensité des symptômes démontrent que la hernie est
enflammée, on renonce au taxis, qui ne peut qu'augmenter l'inflammation, et on prescrit le repos, les antiphlogistiques et les émollients. Si au contraire malgré
l'administration plusieurs fois répétée d'un purgatif, la
suppression des garde-robes est complète, alors le taxis
avec anesthésie doit être immédiatement pratiqué et en
cas d'insuccès la kélotomie. Lorsque les vomissements

sont fécaloïdes, il n'est pas nécessaire d'attendre le résultat du purgatif ; il y a étranglement et il faut agir en conséquence.

Il en est de même pour les hernies vaginales survenues subitement à la suite d'un effort et s'accompagnant d'accidents dès leur apparition. Là non plus il ne saurait y avoir de doute, et il y a bien réellement étranglement. Ces hernies, qui présentent parfois un certain volume, sont extrêmement douloureuses et donnent lieu à des accidents à marche rapide. Le taxis n'a aucune chance de réussite, aussi doit-on opérer immédiatement.

Dans l'opération de la hernie inguinale étranglée, l'incision des téguments est faite suivant la direction du grand axe de la tumeur, oblique dans les hernies obliques, verticale dans les hernies directes. L'étranglement siégeant souvent au niveau de l'orifice profond du trajet inguinal, l'incision doit être, dans les hernies complètes, moitié abdominale et moitié scrotale ; on évite de la prolonger inférieurement au delà des limites du sac, car on peut ouvrir la tunique vaginale et mettre le testicule à nu.

Après avoir divisé les couches superficielles et découvert l'aponévrose du grand oblique, on ouvre le sac au-dessous de l'orifice superficiel du canal inguinal, en ménageant les éléments du cordon qui, quelquefois, au lieu d'occuper la partie postérieure de la hernie, sont dissociés, éparpillés et situés au devant d'elle. Le sac une fois ouvert, on recherche avec le doigt le siége de l'étranglement. S'il est situé au niveau de l'orifice profond, avant d'en venir à l'incision de l'aponévrose du grand oblique, qui aurait pour conséquence d'affaiblir plus tard la paroi abdominale, on saisit avec deux pinces les lèvres de l'ouverture du sac de façon à l'attirer à

l'extérieur. Si on réussit à faire descendre suffisamment
le collet, on respecte l'aponévrose du grand oblique ;
dans le cas contraire on la divise en haut et en dehors
avec le bistouri boutonné conduit sur le doigt. Pour
débrider, il faut toujours faire tirer légèrement sur le
sac pour tendre son collet et l'empêcher de fuir devant
le bistouri.

L'artère épigastrique, étant située à la partie interne
de l'orifice profond du canal inguinal, et par conséquent en dedans du pédicule de la hernie, c'est donc
en dehors qu'on pratique le débridement du collet du
sac, agent habituel de l'étranglement. Si cependant la
hernie, au lieu de présenter une direction oblique en
bas et en dedans, traverse la paroi abdominale directement d'avant en arrière, ainsi que cela a lieu souvent
pour les hernies anciennes, on peut craindre, en débridant en dehors, de blesser l'artère épigastrique, car
la hernie peut être directe et son pédicule situé en dedans de cette artère. Il faut alors débrider *en haut* parallèlement à la direction du vaisseau ; on est ainsi
assuré de ne pas l'intéresser.

L'opération terminée, avant de rapprocher les bords
de la plaie, on veille à ce qu'il ne reste pas à sa partie
inférieure un cul-de-sac dans lequel le pus puisse
s'accumuler. S'il en est ainsi, on fend le sac dans toute
son étendue, en évitant toutefois d'ouvrir la tunique
vaginale. La plaie est ensuite réunie partiellement,
dans sa moitié ou même ses deux tiers supérieurs. L'é-
coulement du pus, qu'on peut assurer mieux encore
par l'introduction d'un tube à drainage, se fait ainsi
facilement par la partie inférieure laissée béante.

HERNIES CRURALES.

L'anneau crural est une ouverture triangulaire limitée en haut par l'arcade de Fallope, en bas par l'éminence ilio-pectinée, en dehors par le fascia iliaca et en dedans par le bord libre falciforme du ligament de Gimbernat. Les vaisseaux fémoraux occupent la partie externe de cette ouverture ; sa partie interne livre passage à des vaisseaux lymphatiques et c'est en ce point que les viscères refoulent le péritoine. A l'anneau fait suite la gaîne des vaisseaux. fémoraux formée par un dédoublement du fascia lata, dont le feuillet antérieur présente, en dedans des vaisseaux, un grand nombre d'orifices destinés au passage des veines et des lymphatiques qui de la couche superficielle passent dans la couche sous-aponévrotique. La disposition de l'aponévrose à ce niveau lui a valu le nom de *fascia cribriformis*.

Dans la hernie crurale, les viscères s'échappent, en refoulant le péritoine devant eux, par la partie interne de l'anneau crural, et pénètrent dans la gaine des vaisseaux désignée à tort sous le nom de canal crural. Au début, la hernie ne forme pas encore de tumeur appréciable, il n'existe qu'une pointe de hernie qui n'est jamais le siége d'étranglement. A un degré plus prononcé, l'intestin s'engage dans l'un des orifices du fascia cribriformis qu'il dilate et vient faire saillie au-dessous du fascia superficialis, la hernie est alors complète. Il existe donc deux anneaux, l'un naturel l'anneau crural, et l'autre accidentel formé par le fascia cribriformis. La distance qui les sépare est variable, mais, dans les hernies anciennes, ils sont ordinairement très-rapprochés.

La hernie crurale est en rapport en dehors avec la veine fémorale et en haut, mais à une certaine distance, avec le cordon spermatique chez l'homme et le ligament rond chez la femme. A sa partie interne, il n'existe aucun vaisseau important, excepté lorsque l'artère obturatrice, au lieu de tirer son origine de l'iliaque interne, naît de l'épigastrique. Dans ce cas, cette artère descend obliquement en bas et en dedans et s'applique à la face postérieure du ligament de Gimbernat, ordinairement à quelques millimètres en dedans de son bord libre.

Les hernies crurales ne présentent jamais un volume aussi considérable que les hernies inguinales et ombilicales. Elles ne dépassent pas le volume d'une orange et présentent ordinairement celui d'une noix ou d'un marron. Elles ne contiennent que rarement de l'épiploon, et encore en petite quantité; le plus souvent elles sont purement intestinales, ne renfermant quelquefois qu'une anse incomplète d'intestin.

Lorsqu'elles s'étranglent, l'agent constricteur est exceptionnellement le collet du sac, presque toujours l'anneau accidentel du fascia cribriformis. Elles donnent lieu à des étranglements plus serrés et plus rebelles au taxis que les hernies inguinales. Un fait important, est leur indolence habituelle, du moins pendant les premières heures, et souvent aussi la modération des symptômes, malgré la constriction très-énergique à laquelle elles sont soumises. En présence d'un malade ou plutôt d'une malade, car cette variété est rare chez l'homme, offrant les signes d'un étranglement intestinal, on doit donc toujours explorer les régions de l'aine, une hernie crurale étranglée pouvant exister à son insu.

Malgré cette bénignité des symptômes, les lésions de l'intestin dans la hernie crurale étranglée marchent avec une extrême rapidité et amènent plus souvent que dans les autres variétés les perforations et la gangrène.

Aussi est-ce surtout pour elles que la temporisation doit être proscrite, et nous ne saurions trop recommander ce précepte formulé par Gosselin : *Un chirurgien, appelé pour une hernie crurale étranglée, doit faire cesser la constriction séance tenante.*

Le taxis doit être toujours pratiqué pendant l'anesthésie, à moins d'impossibilité absolue de se procurer du chloroforme ou de refus formel du malade. Les pressions sont dirigées en arrière et en haut et ne durent pas plus d'un quart d'heure. Si le taxis est pratiqué sans anesthésie, elles peuvent être continuées pendant vingt minutes et même une demi-heure; mais en raison de la rapidité avec laquelle se montrent les perforations et la gangrène, il faut observer strictement les règles que nous avons posées, établissant le moment auquel on doit renoncer au taxis. Ainsi il ne doit être tenté, dans aucun cas après le troisième jour ; pour les hernies moyennes, après quarante-huit heures, et pour les petites hernies après trente-six heures. Il est même imprudent d'y recourir plus de vingt-quatre heures après le début des accidents, pour les très-petites hernies qu'on peut supposer ne contenir qu'une anse incomplète d'intestin.

L'opération de la hernie crurale étranglée est généralement facile. Les enveloppes ne présentent ordinairement pas une grande épaisseur; cependant c'est surtout en avant de ces hernies qu'on trouve ces kystes séreux, dont nous avons signalé l'existence, ou encore une couche de graisse, quelquefois assez épaisse, doublant le sac herniaire. L'ouverture d'un kyste et l'écoulement de sérosité qui en est la conséquence peuvent faire croire qu'on a pénétré dans le sac; nous avons dit déjà comment on évite l'erreur qui consiste à prendre la paroi opposée du kyste pour l'intestin. Il est en

effet facile de s'assurer, que cette cavité est close, et, en
pinçant entre les doigts la surface lisse qui la tapisse,
qu'il existe au-dessous d'elle une partie tendue et résistante formée par l'intestin.

Si l'on rencontre un de ces amas de graisse, qui dou-
blent quelquefois la face externe du sac et peuvent être
pris pour l'épiploon, on le déchire doucement avec la
pince et la sonde cannelée.

Alors qu'on croyait que l'étranglement siégeait toujours au niveau de l'anneau crural, le débridement ins-
pirait de grandes inquiétudes à cause des vaisseaux qui
entourent cet orifice et dont on redoutait la blessure en
exécutant ce temps de l'opération. Ce sont en dehors la
veine fémorale, en haut chez l'homme le cordon spermatique, en dedans l'artère obturatrice, appliquée à la
face postérieure du ligament de Gimbernat lorsqu'elle
naît par un tronc commun avec l'épigastrique. Ces
craintes, qu'autorisait l'anatomie, n'ont pas été justifiées
par les faits et il n'existe peut-être pas d'exemple de
blessure de ces vaisseaux dans le débridement de la
hernie crurale; ceci tient à ce que l'étranglement siége
non pas au niveau de l'anneau crural, mais au niveau
de l'anneau accidentel dû à la dilatation de l'un des
orifices du fascia cribriformis. Cependant comme ces
deux anneaux peuvent être très-rapprochés, ainsi que
cela a lieu surtout pour les hernies anciennes, il est
prudent de tenir compte de la situation des vaisseaux
et de faire plutôt des débridements petits et multiples
qu'une seule incision deux ou trois fois plus étendue.

*Dans la hernie crurale, le débridement doit être pratiqué
en haut.* Dans cette direction, on n'a à redouter la blessure d'aucun vaisseau. Quelques chirurgiens conseillent
de débrider en dedans chez l'homme afin de ne pas intéresser le cordon spermatique. Cette crainte est illu-

soire. Le cordon est situé au-dessus de l'arcade de Fallope qu'il faut par conséquent diviser entièrement pour l'atteindre. On n'est jamais obligé de donner au débridement une pareille étendue, même s'il est unique, à plus forte raison si on adopte le procédé des débridements multiples.

La hernie crurale étant d'ordinaire étranglée par l'anneau accidentel du fascia cribriformis et non par le collet du sac, on peut lever l'étranglement sans ouvrir ce dernier. L'opération sans ouverture du sac, conseillée d'abord par J.-L. Petit, est aujourd'hui abandonnée par la presque totalité des chirurgiens français. Gosselin recommande cependant d'y avoir recours lorsque le taxis n'a pu amener la réduction et qu'il n'y a pas encore lieu de craindre les lésions de l'intestin. Cette pratique, d'après ses rares partisans, donne lieu à une mortalité beaucoup moindre. Mais cette différence, en faveur de l'opération sans ouverture du sac, ne doit-elle pas être attribuée à ce que ce procédé n'est mis en usage qu'en cas d'étranglement récent, tandis que, dans la statistique des kélotomies ordinaires, on comprend à la fois celles qui ont été faites de bonne heure et celles qui ont été tardives? Quant aux craintes que pouvait inspirer le contact de l'air avec le péritoine, les opérations d'ovariotomie en ont fait justice.

Aussi, comme avant d'avoir ouvert le sac, on ne peut savoir ce qu'il contient; qu'en incisant l'anneau constricteur et en réduisant ensuite, sans ouvrir le sac, on s'expose à repousser dans le péritoine un intestin malade ou même perforé; qu'en outre la date récente de l'étranglement n'est pas une garantie absolue de l'intégrité de l'intestin, puisqu'on a observé sa perforation après vingt-quatre heures, *nous repoussons l'opération de la hernie crurale étranglée sans ouverture du sac.*

Nous sommes en outre convaincus que le procédé ordinaire de kélotomie, appliqué de bonne heure et suivant les règles que nous avons indiquées, donne des résultats tout aussi satisfaisants sans faire courir les mêmes dangers.

HERNIES OMBILICALES

Au point de vue des accidents dont elles peuvent être le siége, les hernies ombilicales doivent être divisées en deux groupes : 1° les petites ou moyennes, de date récente, ne dépassant guère le volume d'un œuf, réductibles avant le début des accidents et pouvant s'étrangler comme les hernies des autres régions ; 2° les grosses, présentant le volume du poing, des deux poings et même plus, irréductibles ou incomplétement réductibles, compliquées fréquemment d'inflammation et exceptionnellement d'étranglement.

Les grosses hernies ombilicales contiennent toujours une grande quantité d'épiploon formant un second sac à l'intérieur du premier avec lequel il contracte, à la suite d'inflammations successives et répétées, des adhérences qui rendent la hernie irréductible. Lorsqu'elles deviennent douloureuses et qu'il existe en même temps des coliques, des nausées, des vomissements et de la constipation, on peut se demander s'il s'agit d'une nouvelle poussée d'épiploïte ou bien au contraire de l'étranglement d'une anse intestinale derrière l'épiploon. Presque jamais, pour ne pas dire jamais, il n'y a étranglement ; aussi dans ce cas spécial la temporisation, que nous avons jusqu'à présent blâmée, se trouve justifiée ; bien plus nous sommes d'avis qu'on ne doit tenter ni l'opération, ni même le taxis. L'ouverture d'un sac aussi vaste, communiquant avec le péritoine par une large ouverture et sans trajet intermédiaire, présente en effet une gravité telle qu'elle est presque inévitablement suivie de mort. Cette disposition anatomique, qui donne à l'inflammation herniaire une gravité plus grande que dans les autres régions, doit faire repousser le taxis, car il peut avoir pour résultat d'accroître la phlegmasie et de favoriser sa propagation au péritoine. L'irréductibilité ancienne de la hernie rend du reste ces tentatives tout à fait inutiles et la largeur du collet ne permet guère d'admettre qu'une anse intestinale nouvellement engagée dans le sac puisse s'y étrangler.

Le traitement consiste simplement à prescrire un purgatif pour combattre la constipation, une application de sangsues à la périphérie de la tumeur, qui, dans ce cas spécial, peut rendre de réels services, et enfin à maintenir relevée, à l'aide d'une écharpe, la hernie si elle est pendante au-devant de l'abdomen. Généralement vers le troisième ou quatrième jour, sous l'influence de ce traitement, les accidents diminuent d'intensité pour disparaître ensuite graduellement. Mais quelquefois ils s'aggravent, la peau qui recouvre la hernie devient rouge, tendue, s'amincit comme sur un abcès arrivé à maturité, puis, en certains points, prend une teinte plus foncée, brune et enfin se sphacèle. Il faut alors intervenir. Cette intervention consiste seulement à inciser les points gangrénés et à ouvrir l'intestin sous-jacent, de façon à créer un anus contre nature. On se garde bien d'attirer l'intestin pour l'examiner ou de rechercher avec le doigt s'il y a étranglement, car on détruirait les adhérences existant au niveau du collet et formant une barrière qui ferme l'entrée du péritoine aux matières intestinales ainsi qu'aux produits de l'inflammation. En un mot on traite la hernie

comme un abcès stercoral, on en fait simplement l'ouverture.

Avec ce traitement presque négatif, sans doute on
perd des malades, mais dans une proportion infiniment moins considérable que si l'on fait des tentatives
de taxis et surtout que si l'on opère.

Les hernies ombilicales petites ou moyennes sont
bien plus souvent que les précédentes compliquées d'é-
tranglement. D'après M. Gosselin, celui-ci ne présente
pas, du moins pendant les quarante huit premières
heures, une gravité plus grande que pour les hernies
inguinales ou crurales. Cependant comme les lésions
de l'intestin paraissent s'y produire avec une assez
grande rapidité, il est très-important de ne pas trop
temporiser dans l'hypothèse que la hernie pourrait
bien être enflammée et non étranglée.

Voici comment on doit agir : si l'on est appelé près
du malade, moins de deux jours après le début des
accidents, on administre le chloroforme et on tente
le taxis : presque toujours on obtient la réduction,
ces étranglements n'étant jamais bien serrés. Si après
un quart d'heure de tentatives, la réduction n'est pas
obtenue, et, si les accidents d'étranglement sont très-
accentués, on procède immédiatement à l'opération.
Dans le cas où les accidents sont peu intenses, on administre un purgatif; mais si, quelques heures après,
il n'y a pas eu de garde-robes, on opère sans recourir
de nouveau au taxis.

Dans le courant du troisième jour, on peut encore
pratiquer le taxis, mais à une période plus éloignée il
est imprudent de le tenter. A cette époque, le doute
est moins permis : si les accidents étaient dus à l'inflammation, ils auraient dû déjà décroître; aussi lorsqu'ils
n'ont rien perdu de leur intensité ou à plus forte rai-

son en ont acquis une plus grande, doit-on immédiatement opérer. Le danger est la propagation de l'inflammation du sac au péritoine, qui sont contigus et sans trajet intermédiaire. Cette complication peut survenir d'un moment à l'autre. On doit donc repousser toute temporisation.

Dans l'opération de la kélotomie, l'incision sera longitudinale ou en T suivant le volume de la hernie, mais toujours suffisante pour permettre d'examiner les viscères contenus dans le sac et de voir le siége de l'étranglement. On peut également, suivant le conseil de Malgaigne, faire une incision courbe dont la lèvre supérieure, se rabattant après l'opération au-devant de l'orifice herniaire, intercepte le passage de l'air.

L'intestin est recouvert seulement par la peau, la couche sous-cutanée peu épaisse et le péritoine. Quelquefois ces trois couches adhèrent entre elles au point de n'en former qu'une, aussi du premier coup de bistouri on tombe sur les viscères. Il faut donc procéder avec précaution à l'incision des enveloppes.

Le sac une fois ouvert et le siége de l'étranglement reconnu avec le doigt, on débride directement *en haut*. Cette direction doit être préférée non pas parce qu'elle met à l'abri de la blessure des vaisseaux, les artères et la veine ombilicales étant oblitérées quelques semaines après la naissance, mais parce que l'incision pratiquée en haut expose moins à affaiblir la paroi abdominale.

Nous renvoyons à ce que nous avons dit précédemment sur la conduite à tenir à l'égard de l'épiploon et dans le cas où des adhérences existent entre l'intestin et l'épiploon ou les parois du sac.

La plaie doit être réunie de manière à favoriser l'écoulement des produits inflammatoires dont la chute dans le péritoine pourrait être mortelle.

Nous n'avons pas parlé de la ponction de l'intestin pratiquée à l'aide de l'aspirateur dans le but d'évacuer les gaz et les matières contenus dans l'anse intestinale herniée et d'en faciliter la réduction par le taxis. Cette omission est volontaire. Quoique cet adjuvant du taxis ne nous semble pas devoir rentrer dans la chirurgie d'urgence, à cause de l'instrument spécial qu'il nécessite, peut-être cependant en aurions-nous recommandé l'emploi si les indications en étaient bien posées. Or, des faits encore trop peu nombreux dans lesquels on y a eu recours, il semble résulter que si ce moyen a été, dans certains cas, d'une utilité incontestable, dans d'autres il a été inutile et même nuisible. Aussi, plutôt que d'en trop généraliser l'emploi, est-il préférable, en attendant des indications plus nettes, de ne pas en faire usage.

B. ÉTRANGLEMENT INTERNE.

La constriction de l'intestin, dans l'intérieur de la cavité abdominale, peut être produite soit par un diverticulum de l'intestin grêle, l'appendice iléo-cœcal ou une bride épiploïque enroulés autour de lui, soit par les bords d'une cavité anormale du péritoine ou d'une solution de continuité du mésentère ou de l'épiploon, dans laquelle il s'est engagé et étranglé.

Deux opérations ont été proposées contre l'étranglement interne : la *gastrotomie* et l'*entérotomie*. Dans la première, on divise la paroi abdominale et on pénètre dans le péritoine pour aller à la recherche de l'étranglement et le faire disparaître. Dans la seconde, on divise également la paroi abdominale et le péritoine, mais dans une étendue beaucoup moins grande, et uniquement pour attirer une anse intestinale, la fixer à l'ex-

térieur et enfin l'ouvrir pour donner issue aux matières ;
en un mot, on crée un anus artificiel.

Ces deux opérations paraissent avoir été employées
indistinctement contre l'étranglement interne, suivant
le caprice ou l'inspiration du chirurgien, quoiqu'elles
aient des indications fort différentes.

La création d'un anus artificiel ne peut mettre un
terme aux accidents de l'étranglement que s'ils sont la
conséquence de la rétention des matières contenues
dans l'intestin. Or c'est ce qui n'a pas lieu. Sans doute,
dans l'étranglement interne, ainsi que dans l'étranglement herniaire, il y a ordinairement obstruction de
l'intestin et par suite rétention stercorale ; mais celle-ci
ne joue qu'un rôle nul ou tout à fait secondaire dans
la production des accidents. Comment en effet expliquer, par la rétention stercorale, leur apparition sou-
daine et leur persistance, alors qu'une portion seulement
du calibre de l'intestin ou encore l'appendice iléo-cœcal
sont étranglés, c'est-à-dire, lorsqu'il n'y a pas interrup-
tion du cours des matières ? Comment expliquer encore,
par la rétention stercorale, leur cessation, lorsque
l'anse étranglée est frappée de gangrène, quoique ce
cours ne soit pas rétabli ? Les accidents qui accompagnent l'étranglement interne reconnaissent donc une
autre cause. Ils sont la conséquence de la constriction même de l'intestin et ne sont que des actes réflexes
ayant leur point de départ dans l'irritation des nerfs de
l'anse étranglée. De là, leur brusque apparition et aussi
leur persistance lorsqu'une portion seulement du calibre
de l'intestin est serrée sans que le cours des matières
soit interrompu ; de là aussi, leur disparition, lorsque
les nerfs de l'anse intestinale sont détruits par la gangrène, quoique le cours des matières ne soit pas rétabli.

Il ne faudrait pas conclure de ce qui précède que

l'occlusion de l'intestin, sans étranglement, soit exempte
d'accidents. Ils ont au contraire une grande analogie
avec ceux de l'étranglement intestinal et c'est à cela
qu'on doit attribuer le vague des indications de la gastrotomie et de l'entérotomie.

Étant admis que, lorsque l'intestin est étranglé, la rétention stercorale n'est qu'un phénomène secondaire,
il est clair que la création d'un anus artificiel ne peut
faire cesser les accidents. Ceux-ci, étant la conséquence
directe de la constriction de l'intestin, ne disparaîtront
qu'autant qu'elle aura elle-même cessé. Il en résulte
que *l'entérotomie, qui trouve son indication dans l'occlusion
de l'intestin sans étranglement, doit être rayée du traitement
de l'étranglement interne, et en outre que la seule opération
rationnelle dans ce dernier cas est la gastrotomie.*

L'application de cette règle n'est pas toujours
simple au lit du malade, à cause des difficultés parfois
insurmontables qu'on éprouve à établir le diagnostic
différentiel de l'étranglement interne et de l'obstruction
de l'intestin. Ces deux affections présentent en effet à
peu près les mêmes signes et ne diffèrent guère que par
leur intensité et leur marche. Dans les deux cas, il y a
suppression des garde-robes, absence d'émission de gaz
par l'anus, coliques, vomissements, météorisme, etc.
Dans l'étranglement interne, ces accidents débutent
brusquement et atteignent rapidement une grande
intensité. Dans l'occlusion intestinale, l'apparition des
accidents est rarement brusque, le plus souvent précédée de constipation ; les vomissements ne se montrent
que tardivement et sont rarement fécaloïdes. Dans l'é-
tranglement interne, la péritonite survient promple-
ment, tandis que l'occlusion intestinale peut persister
plusieurs semaines sans que cette complication appa-
raisse.

Lorsque la péritonite existe, l'intervention chirurgicale est contre-indiquée. Or, comme c'est surtout la
durée et la marche des accidents qui permettent de
distinguer l'étranglement interne de l'occlusion intestinale, on voit que ce diagnostic n'est le plus souvent établi qu'à un moment où, en cas d'étranglement,
l'opération se trouve contre-indiquée. La gastrotomie,
pour avoir chance de réussir, devrait être pratiquée
presque immédiatement après le début des accidents.
Or, à cette époque, on n'est jamais assez sûr du
diagnostic, de la cause et même de l'existence de l'é-
tranglement pour proposer une opération certainement redoutable, mais parfaitement justifiée, surtout
depuis que les succès de l'ovariotomie nous ont appris
combien avaient été exagérés les dangers de l'ouverture du péritoine. Le jour où nous aurons des éléments de diagnostic nous permettant de nous prononcer, dans les quarante-huit heures qui suivent le
début des accidents, sur l'existence et aussi sur la cause
de l'étranglement interne, la gastrotomie prendra dans
la médecine opératoire un rang qu'on ne saurait lui con-
tester. Jusque-là, malgré notre conviction bien arrêtée que le médecin ne doit jamais refuser à un malade
une chance de salut si petite qu'elle soit lorsqu'elle est
la dernière, nous ne saurions conseiller une semblable
opération sur des données encore trop incertaines.

II. RÉTENTION STERCORALE.

La rétention stercorale se reconnaît à la suppression
complète des garde-robes et à l'absence d'émission de
gaz par l'anus. Elle s'accompagne en outre de coliques,
de nausées, de.vomissements et de météorisme. Ces

symptômes, qu'on observe également dans l'étranglement interne, présentent dans le cas qui nous occupe,
une bien moins grande intensité et une marche beaucoup moins rapide. Au lieu d'apparaître brusquement,
ils ne se montrent qu'après avoir été précédés, pendant
plusieurs jours, quelquefois une semaine et même davantage, par une constipation opiniâtre. Les vomissements, qui peuvent même faire complétement défaut,
surviennent tardivement et se reproduisent à d'assez
longs intervalles; ils sont, en outre, rarement fécaloïdes. Enfin, tandis que l'étranglement interne se termine en quelques jours par la péritonite, la rétention
stercorale peut persister, pendant plusieurs semaines,
avant que ne se montre cette grave complication.

La rétention stercorale survient dans le cours de
l'existence ou se montre au moment même de la naissance; elle est due alors à un vice de conformation.
Ces deux variétés réclamant une intervention chirurgicale différente, nous en ferons l'objet de deux articles
distincts, sous les titres de : rétention stercorale par
occlusion de l'intestin, et de rétention stercorale par
malformation de l'anus ou du rectum.

A. RÉTENTION STERCORALE PAR OCCLUSION DE L'INTESTIN.

·L'occlusion de l'intestin, qui survient dans le cours
de la vie, reconnaît des causes nombreuses, dont les
unes ont pour siége la cavité du canal intestinal ou l'é-
paisseur de ses parois, tandis que les autres sont indé-
pendantes de l'intestin et développées en dehors de lui.
Les premières sont des corps étrangers introduits dans le
tube digestif (fragments d'os, noyaux de fruits, etc.),

ou développés dans le canal intestinal (tumeurs stercorales, entérolithes, paquets d'ascarides lombricoïdes intriqués les uns dans les autres, etc.), des lésions organiques des tuniques intestinales, (hypertrophie, cancer, rétrécissement cicatriciel, végétations, polypes) ou encore des déplacements de l'intestin (torsion, invagination, renversement). Les secondes, étrangères à l'intestin, sont des tumeurs abdominales (corps fibreux de l'utérus, tumeurs de l'ovaire, du foie, masses tuberculeuses, cancéreuses, etc.), qui agissent sur ses parois les compriment et diminuent son calibre.

Ces obstacles siégent le plus souvent sur le gros intestin ou la fin de l'iléon.

Le diagnostic de l'occlusion de l'intestin ne présente pas de grandes difficultés, il est établi par la suppression des selles et l'absence d'émission de gaz par l'anus. L'étranglement interne s'en distingue dès le début, par la plus grande intensité des symptômes. A une période plus avancée l'existence de cette dernière affection, qui se complique très-rapidement d'une péritonite mortelle, ne saurait plus être admise. La bénignité et la durée des accidents sont donc les seuls caractères qui différencient l'occlusion de l'intestin de son étranglement.

Le diagnostic de la nature de l'obstacle au cours des matières ne peut, le plus souvent, être établi. Passer en revue les caractères distinctifs des différentes affections que nous avons énumérées plus haut, serait sortir du cadre de cet ouvrage. Nous dirons seulement qu'on cherche les éléments du diagnostic dans les commémoratifs, les troubles fonctionnels antérieurs et aussi dans l'exploration de l'abdomen, lorsqu'un météorisme trop prononcé ne la rend pas impraticable.

La détermination du siége de l'occlusion de l'intestin présenterait peut-être une importance plus grande au point de vue de l'intervention chirurgicale ; mais le plus souvent cette partie du diagnostic reste aussi obscure que celle qui concerne la nature de l'obstacle. Le mode de développement du météorisme peut fournir cependant quelques présomptions. Ainsi, lorsque l'obstacle siége sur le gros intestin, le ballonnement du ventre est plus prononcé au début dans la région épigastrique, les fosses iliaques et les hypochondres ; tandis qu'il est, pendant plus ou moins longtemps, circonscrit aux environs de l'ombilic, lorsqu'il y a obstruction de l'intestin grêle. Cette localisation du météorisme n'est bien accusée que dans la première période, plus tard les anses intestinales sont tellement distendues que la voussure de la paroi abdominale est uniforme et que cet élément de diagnostic fait défaut. On recherche alors, par le toucher rectal et l'exploration du rectum avec la sonde œsophagienne si l'obstacle est accessible par cette voie et lorsque le résultat de cet examen est négatif, le diagnostic du siége de l'obstacle reste entouré d'une obscurité le plus souvent impossible à dissiper.

Lorsqu'il y a occlusion de l'intestin et que la rétention stercorale a résisté à l'emploi des moyens médicaux, parmi lesquels il faut placer en première ligne les purgatifs les plus énergiques, il ne reste plus d'autre ressource que de créer au-dessus de l'obstacle une voie artificielle pour l'écoulement des matières, comme dans la rétention d'urine on ouvre par la ponction une voie nouvelle.

Quoique la rétention stercorale puisse se prolonger pendant un temps parfois assez long, plusieurs semaines par exemple, sans provoquer de péritonite, on

doit toujours redouter l'apparition de cette complication qui peut survenir d'un moment à l'autre par suite
de la rupture de l'intestin distendu. L'opération ne doit
donc plus être différée, lorsque, la médication interne
suffisamment expérimentée étant reconnue impuissante,
les accidents, par leur persistance et leur intensité
croissante font présager une mort imminente. Dans ces
conditions, la création d'un anus artificiel est une *opération urgente*, dont l'exécution ne peut être retardée
sans faire courir les plus grands dangers ou, tout au
moins, sans diminuer notablement les chances de guérison.

Ponction de l'intestin.

On a conseillé, avant d'établir un anus artificiel, de
faire la ponction de l'intestin pour diminuer le météorisme et favoriser ainsi le rétablissement du cours des
matières. Cette ponction, pratiquée avec un trocart explorateur ou même avec un petit trocart ordinaire, est
à peu près inoffensive. On traverse, d'un coup sec, sur
un des points où le ballonnement est le plus prononcé
et dont on a reconnu à l'avance la sonorité par la percussion, la paroi abdominale distendue et amincie,
ainsi que la paroi de l'intestin qui lui est adossée. On
retire ensuite la tige du trocart et des gaz, quelquefois
même des matières intestinales, s'échappent par la canule.

On obtiendrait plus sûrement l'évacuation des gaz qui
distendent l'intestin, par la ponction aspiratrice, mais,
comme nous l'avons dit à propos de la thoracentèse,
ce procédé a le grand inconvénient de nécessiter un outillage spécial et ne saurait pour ces raisons rentrer dans
la chirurgie d'urgence. On peut, du reste, obtenir le
même résultat par la ponction ordinaire répétée suc-

cessivement sur plusieurs points de la paroi abdominale, si on le juge nécessaire.

Il ne faut pas s'exagérer la valeur de ce moyen thérapeutique qui n'est utile que dans certains cas déterminés, lorsque, par exemple, l'occlusion est due à la torsion ou au renversement de l'intestin. Les gaz en ce cas distendent outre mesure et paralysent la tunique musculaire; on peut donc espérer qu'après leur évacuation, celle-ci recouvrera sa contractilité et que l'administration d'un purgatif provoquera des contractions assez énergiques pour que l'intestin reprenne sa situation normale.

Si donc on suppose que la rétention stercorale est la conséquence d'un déplacement de l'intestin, on peut pratiquer la ponction, mais de bonne heure, car, à une période trop avancée, outre qu'elle a moins chance de réussir, la crainte de la péritonite commande de ne pas ajourner la création d'un anus artificiel.

De l'entérotomie.

La création d'un anus artificiel est une opération simple, d'une exécution facile et qu'on peut toujours mener à bonne fin. Un médecin, même peu familiarisé avec la pratique des opérations, ne doit donc pas hésiter à l'entreprendre, lorsqu'elle reste la seule chance de salut.

On place le malade dans le décubitus dorsal, les membres inférieurs dans l'extension, de façon à tendre la paroi abdominale. Par suite de la gêne de la respiration, que détermine le ballonnement du ventre, il est préférable de ne pas administrer le chloroforme : à part la section de la peau, cette opération est du reste peu douloureuse.

Les instruments nécessaires sont : un bistouri légèrement convexe, un bistouri boutonné, une paire de ciseaux droits, deux pinces, l'une à griffes ou à disséquer, l'autre à verrou, deux crochets mousses et plusieurs aiguilles à sutures courbes et armées de fils de soie cirés ou de fils métalliques fins.

L'entérotomie comprend trois temps : l'incision de la paroi abdominale; la fixation de l'intestin; son ouverture.

Incision de la paroi abdominale. — On fait, avec le bistouri convexe, sur la peau tendue entre le pouce et l'index gauches, une incision de 5 centimètres, dirigée de dedans en dehors, parallèle à l'arcade de Fallope, située à 1 centimètre au-dessus d'elle et commençant en dehors de l'artère épigastrique. La direction de cette artère est représentée par une ligne qui du milieu de l'arcade crurale gagne l'ombilic.

Après la peau, on incise successivement et dans la même étendue, la couche celluleuse sous-cutanée et les muscles grand et petit obliques et transverse, en liant au fur et à mesure les artérioles ouvertes. On arrive alors sur le fascia transversalis. Comme cette aponévrose est mince, séparée seulement du péritoine par une couche celluleuse d'autant moins épaisse que la paroi abdominale est plus distendue, il est prudent, pour ne pas s'exposer à pénétrer d'emblée dans le péritoine et par suite à blesser l'intestin, de procéder, comme dans l'opération de la hernie étranglée, lorsqu'on divise les couches les plus rapprochées du sac, c'est-à-dire de ne pas inciser directement, mais à la base d'un pli soulevé avec une pince. Par l'ouverture ainsi faite, on introduit la sonde cannelée en dedans puis en dehors et on achève la section sur elle avec le bistouri boutonné. On agit de la même manière, à plus forte raison, pour

la couche celluleuse sous péritonéale et pour le péritoine.

Pour rendre plus facile la section des couches pro-

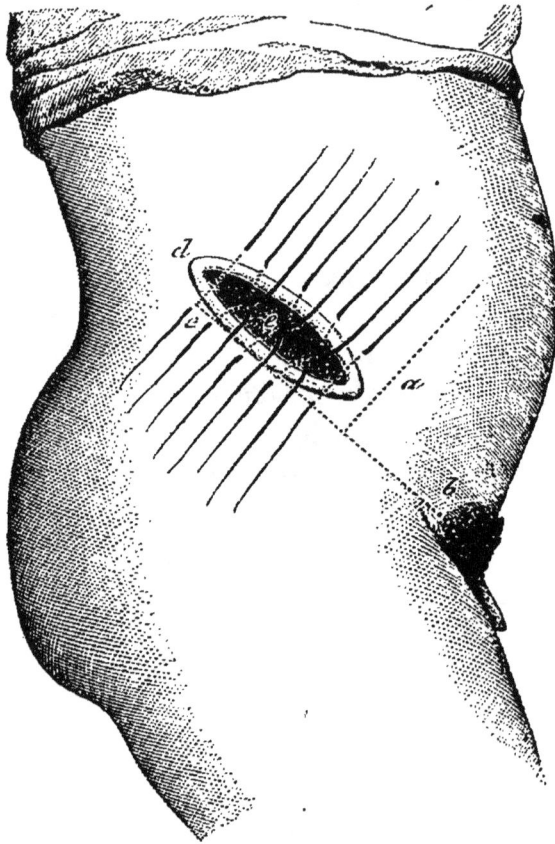

Fig. 32. — Entérotomie iliaque.

cb. Arcade de Fallope. — a. Artère épigastrique. — d. Incision
de la paroi abdominale. — e. Intestin fixé par les sutures.

fondes de la paroi abdominale, on fait écarter avec deux
crochets mousses les lèvres de l'incision superficielle.
Avant d'ouvrir le péritoine, on s'assure qu'il n'y a aucun
écoulement sanguin à la surface de la plaie et que
toutes les artérioles ont été liées. Lorsque cette cavité

est ouverte, il s'écoule ordinairement un peu de sérosité
et aussitôt l'intestin distendu vient faire hernie entre les
lèvres de la plaie.

Fixation de l'intestin. — Ce temps est le plus délicat
de l'opération; de lui dépend en grande partie le succès,
car, s'il est exécuté d'une façon défectueuse, il peut en
résulter la chute des matières dans le péritoine et une
péritonite mortelle. Le passage d'un fil dans le mésentère, pour maintenir à l'extérieur l'anse intestinale
qu'on va ouvrir, n'offrirait pas assez de 'sécurité; il
faut suturer la paroi de l'intestin avec les lèvres de la
plaie.

C'est aux deux extrémités de la plaie qu'on fixe
d'abord l'intestin. On saisit entre les mors d'une pince,
toute l'épaisseur de la paroi de l'abdomen y compris le péritoine, et on la traverse de dehors en dedans,
à un demi-centimètre du bord libre de la plaie, avec
une aiguille courbe armée d'un fil de soie ciré ou d'un
fil métallique fin et portée sur une pince à verrou; puis
on pousse l'aiguille dans la cavité de l'intestin pour la
faire ressortir de dedans en dehors à quelques millimètres
plus loin, et en dernier lieu on traverse l'autre lèvre de la
plaie de dedans en dehors après avoir également saisi
entre les mors d'une pince toute l'épaisseur de la paroi
abdominale. On répète la même manœuvre à l'autre
angle de la plaie, on noue les fils et l'anse intestinale se
trouve ainsi maintenue. Il ne reste plus alors qu'à placer, à un demi-centimètre de distance, d'autres points
de suture destinés à réunir l'anse intestinale avec les
lèvres de la plaie. Pour cela, on traverse de dehors en
dedans la paroi abdominale dans toute son épaisseur,
à un demi-centimètre du bord libre de la plaie, puis on
pénètre dans l'intestin et on fait ressortir l'aiguille à
travers la paroi intestinale à 1 centimètre de son point

d'entrée. Quatre ou cinq points de suture sont ainsi appliqués sur chacune des lèvres de la plaie.

Incision de l'intestin. — Lorsqu'on a serré par un double nœud toutes les sutures, l'intestin se trouve si solidement fixé à la paroi abdominale qu'on n'a pas à redouter la chute des matières dans le péritoine et qu'on peut procéder sans crainte à son ouverture. En outre la suture comprenant toute l'épaisseur de la paroi abdominale et les bords de la plaie étant bordés par la muqueuse, on est ainsi garanti contre l'infiltration de ces matières sous les téguments.

Il n'est pas nécessaire que l'ouverture de l'intestin mesure une étendue égale à celle de la plaie. Une incision de deux centimètres est parfaitement suffisante pour assurer un écoulement facile des matières. On divise donc, dans cette étendue seulement, le sommet de l'anse intestinale en faisant passer le bistouri dans l'intervalle des points de suture sans les intéresser. Immédiatement après, les matières s'écoulent, le ventre s'affaisse et le malade se trouve soulagé. Lorsque l'écoulement se ralentit, on recouvre simplement la plaie d'un linge cérat et d'une compresse qu'on renouvelle aussi souvent que cela est nécessaire, et on maintient la cuisse du côté correspondant légèrement fléchie sur le bassin, en plaçant un coussin sous le jarret.

On s'abstient d'administrer un purgatif qui provoquerait la contraction de l'intestin et on prescrit, au contraire pour obtenir son immobilité et favoriser la formation d'adhérences autour de l'orifice anormal, une pilule d'opium d'un centigramme toutes les deux heures.

Nélaton conseille de faire l'entérotomie indistinctement à droite ou à gauche, à moins qu'on ne soit fixé sur le siége de l'obstacle, auquel cas on opère du même côté, de telle sorte que l'anus artificiel soit placé sur un point de l'intestin aussi rapproché que possible du siége de l'occlusion; ainsi lorsqu'on a la certitude que l'obstacle siége au niveau du rectum, on pratique l'entérotomie à gauche sur l'S· iliaque. Mais le diagnostic du siége de l'obstacle étant le plus souvent impossible, il en résulte que dans la majorité des cas le chirurgien peut indistinctement opérer d'un côté ou de l'autre. Nous avons déjà signalé ailleurs (1) les dangers de cette manière de procéder et émis l'opinion qu'*en l'absence de renseignements capables de faire connaître le siége de l'obstruction, l'entérotomie doit toujours être pratiquée du côté droit.*

De deux choses l'une, l'occlusion siége ou sur l'intestin grêle (ordinairement la fin de l'iléon), ou sur le gros intestin. Dans le premier cas, il peut être indifférent d'opérer à droite ou à gauche, car, l'anse qui vient s'engager entre les lèvres de la plaie, appartenant toujours au bout supérieur, les matières qui y sont contenues se déchargent par l'anus artificiel tandis que celles du bout inférieur s'écoulent par l'anus normal; la rétention stercorale disparaît donc et les accidents cessent.

Mais lorsque l'occlusion siége sur le gros intestin, le côlon transverse ou le côlon descendant par exemple, et qu'on opère du côté gauche, l'anse qui se présente, appartient encore à l'intestin grêle; l'ouverture faite, les matières contenues dans cet intestin, au-dessus et même au-dessous de l'anus artificiel, peuvent bien s'écouler à l'extérieur, mais que deviennent alors les matières et les gaz renfermés dans le gros intestin entre l'obstacle et la valvule iléo-cæcale? Ils sont emprisonnés sans issue possible à l'extérieur, la valvule de Bauhin

_____

(1) *Bulletin de la Société de chirurgie*, t. X, 2ᵉ série, p. 182.

leur opposant une barrière infranchissable. La rétention stercorale persiste donc, malgré l'opération, dans
une portion de l'intestin, aussi les accidents continuent
et entraînent la mort. C'est ce qui eut lieu dans une
observation d'occlusion intestinale siégeant sur l'S iliaque, rapportée par Trousseau dans sa clinique ; on pratiqua l'entérotomie sur l'intestin grêle et, à l'autopsie,
on reconnut que celui-ci était affaissé tandis qu'il existait une énorme distension du côlon.

Nous croyons devoir en conclure que lorsqu'il n'existe
aucun signe de nature à fixer le chirurgien sur le siége
de l'occlusion, l'entérotomie doit être pratiquée du
côté droit.

Après l'ouverture du péritoine, si, on reconnaît le
cœcum, on le fixe entre les lèvres de la plaie et on termine l'opération comme il a été dit. Lorsqu'au contraire on tombe sur l'intestin grêle, on le refoule en
haut avec l'index gauche recourbé en crochet, de façon
à permettre au cœcum, s'il est distendu, de venir se
présenter à l'extérieur. S'il n'apparaît pas spontanément,
on introduit le doigt dans la plaie et, en le portant en
bas et en dehors, on s'assure de son état de distension
ou de vacuité. S'il est distendu, ce qu'il est facile de
reconnaître à ses bosselures c'est que l'occlusion siége
sur le gros intestin ; l'ouverture de l'intestin grêle étant
alors insuffisante pour faire disparaître les accidents,
le cœcum est amené entre les lèvres de la plaie, fixé
et ouvert. Lorsqu'on ne trouve pas le cœcum, c'est
qu'il est affaissé et que l'obstruction siége sur l'intestin
grêle, on fixe donc et on ouvre l'anse intestinale qui
s'était d'abord présentée.

Dans le cas seulement où il est démontré que l'occlusion siége sur le rectum ou la fin de l'S iliaque, on
pratique l'entérotomie du côté gauche.

La péritonite est la seule contre-indication à l'entérotomie. On reconnaît cette complication à la douleur très-vive du ventre à la pression, à la petitesse
et à la fréquence du pouls, à l'altération des traits et au
refroidissement des extrémités.

On a reproché à l'entérotomie de laisser une infirmité des plus fâcheuses, mais, comme le fait remarquer Nélaton, au moment où on la pratique il s'agit
d'une question de vie ou de mort. Cette infirmité d'ailleurs n'est pas toujours permanente, car on a vu assez souvent les matières reprendre spontanément leur
cours normal et l'opération être suivie d'une guérison
complète. L'anus artificiel se rétrécit alors graduellement et se transforme en une fistule stercorale, dont
on favorise ensuite l'oblitération lorsque la circulation normale des matières paraît assurée définitivement.

B. RÉTENTION STERCORALE PAR MALFORMATION DE L'ANUS OU DU RECTUM.

Les rétrécissements et les imperforations de l'anus et
du rectum, peuvent donner lieu à la rétention stercorale. Ces vices de conformation forment, au point de vue
pratique, deux groupes distincts. Dans le premier (atrésie incomplète), il existe une ouverture intestinale trop
étroite, insuffisante, mais qui ne détermine pas toujours
la rétention stercorale immédiatement après la naissance, en raison de la fluidité des matières à cet âge ;
dans le second (atrésie complète), il n'existe, au contraire, aucun orifice normal ou anormal, et la rétention stercorale se produit dès le premier jour de l'existence.

Atrésies complètes.

Les accidents de rétention ne commencent pas toujours dès les premières heures qui suivent la naissance. C'est quelquefois seulement le deuxième jour qu'ils apparaissent. L'enfant refuse de têter ou de boire ; si on réussit à lui faire avaler quelques gorgées de liquide, celui-ci est immédiatement rejeté par les vomissements qui se reproduisent ensuite en l'absence de toute ingestion, puis se colorent et prennent bientôt l'aspect fécaloïde. Un peu plus tard, le ventre se ballonne, devient douloureux, la moindre pression exercée à sa surface provoque des cris ; la face s'altère ; la voix s'affaiblit, la peau devient terreuse ; l'enfant s'agite, se cyanose, a quelquefois des convulsions et la mort survient du quatrième au sixième jour, rarement au-delà.

Le vice de conformation peut être constaté, au moment même de la naissance, si l'accoucheur, comme cela doit toujours être, examine l'état des orifices naturels. Dans le cas contraire, on est averti de son existence par l'apparition des symptômes que nous venons d'indiquer et surtout par l'absence de selles ; les langes de l'enfant sont mouillés par l'urine, mais non salis par le méconium. Si alors on examine la région périnéale, on constate soit l'*absence de l'anus*, soit l'*imperforation* de cet orifice.

Dans le premier cas, il n'y a pas trace d'ouverture, et il n'existe même pas, au niveau du siége habituel de l'anus, une dépression des téguments ; ceux-ci se continuent directement d'une fesse à l'autre, sans pli interfessier.

Dans le second cas, l'anus peut être représenté simplement par quelques plis rayonnés ou par un petit tu-

bercule rougeâtre sans trace de cavité, ou bien offrir
toutes les apparences d'une disposition régulière, mais
son orifice est fermé soit par une membrane mince,
laissant quelquefois voir le méconium par transparence,
soit par un tissu dense et résistant. Dans d'autres circonstances, l'orifice anal se continue avec un canal
terminé en cul-de-sac, comme un doigt de gant et dont
la longueur varie de quelques millimètres à deux centimètres. On ne peut constater cette disposition qu'en
écartant et en déplissant les bords de l'anus, ou, si le
canal qui lui fait suite, présente une certaine longueur,
qu'en y introduisant un corps mousse, sonde de femme
ou stylet.

L'absence de l'anus et son imperforation ne causent
la rétention stercorale qu'autant que le rectum est lui-
même imperforé, car si, au lieu de se terminer par un
cul-de-sac, il vient s'aboucher dans la vessie, l'urèthre
ou le vagin et que l'ouverture de communication soit
suffisamment large, l'écoulement des matières peut se
faire librement par cette voie détournée. C'est ce qui a
ordinairement lieu lorsque l'abouchement du rectum
se fait dans le vagin ; ce vice de conformation constitue
alors une infirmité plus ou moins répugnante dont la
thérapeutique ne doit pas nous occuper ici. Si l'orifice
de communication avec le vagin est insuffisant non pas
au moment de la naissance, ce qui est rare, mais par
la suite, des accidents de rétention peuvent se produire
et nécessiter une intervention chirurgicale: nous en
parlerons plus loin à propos des atrésies incomplètes.

Lorsque le rectum s'abouche dans la vessie ou ce qui
est beaucoup plus fréquent dans l'urèthre, l'orifice de
communication a toujours un diamètre si faible que
l'écoulement du méconium ne peut avoir lieu et que
l'enfant présente dès la naissance tous les accidents de

la rétention stercorale On est averti de l'existence d'un abouchement recto-urinaire par la teinte verdâtre des urines résultant de leur mélange avec le méconium. Quoiqu'il existe en réalité, dans ce cas, une atrésie incomplète, puisque le rectum communique avec l'extérieur par l'intermédiaire des voies urinaires, l'étroitesse de la communication, l'apparition des accidents de rétention stercorale immédiatement après la naissance et aussi le traitement que réclame ce vice de conformation, doivent le faire ranger parmi les atrésies complètes.

Lorsqu'il ne présente pas d'abouchement anormal, le rectum se termine ordinairement par une ampoule que distend le méconium et qui est située à une distance variable des téguments ou du cul-de-sac de l'anus. Tantôt elle arrive à leur contact, tantôt elle correspond au bas-fond de la vessie (fig. 33), tantôt enfin, mais plus rarement, l'intestin cesse au niveau de la symphyse sacro-iliaque.

Quelquefois le rectum se termine par une extrémité effilée qui se continue avec un cordon plein se fixant inférieurement sur le sommet du cul-de-sac de l'anus (fig. 34), le bas-fond de la vessie ou le vagin.

Les vices de conformation de l'anus sont faciles à reconnaître à la simple vue ou par l'exploration à l'aide d'un instrument mousse. Les abouchements anormaux du rectum dans le vagin ou dans les voies urinaires sont également d'un diagnostic facile qu'on établit par l'examen direct et la coloration des urines dont sont imbibés les langes de l'enfant. Mais on éprouve les plus grandes difficultés pour déterminer la hauteur à laquelle se termine l'intestin.

Lorsque l'ampoule rectale n'est séparée de l'anus imperforé que par une cloison si mince, qu'on peut apercevoir le méconium par transparence, il ne peut y

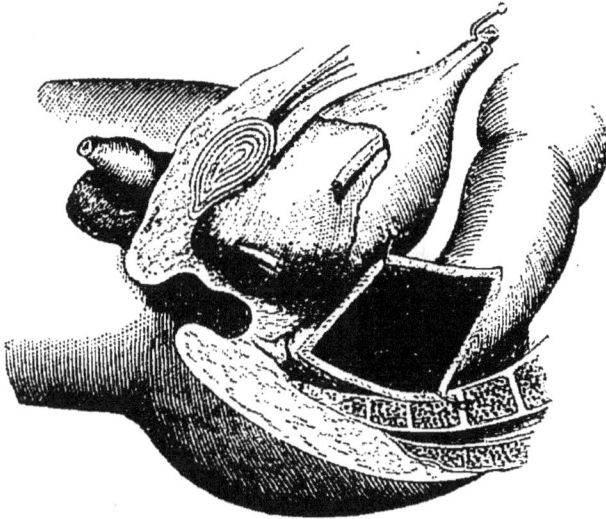

Fig. 33. — Atrésie ano-rectale.
Terminaison du rectum en ampoule au niveau du bas-fond de vessie.

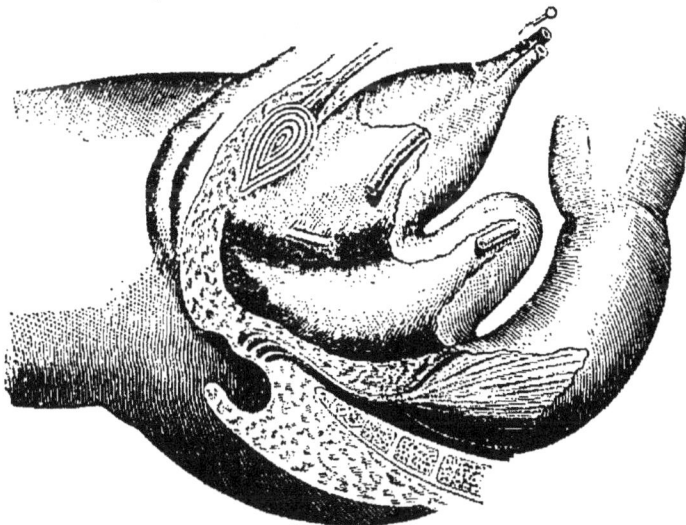

Fig. 34. — Atrésie ano-rectale.
Cordon fibro-musculaire reliant l'ampoule rectale au cul-de-sac anal.

17

avoir de doutes. Si elle est assez rapprochée du périnée ou de l'infundibulum anal pour qu'on puisse apprécier avec le doigt sa rénitence, sa fluctuation et sa distension pendant les cris de l'enfant, le diagnostic est encore assez simple quoique ces signes soient d'une perception plus difficile. Il en est de même lorsque la coloration verdâtre de l'urine annonce un abouchement recto-urinaire ; on est sûr alors que le rectum existe, au moins en partie, et que probablement, comme la communication a lieu le plus souvent entre le rectum et l'urèthre, la terminaison de l'intestin n'est pas très-éloignée des téguments.

En dehors de ces circonstances, le diagnostic du siége de l'ampoule rectale et de l'absence partielle ou totale du rectum est le plus souvent impossible à établir. Il est cependant des signes sur lesquels on peut fonder quelques présomptions. Ainsi on admet généralement que l'ampoule rectale n'est pas très-élevée lorsque les tubérosités ischiatiques présentent entre elles la même distance qu'à l'état normal et ne sont pas plus rapprochées. Si un cathéter introduit dans la vessie ou le vagin est senti par la main appliquée sur le périnée, il est probable que le rectum se termine assez loin des téguments, tandis qu'au contraire on suppose que l'ampoule rectale n'est pas très-éloignée, lorsque l'instrument n'est pas senti par le palper périnéal.

Le cathétérisme peut encore fournir d'autres renseignements, mais qui n'offrent guère plus de précision que les précédents, en permettant d'explorer avec la sonde, à travers la paroi de la vessie, la courbure du sacrum. Si l'ampoule rectale descend au-dessous de la vessie, elle est interposée entre elle et le sacrum, et le contact de la sonde avec l'os est amorti ou empêché par sa présence. Il ne faut pas oublier cependant que

quelquefois l'ampoule n'est pas distendue par le méco-
·nium et qu'alors ce mode d'exploration peut fournir des
données fausses.

On a conseillé encore de faire, pour se renseigner sur
la situation de l'ampoule rectale, une ponction avec un
trocart explorateur soit dans la région périnéale s'il y a
absence de l'anus, soit dans le cul-de-sac qui fait suite à
cet orifice lorsqu'il est imperforé. Même avec cette réserve de ne pas faire pénétrer la pointe du trocart au
delà de quatre centimètres au-dessus de l'anus, il ne
faut jamais avoir recours à ce moyen d'exploration, qui
expose à la blessure du péritoine et de la vessie, et qui
n'indique rien lorsqu'il est négatif.

De ce qui précède, il résulte que, sur un nouveau-né
présentant les signes de la rétention stercorale, on constate la malformation de l'anus (absence ou imperforation), mais que le plus souvent on ignore absolument
la hauteur à laquelle se termine l'intestin.

Le traitement consiste dans la création d'une voie
pour l'écoulement des matières. L'intervention doit
être aussi prompte que possible, car plus on la diffère,
plus on enlève de chances de vie à l'enfant voué fatalement à la mort s'il n'est pas secouru. C'est donc à tort
qu'on conseille d'attendre, dans l'espoir que l'ampoule
rectale plus dilatée et par suite plus descendue dans le
bassin sera d'un accès plus facile. Il est douteux que
l'opération en devienne plus aisée et il est fort possible
que l'enfant succombe ou que la péritonite se déclare
pendant qu'on temporise.

On a proposé de créer une voie pour l'écoulement
des matières dans trois régions : au périnée (méthode
d'Amussat), à la paroi antérieure de l'abdomen (méthode
de Littre), dans la région lombaire (méthode de Calli-
sen). Ce dernier procédé, quoique offrant cet avantage

d'arriver sur l'intestin sans ouvrir le péritoine, est tout
à fait abandonné, du moins en France, à cause de la
difficulté de son exécution.

Il est inutile d'insister sur les avantages que présente
au point de vue définitif la méthode périnéale. Il est
évident qu'on doit autant que possible chercher à atteindre l'intestin par le périnée, et que c'est seulement
en cas d'impossibilité absolue qu'il est permis de pratiquer un anus artificiel sur la paroi antérieure de l'abdomen. Cette impossibilité d'atteindre l'intestin par le
périnée ne peut être reconnue que pendant l'opération,
puisqu'il n'existe aucun signe assez précis pour permet--
tre d'affirmer à l'avance que l'intestin est accessible ou
non par cette région. Les inconvénients inhérents à la
création d'un anus artificiel sur la paroi abdominale,
opposés aux avantages de la méthode périnéale, auto-
risent encore à rechercher d'abord l'intestin à travers
le périnée. Cette opération pratiquée lentement, graduellement, avec prudence et abandonnée lorsqu'elle
est reconnue impraticable, n'aggrave pas beaucoup la
situation de l'enfant, et quand bien même elle l'aggrave-
rait, nous croyons qu'il est encore du devoir du chirurgien de la tenter plutôt que de créer immédiatement un
anus artificiel sur la paroi abdominale et d'infliger une
pareille infirmité sans avoir la certitude qu'il est impossible de faire autrement. Les conséquences si différentes
de ces deux opérations justifient suffisamment cette
conduite. Le procédé d'Amussat a du reste cette supé-
riorité incontestable de ne léser aucun organe important lorsqu'on prend bien soin de ne pas s'écarter
de la ligne médiane et de ne pas pénétrer trop profondément vers la cavité péritonéale. On verra, en outre,
plus loin que grâce à un perfectionnement apporté à
cette opération par M. Verneuil, il est possible d'at-

teindre l'intestin à une hauteur réputée précédemment inaccessible.

Entérotomie périnéale.

Dans cette opération, on se propose non-seulement d'évacuer le méconium contenu dans l'intestin et dont la rétention cause les accidents, mais encore de créer une voie définitive pour l'écoulement des matières. On n'atteint ce dernier but que si le canal ainsi formé est tapissé dans toute son étendue et bordé à son orifice extérieur par la muqueuse de l'intestin. La soudure de l'intestin à la peau est le but final qu'il faut atteindre à tout prix, car seule elle assure la persistance de l'ouverture et s'oppose à l'infiltration du méconium dans le tissu cellulaire pelvien. L'incision simple de la membrane obturatrice ou la ponction doivent être rejetées d'une façon absolue ; l'une est insuffisante, l'autre à la fois insuffisante et dangereuse.

L'entérotomie périnéale comprend deux temps : la recherche de l'intestin, sa fixation et son ouverture.

Les instruments nécessaires sont un bistouri légèrement convexe, une paire de ciseaux, des pinces à griffes, ordinaires et à verrou, deux écarteurs ou crochets mousses, des aiguilles fines, à petite courbure, armées de fil de soie ciré ou de fil métallique fin.

Recherche de l'intestin. — L'enfant, enveloppé de flanelle ou de ouate, est placé soit sur les genoux d'une personne assise sur un siége un peu haut, soit sur le bord d'une table, dans le décubitus dorsal, le bassin fortement élevé, le périnée en face d'une fenêtre et en pleine lumière, les cuisses fléchies fortement sur le bassin et écartées. On pourrait également placer l'enfant sur le ventre, quelques chirurgiens préfèrent même cette attitude. Mais le décubitus dorsal offre à notre avis cet avantage qu'en commençant l'incision en avant, on n'est pas exposé à s'avancer dans cette direction plus loin qu'il ne convient. En outre, la plaie est mieux éclairée.

Une sonde étant introduite dans la vessie ou le vagin suivant le sexe, le chirurgien fait sur la ligne médiane une incision partant du scrotum ou de la fourchette vulvaire et venant se terminer à la pointe du coccyx. Si l'anus existe mais est imperforé, l'incision doit commencer seulement à la partie postérieure de cet orifice pour venir se terminer sur le coccyx ; on fend alors en arrière l'infundibulum anal, puis on en examine le fond avec attention pour s'assurer qu'il ne présente pas trace d'ouverture.

Après avoir divisé la peau et le tissu cellulaire sous-cutané dans une étendue égale, on incise à petits coups les couches sous-jacentes en restant toujours exactement sur la ligne médiane. Pour cela, on doit veiller à ce que les crochets mousses avec lesquels on fait écarter les lèvres de la plaie soient toujours placés bien symétriquement sur les côtés. Avant chaque nouveau coup de bistouri on éponge avec soin et on explore avec le doigt. On va ainsi, en tâtonnant, à la recherche de l'ampoule et en se guidant d'une part sur la sonde introduite dans l'urèthre ou le vagin, d'autre part sur le coccyx et le sacrum à la face antérieure desquels on doit rencontrer l'intestin. On a dans cette recherche à éviter : la blessure de la vessie ou du vagin et celle du péritoine ; la présence d'un cathéter dans la vessie ou le vagin met à l'abri de la première, en suivant la courbure du sacrum on est plus sûrement à l'abri de la seconde. Du reste, pour plus de sécurité, si la laxité des tissus le permet, on abandonne le bistouri pour la pince et la sonde cannelée.

Lorsqu'on est arrivé sur l'intestin, on aperçoit dans le fond de la plaie une tache brune caractéristique qui, circonscrite et dénudée avec la sonde cannelée, prend la forme d'une saillie arrondie, rénitente et que les cris de l'enfant ou la pression exercée avec la main sur l'abdomen font bomber.

Fixation et ouverture de l'intestin. — L'intestin une fois reconnu, il faut le fixer, avant de l'ouvrir ; autrement, il serait difficile d'en retrouver l'ouverture lorsqu'il serait affaissé après l'écoulement du méconium. Avec une aiguille courbe, on passe quatre fils, deux de chaque côté, à travers la peau et les parois de l'ampoule, qu'on attire ensuite doucement en bas jusqu'à une petite distance des téguments, en dénudant l'intestin, s'il est nécessaire, avec la sonde cannelée, surtout à sa partie postérieure. On confie alors aux aides les anses de fil, deux par deux, sans être nouées, et on incise l'intestin entre les fils de droite et de gauche dans l'étendue de 6 à 8 millimètres.

Immédiatement après l'ouverture de l'ampoule rectale, a lieu l'écoulement du méconium qui redouble d'abondance pendant les cris de l'enfant. Lorsqu'il a cessé, on dirige avec une seringue un jet d'eau froide à la surface de la plaie et on la nettoie avec soin. On passe ensuite à ses deux extrémités deux nouveaux points de suture, comprenant également la peau et la paroi de l'intestin qu'on mobilise encore, au besoin, en le dénudant avec la sonde cannelée. Il ne reste plus, pour terminer l'opération, qu'à serrer les sutures. L'orifice nouveau doit présenter des dimensions suffisantes pour permettre au moins l'introduction de l'extrémité de la dernière phalange du petit doigt.

S'il existe un infundibulum anal, il faut, avant de

serrer les sutures, faire l'excision du fond de cette cavité et même d'une partie de la muqueuse qui la tapisse latéralement, de telle façon que la surface saignante de la paroi rectale se trouve en contact avec une surface également saignante.

Le plus grand obstacle à la mobilisation et à la descente de l'intestin réside dans l'existence d'adhérences, parfois très-intimes, qui l'unissent en avant avec la vessie. La section de ces adhérences n'est pas exempte de dangers ; elle expose à la blessure de la vessie et du péritoine ; aussi, lorsqu'elles présentent une trop grande résistance pour être détruites sans violence avec la sonde cannelée, est-il plus prudent de les respecter ; nous dirons un peu plus loin comment on doit alors procéder.

Résection du coccyx. — L'entérotomie périnéale, qui peut être d'une exécution assez facile lorsque l'ampoule rectale est très-rapprochée des téguments ou du cul-de-sac de l'anus, présente, au contraire, dans certains cas, les plus grandes difficultés à cause de la hauteur à laquelle se termine l'intestin et de l'étroitesse du champ opératoire. Ainsi lorsque le rectum se termine à plus de 3 centimètres des téguments, il est presque impossible de le découvrir ou, lorsqu'on l'a découvert, de le fixer aux bords de la plaie cutanée.

La résection du coccyx, proposée et exécutée à diverses reprises par M. Verneuil, facilite dans ce cas singulièrement les manœuvres et permet de terminer l'opération alors que par le procédé ordinaire on eût été forcé d'y renoncer et de créer l'anus dans la région iliaque. Par la résection du coccyx, opération sans danger ni inconvénients soit dans le présent, soit dans l'avenir, on réussit, suivant ce chirurgien, à élargir beaucoup le champ opératoire, à atteindre le rectum très-haut, à le fixer à la peau sans le tirailler, et sans qu'il soit nécessaire de le mobiliser par la section périlleuse de ses adhérences antéro-supérieures. Aussi donne-t-il le conseil d'y avoir recours sans hésiter lorsque, après quelques recherches infructueuses, on ne trouve pas l'intestin ou encore lorsque, cet intestin une fois trouvé, on éprouve quelques difficultés à l'amener au niveau des téguments.

Voici comment on exécute cette résection : on isole le coccyx, en arrière d'abord en prolongeant l'incision médiane, puis sur les côtés par deux coups de ciseaux qui rasent ses bords latéraux, enfin on le sépare en haut du corps de l'os, à 1 centimètre environ de sa pointe, soit avec le bistouri, soit avec les ciseaux. A la naissance le coccyx constitue un simple prolongement cartilagineux ; sa section peut donc se faire très-facilement. A la partie antérieure du coccyx, du côté du bassin, se trouve un tissu cellulo-fibreux peu résistant, ne renfermant aucun vaisseau notable et qu'on déchire avec la sonde cannelée. Le coccyx réséqué, le champ opératoire se trouve considérablement agrandi, et il est par suite plus facile d'aller à la recherche de l'intestin en suivant la courbure du sacrum, puis, lorsqu'on l'a mis à nu, d'obtenir l'affrontement de sa muqueuse avec les lèvres de la plaie tégumentaire.

Lorsque le rectum est fixé en avant par des adhérences résistantes s'opposant à sa descente et qu'il serait dangereux de diviser, on peut encore, grâce à la résection du coccyx, se dispenser d'attirer en bas le cul-de-sac rectal. On dénude avec la sonde cannelée le rectum en arrière et sur les côtés, puis on attire sa face postérieure qu'on affronte avec les lèvres de la plaie et qu'on ouvre ensuite. L'anus artificiel se trouve, il est vrai, situé un peu plus en haut et un peu plus en arrière qu'à

l'état normal, mais cette ectopie légère ne paraît pas
avoir présenté de notables inconvénients.

La résection du coccyx permet donc d'étendre notablement le champ des applications de l'entérotomie
périnéale, méthode d'élection des imperforations de
l'anus et du rectum. Il ne s'ensuit pas que grâce à elle on
puisse toujours découvrir l'intestin; il est évident que,
lorsqu'il y a absence totale du rectum, les recherches
sont infructueuses. Celles-ci ne doivent pas être prolongées trop longtemps; et si après la résection du coccyx
on ne trouve pas *bientôt* le rectum, il faut abandonner
la voie périnéale et pratiquer l'entérotomie iliaque.

ENTÉROTOMIE ILIAQUE.

Cette opération se pratique à gauche, sur l'S iliaque,
au-dessus et aussi près que possible de la terminaison
en cul-de-sac de l'intestin. On ne devrait la pratiquer à
droite, sur le cœcum, que si on avait lieu de croire que
l'S iliaque et le côlon ascendant font défaut; mais ces
faits sont tellement exceptionnels qu'on peut n'en pas
tenir compte; ils n'ont guère été d'ailleurs observés que
sur des sujets présentant d'autres vices de conformation ordinairement incompatibles avec l'existence.

Cette opération est pratiquée, comme il a été dit précédemment (voir pag. 279), avec cette différence qu'on
donne à l'incision 2 à 3 centimètres seulement. L'S iliaque distendue est généralement facile à découvrir et à
fixer à la paroi abdominale.

ATRÉSIES INCOMPLÈTES.

Les atrésies incomplètes ne sont ordinairement pas
une cause de rétention stercorale immédiatement après

la naissance. A ce moment les matières présentent en effet si peu de consistance qu'elles peuvent s'écouler librement par un orifice même très-étroit. C'est plus tard, dans le cours de la première année, quelquefois seulement de la seconde, que les matières, dont l'issue est de jour en jour plus difficile, ne s'échappent plus et que surviennent des accidents de rétention qui, sans une prompte intervention chirurgicale, deviendraient mortels.

Ces vices de conformation sont dus au rétrécissement de l'anus ou à l'abouchement dans le vagin du rectum imperforé. Dans le *rétrécissement de l'anus*, l'ouverture du rectum est ordinairement reportée en avant vers la fourchette vulvaire ou sur le raphé scrotal, aussi doit-elle être considérée plutôt comme un orifice anormal. En arrière de cet orifice, le rectum est dilaté et forme une ampoule toujours très-voisine de la peau.

La dilatation et l'incision de l'orifice anormal permettraient l'écoulement des matières et mettraient immédiatement un terme aux accidents de rétention, mais ces procédés sont insuffisants pour en prévenir le retour. Il faut, après avoir débridé directement en arrière vers le coccyx l'ouverture rétrécie, suturer la muqueuse rectale avec les lèvres de l'incision cutanée.

L'abouchement dans le vagin du rectum imperforé n'est pas incompatible avec la vie et peut n'entraîner aucun accident, si l'orifice anormal présente des dimensions suffisantes pour l'écoulement des matières. Il en est tout autrement si cette ouverture est très-étroite, il y a alors *atrésie recto-vaginale* et lorsqu'avec l'âge, les matières deviennent plus consistantes, leur issue, d'abord de plus en plus difficile, peut même devenir tout à fait impossible. Cette malformation est facile à reconnaître ; presque toujours elle s'accompagne d'une ab-

sence complète de l'anus, cependant elle peut coexister
avec un infundibulum anal. Comme dans le rétrécissement de l'anus, le rectum est dilaté au-dessus de l'orifice
rétréci et forme une ampoule généralement peu éloignée des téguments.

Pour remédier à la rétention stercorale et faire en
même temps une opération qui mette définitivement à
l'abri du retour des accidents, on exécute le procédé
suivant conseillé par Giraldès et auquel deux fois il a
dû un résultat très-satisfaisant.

Après avoir incisé le périnée jusqu'au cul-de-sac du
rectum, isolé et ouvert celui-ci, on réunit la muqueuse
à la peau par une suture métallique; puis on divise
d'un coup de ciseaux l'angle antérieur de l'ouverture
ainsi créée et la paroi postérieure du vagin, on avive
les bords de l'orifice recto-vaginal et on les réunit ensuite ainsi que la partie antérieure de la plaie au moyen
de sutures métalliques. Dans le premier temps de cette
opération, on rétablit l'anus en son lieu normal, et dans
le second, on ferme toute communication du vagin
avec le rectum.

Après cette opération, comme après celles que nous
avons décrites plus haut, les sutures sont laissées
plusieurs jours en place jusqu'à ce qu'on ait acquis la
certitude que la réunion a eu lieu. Il est préférable
de les laisser quelques jours de plus ou même d'attendre qu'elles aient divisé les tissus plutôt que de les
enlever prématurément.

CHAPITRE QUATRIÈME

DES OPÉRATIONS NÉCESSITÉES PAR LA RÉTENTION D'URINE

Au point de vue de l'urgence, la rétention d'urine doit être placée au même rang que l'étranglement intestinal. Tout retard apporté dans l'évacuation de l'urine prolonge des souffrances parfois cruelles et expose le malade aux complications les plus fâcheuses. Ainsi, abandonnée à elle-même, la rétention d'urine peut être suivie de rupture de l'urèthre ou même de la vessie, d'infiltration d'urine, d'inflammation de la vessie et des reins, de résorption urineuse. Enfin dans les cas les plus favorables, lorsque l'évacuation n'a lieu que longtemps après le début des accidents, il est à craindre que les fibres musculaires de la vessie ne restent inertes par suite de la distension exagérée et prolongée à laquelle elles ont été soumises, et que le malade ne soit condamné, pour un temps assez long, à l'usage de la sonde.

La vessie qui, à l'état de vacuité, est cachée derrière le pubis, se porte, lorsqu'elle est distendue, dans la région abdominale, en refoulant les organes voisins. Elle peut s'élever alors de 8 à 10 centimètres au-dessus de la symphyse, atteindre l'ombilic et même le dépasser. Par la palpation et la percussion, il est facile de limiter son contour. Elle forme dans la région hypogastrique une

tumeur parfaitement circonscrite, arrondie, située sur
la ligne médiane, plus large inférieurement que supérieurement, rénitente, mate dans toute son étendue,
douloureuse à la pression qui en outre réveille ou augmente les envies d'uriner. Ces signes ne sont cependant
pas toujours aussi accusés, et il faut être prévenu qu'à
la suite des lésions anciennes de l'urèthre, la vessie est
quelquefois tellement raccornie et revenue sur elle-
même qu'il y a rétention d'urine, sans que cet organe
forme au-dessus du pubis la tumeur que l'on y observe
ordinairement.

Il paraît difficile que la rétention d'urine passe ina-
perçue, c'est cependant ce qui peut avoir lieu, si on néglige d'examiner la région hypogastrique, et si on s'en
rapporte seulement aux assertions du malade. En effet,
parfois celui-ci se plaint non pas de ne plus uriner,
mais au contraire de ce que son urine s'écoule involontairement. C'est qu'alors la vessie, ayant perdu sa contractilité, s'est laissée distendre sans réagir et que, parvenue à l'extrême limite de son extensibilité, elle laisse
écouler *par regorgement* une quantité d'urine équivalente
à celle que les uretères versent incessamment dans sa
cavité qui n'en saurait contenir une goutte de plus. On
évite l'erreur en se rappelant que *l'écoulement involontaire de l'urine chez un adulte ou un vieillard est presque
toujours, sinon toujours, le fait de la rétention d'urine*, et
en procédant à l'examen de la région hypogastrique.

On évacue l'urine retenue dans la vessie, par les voies
naturelles, en pratiquant le *cathétérisme*, ou en créant,
par la *ponction de la vessie*, une voie artificielle. Il est
inutile d'insister sur les avantages de la voie uréthrale
et de dire pourquoi on doit toujours lui accorder la préférence. La création d'une voie artificielle est une
ressource extrême à laquelle on ne doit recourir qu'en

cas d'absolue nécessité, et que du reste un chirurgien
familiarisé avec le cathétérisme réussit presque toujours à éviter.

DU CATHÉTÉRISME.

Anatomie de l'urèthre. — On reconnaît au canal de
l'urèthre, d'après ses rapports extérieurs et sa conformation intérieure, trois portions qu'on désigne sous les
noms de *prostatique, membraneuse* et *spongieuse.* La portion prostatique est pour ainsi dire creusée dans l'é-
paisseur de la prostate ; elle a la forme d'un cône aplati
de haut en bas dont la base est en arrière et en haut et
le sommet en bas et en avant. La portion membraneuse,
dirigée d'arrière en avant et de haut en bas, est comprise dans l'épaisseur de la cloison fibro-musculeuse
qui ferme le bassin et qu'elle traverse obliquement. La
portion spongieuse, située dans la gouttière que présentent inférieurement les corps caverneux, est entourée
par le corps spongieux renflé à ses deux extrémités pour
former en arrière le bulbe et en avant le gland.

Au point de vue de sa direction et du cathétérisme,
on considère l'urèthre comme formé seulement de
deux portions, l'une antérieure, commençant au niveau du ligament suspenseur de la verge et se terminant à l'extrémité du gland, l'autre postérieure, commençant au col de la vessie et se terminant en avant
de la symphyse où elle se continue avec la première.
Celle-ci est rectiligne et sa direction est déterminée par
celle de la verge ; à l'état de flaccidité, elle est dirigée
en bas et en avant et forme avec la portion postérieure
du canal un angle ouvert en bas et en arrière. La seconde portion est fixe ; elle commence au col de la vessie, c'est-à-dire au-dessous et à une distance de 25 à 30

millimètres de la partie moyenne de la symphyse ; elle décrit ensuite une courbure à concavité antéro-supérieure, embrassant le bord inférieur de la symphyse,

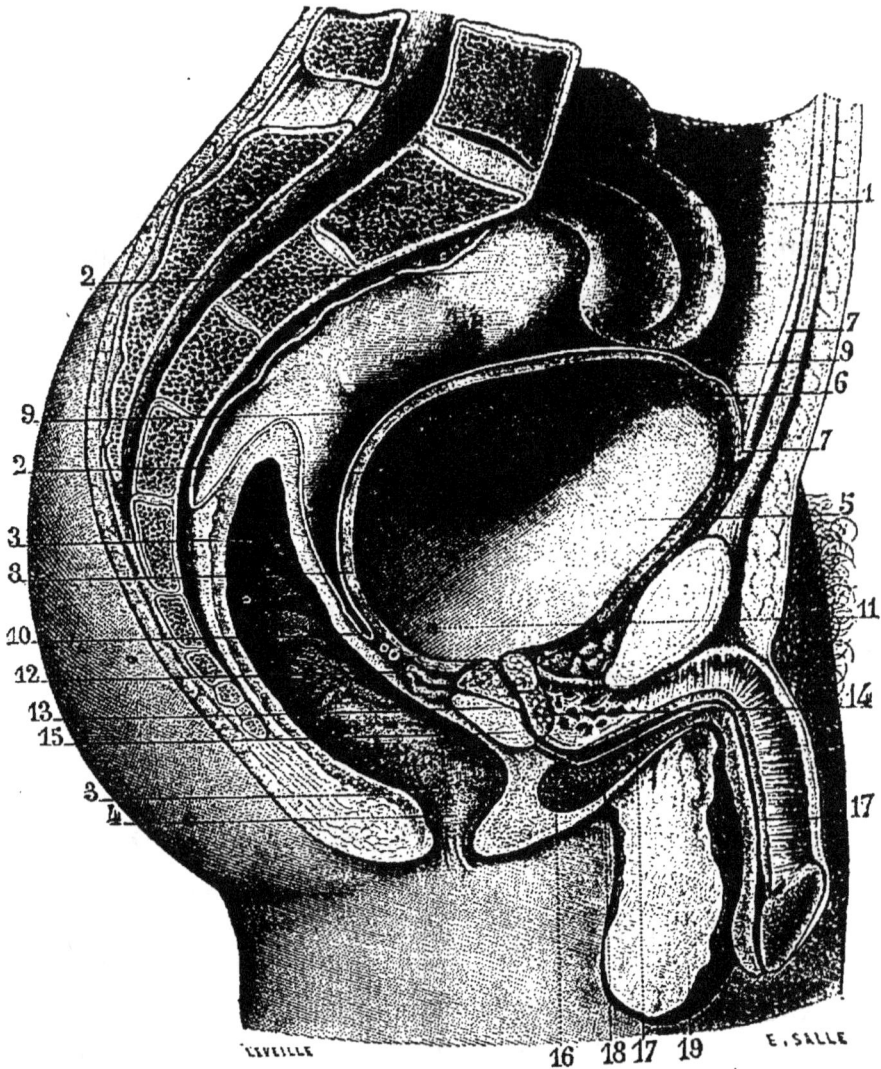

Fig. 35. — Canal de l'urèthre. Direction et rapports.

1. S iliaque du côlon. — 2, 2. Partie supérieure du rectum, obliquement dirigée en bas et en arrière. — 3, 3. Sa partie moyenne oblique en bas et en avant. — 4. Sa partie inférieure dirigée, comme

dont elle est distante de 10 à 12 millimètres, et se termine enfin en avant de la face antérieure de cette symphyse.

A l'état de flaccidité, l'urèthre présente donc deux inflexions en sens contraire, mais la première peut disparaître, tandis que la seconde est permanente et n'est point-modifiée par les tractions exercées sur la verge. Pendant l'érection où lorsqu'on relève la verge de manière qu'elle forme avec l'abdomen un angle de 45° et qu'on exerce sur elle quelques tractions, la première portion est ramenée dans la direction de la seconde et l'urèthre devient rectiligne depuis le méat urinaire jusqu'au-dessous de la symphyse du pubis.

Dans tout son trajet, l'urèthre exactement situé sur la ligne médiane ne présente aucune inflexion latérale. Sa longueur moyenne est de 16 centimètres répartis de la façon suivante : portion prostatique, 24 à 30 millimètres ; portion membraneuse, 12 à 14 millimètres ; portion spongieuse, environ 12 centimètres.

Le canal de l'urèthre, dont les parois sont toujours au contact, sauf pendant la miction, n'a pas dans toute

la supérieure, en bas et en arrière, mais beaucoup moins oblique que celle-ci. — 5. Moitié gauche de la cavité vésicale. — 6. Son sommet dirigé en haut et en avant. — 7, 7. Ouraque partant de ce sommet, descendant sur la vessie dilatée, puis décrivant un coude à concavité supérieure. — 8. Bas-fond de la vessie, en rapport avec la partie moyenne du rectum. — 9, 9. Péritoine descendant dans le coude que forme l'ouraque pour se prolonger ensuite sur le sommet et la face postérieure du réservoir urinaire. — 10. Cul-de-sac recto-vésical. — 11. Embouchure de l'uretère gauche. — 12. Canal déférent et sommet de la vésicule séminale du côté droit, incisés l'un et l'autre près de leur extrémité terminale. — 13. Partie postéro-inférieure de la prostate, obliquement traversée par le conduit éjaculateur. — 14. Sa partie antéro-supérieure. — 15. Portion prostatique de l'urèthre. — 16. Sa portion membraneuse. — 17, 17. Sa portion spongieuse. — 18. Bulbe de l'urèthre. — 19. Testicule gauche entouré de ses enveloppes.

son étendue un calibre uniforme. Il est rétréci naturellement en deux points : au méat urinaire et au collet du
bulbe, c'est à-dire à l'union de la portion spongieuse
et de la portion membraneuse. Le méat urinaire est le
point le plus étroit et le moins extensible ; il en résulte
qu'un instrument, qui remplit cet orifice sans le distendre outre mesure, passe facilement dans toute l'é-
tendue du canal, à moins qu'il n'existe quelque obstruction.

Il présente en outre trois dilatations : la première ou
fosse naviculaire correspond extérieurement à la base
du gland, la seconde est située au niveau du bulbe et la
troisième à la prostate. La dilatation du bulbe est la
plus grande ; elle est entièrement formée aux dépens de
la paroi inférieure du canal.

La surface interne de l'urèthre est tapissée par une
muqueuse fine, transparente, d'une consistance assez
grande ; cependant la pression d'un stylet y produit
assez facilement une solution de continuité. Elle présente un certain nombre d'orifices ou de dépressions
dans lesquels peut s'engager l'extrémité de la sonde
lorsqu'on pratique le cathétérisme. Ce sont, dans la
portion prostatique : l'orifice de l'utricule prostatique
occupant la partie culminante du verumontanum, et
les orifices des glandules prostatiques disposés en séries
longitudinales sur les côtés de cette saillie ; dans la
portion spongieuse : des lacunes ou sinus situés le long
de la ligne médiane supérieure et une valvule, décrite
par A. Guérin, située également sur la paroi supérieure
à 1 centimètre environ du méat et dont le bord libre
est tourné en avant. Dans la portion spongieuse, ces
orifices occupent donc la paroi supérieure du canal,
tandis que dans la portion prostatique ils sont situés
sur sa paroi inférieure. Leur diamètre n'est pas assez

considérable pour que le bec d'une sonde un peu volumineuse puisse s'y engager, c'est seulement lorsqu'on fait usage d'une sonde ou d'une bougie de petit calibre qu'on peut redouter ce léger accident.

L'orifice vésical de l'urèthre est circulaire ; mais, avec les progrès de l'âge, de sa partie postérieure et inférieure s'élève une saillie qui, s'appliquant par sa convexité à la demi-circonférence antérieure de l'orifice, donne à celui-ci la figure d'un croissant à concavité postérieure. Cette saillie, connue sous le nom de *luette vésicale*, devient, lorsqu'elle est très-prononcée, une cause de difficulté dans le cathétérisme.

Diagnostic de la cause de la rétention d'urine. — Quoique le but qu'on se propose soit toujours le même, c'est-à-dire d'introduire, dans la vessie, par l'urèthre un instrument destiné à l'évacuation de l'urine, le cathétérisme n'est pas, comme on pourrait le croire, une opération toujours identique. Elle est au contraire très-différente, suivant la cause qui a provoqué la rétention d'urine. Aussi, ne doit-on jamais entreprendre, comme on le fait trop souvent, le cathétérisme, sans avoir au préalable établi le diagnostic de cette cause et exploré soigneusement l'urèthre. Alors seulement on peut apprécier de quel instrument on doit faire usage, quelles manœuvres nécessite son introduction, quels obstacles on rencontrera et comment on pourra les éviter. Faute de procéder ainsi, on s'expose à échouer ou tout au moins à perdre beaucoup de temps en tâtonnements inutiles, toujours douloureux et souvent nuisibles.

Deux conditions sont nécessaires à la miction. Il faut, d'une part que les agents de l'expulsion (tunique musculeuse de la vessie et muscles abdominaux) se contractent; d'autre part, que le canal soit perméable.

Lorsque l'une ou l'autre de ces conditions vient à manquer, il y a rétention d'urine. D'où pour celle-ci deux ordres de causes : défauts de contraction musculaire et défauts de perméabilité du conduit.

Les affections qui déterminent la rétention d'urine, en s'opposant à la contraction musculaire, sont si nombreuses que nous n'entreprendrons pas d'en faire une énumération complète. Les principales sont : les lésions des centres nerveux (méningite, encéphalite, ramollissement, compression de la moelle, etc.), certaines névroses (hystérie, monomanie), les fièvres graves à forme adynamique, l'intoxication diphthéritique, certaines affections douloureuses de l'abdomen et notamment la péritonite, et enfin l'atonie de la vessie par distension (le malade, ayant résisté trop longtemps au besoin d'uriner, la vessie, dilatée outre mesure, a perdu sa contractilité).

Le défaut de perméabilité du canal peut être occasionné soit par une affection étrangère à l'urèthre, le déviant, le comprimant et s'opposant à sa dilatation par l'urine, soit par une lésion traumatique, inflammatoire ou organique de ses parois.

Quelquefois ces deux ordres de causes existent simultanément. Ainsi, lorsqu'une lésion ancienne de l'urèthre s'oppose depuis longtemps à ce que la vessie se vide d'une façon complète, ce réservoir constamment distendu perd peu à peu sa contractilité, et arrive à une atonie complète.

Lorsque la rétention est la conséquence d'un défaut de contraction musculaire et survient dans le cours d'une des affections que nous avons énumérées plus haut, le diagnostic de la cause ne présente pas de difficultés. Il en est de même lorsqu'il s'agit d'un défaut de perméabilité dû à la compression du canal ; l'examen des régions hypogastrique et périnéale et le toucher rectal fournissent, dans ces cas, tous les renseignements nécessaires. Si, au contraire, le défaut de perméabilité de l'urèthre est dû à une altération de ses parois, c'est seulement par l'exploration directe qu'on peut reconnaître la situation exacte et la nature de l'obstacle.

Cette exploration ne doit du reste être jamais négligée, même quand on a la conviction que la rétention est produite par une cause étrangère à l'urèthre, car on peut voir coexister une affection paralytique de la vessie et une ancienne lésion des parois du canal.

Nous posons donc en règle absolue que *le cathétérisme doit toujours être précédé de l'exploration de l'urèthre.*

De l'exploration de l'urèthre. — On palpe d'abord les portions pénienne et périnéale et on s'assure de la souplesse ou de l'induration des parois ; puis, à l'aide du doigt introduit dans le rectum, on recherche les modifications survenues dans les portions membraneuse et prostatique ; enfin, comme les lésions organiques de l'urèthre sont rarement appréciables à travers les tissus qui l'entourent, on procède à l'exploration directe de sa cavité pour compléter les renseignements fournis par la palpation et le toucher rectal.

L'instrument (fig. 36) dont on fait usage est la bougie en gomme, *à tête conique.* Cette bougie se compose d'une tige mince, terminée par une extrémité renflée, de forme conique. Le diamètre de la base varie de 3 à 7 millimètres ; il est nécessaire d'avoir à sa disposition trois ou quatre bougies de numéros différents. Cet instrument, ne touchant le canal que par la base de la tête conique, fournit par suite des sensations nettes et permet d'explorer successivement et pour ainsi dire isolément tous les points du canal, au double point de vue de la sensibilité et de la perméabilité.

A l'état normal, une bougie ayant 7 millimètres de diamètre parcourt l'urèthre dans toute son étendue sans provoquer de douleur ni rencontrer de résistance. Si les renseignements fournis par le malade permettent de supposer que le canal est libre, on fait donc usage, pour l'exploration, d'une bougie dont la tête conique mesure à sa base 6 à 7 millimètres de diamètre. Cet instrument, huilé ou graissé, est introduit dans le méat, dont on écarte les lèvres avec le pouce et l'index gauches, et poussé dans le canal doucement et lentement afin de bien transmettre les sensations fournies par sa tige. Par suite de la souplesse de la bougie, ce simple mouvement de propulsion suffit pour la conduire jusque dans la vessie, si l'urèthre est libre ; à peine rencontre-t-on une légère résistance au niveau de la portion membraneuse, mais il suffit d'augmenter un peu la pression pour la surmonter.

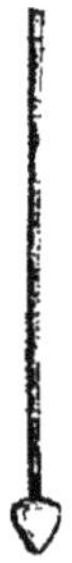

Fig. 36. — Bougie exploratrice.

Si l'urèthre a subi en un point quelconque une diminution dans son calibre ou une déviation dans son trajet, la bougie est arrêtée à ce niveau et on perçoit une sensation de résistance. On augmente alors légèrement la pression pour tâcher de surmonter l'obstacle, et si on n'y réussit pas, on détermine sa situation: Pour cela, on recherche avec le doigt, à travers les téguments ou en l'introduisant dans le rectum, suivant la profondeur à laquelle a pénétré la bougie, la saillie que forme son extrémité conique. On est ainsi fixé exactement sur le siège de l'obstacle et par suite sur sa nature. Dans la portion spongieuse l'obstacle est un rétrécissement, dans la portion membraneuse un spasme, et au delà une tumeur prostatique.

On peut aussi marquer sur la tige le point qui corres-

pond au méat et mesurer la distance qui le sépare de
l'extrémité de la bougie ; mais, par suite des variations
de longueur de la verge, ce procédé est moins exact que
le précédent.

Lorsque la bougie à boule de 7 millimètres est définitivement arrêtée par un obstacle, on répète l'exploration successivement avec des bougies d'un diamètre de
plus en plus petit, de façon à se renseigner sur la diminution qu'a subie le calibre de l'urèthre. Si l'une de
ces bougies réussit à pénétrer dans la vessie, on emploie pour le cathétérisme une sonde de même diamètre.

Des sondes. — Les sondes sont des instruments creux
se terminant par une extrémité mousse au voisinage de
laquelle se trouvent un ou deux orifices ovalaires destinés à livrer passage à l'urine. Elles sont rigides et
métalliques, ou molles et composées de substances élastiques.

Les sondes métalliques, en argent ou en maillechort,
ont généralement une longueur de 30 centimètres et un
diamètre de 5 millimètres. Leur extrémité close, ou
bec, est mousse et de même calibre que le corps. Leur
extrémité ouverte ou pavillon est évasée et porte sur
ses parties latérales deux petits anneaux, dont la direction, perpendiculaire à celle de l'instrument, ren-
seigne le chirurgien, pendant le cathétérisme, sur la
situation du bec et lui apprend s'il s'écarte du plan
médian pour se dévier latéralement et dans quel sens
a lieu cette déviation.

Pour rendre plus facile l'introduction des sondes
dans la vessie, on a cherché à leur donner une courbure semblable à celle de l'urèthre, ou s'en rapprochant
autant que possible. Quelques chirurgiens ont même
employé autrefois des sondes complétement courbes,

aujourd'hui abandonnées. Les seules dont on fasse maintenant usage sont rectilignes dans les deux tiers environ de leur étendue, et se terminent par une extrémité recourbée appartenant ordinairement à un quart, quelquefois à un tiers de cercle.

On introduit également dans la vessie des instruments rigides droits, mais ceux-ci étant destinés à quelque opération (lithotritie, uréthrotomie, etc.) et jamais à l'évacuation de l'urine, nous n'avons pas à nous en occuper non plus que des manœuvres nécessaires pour leur introduction.

Dans les sondes à petite courbure, la portion recourbée mesure le quart d'un cercle ayant 8 centimètres de diamètre; dans les sondes à grande courbure (sonde de Gely), elle représente le tiers d'une circonférence ayant 12 et même 13 centimètres de diamètre. Jamais la courbure ne doit mesurer plus d'un tiers de cercle, car autrement son bec forme un crochet qui en rend l'introduction impossible.

Pour le praticien qui n'aurait qu'une sonde, il serait préférable d'avoir un instrument à faible courbure plutôt qu'une sonde ayant une courbure trop prononcée. Il est facile, en effet, en abaissant davantage le pavillon, de remédier à une courbure trop faible, tandis que, dans certains cas et notamment chez les vieillards, où le cathétérisme avec la sonde métallique est plus souvent indiqué, l'introduction d'un instrument à trop forte courbure peut être très-difficile et même absolument impossible. Une sonde, dont la courbure mesure un peu plus du quart de la circonférence d'un cercle ayant 10 centimètres de diamètre, convient dans la très-grande majorité des cas. Nous désignerons sous le nom de courbure n° 1 celle qui représente le quart d'un cercle de 8 centimètres de diamètre, de courbure n° 2, celle qui a le quart ou un peu plus d'un cercle de 10 centimètres de diamètre, et enfin de courbure n° 3 celle qui mesure le tiers d'un cercle de 12 centimètres de diamètre. Cette courbure peut être également

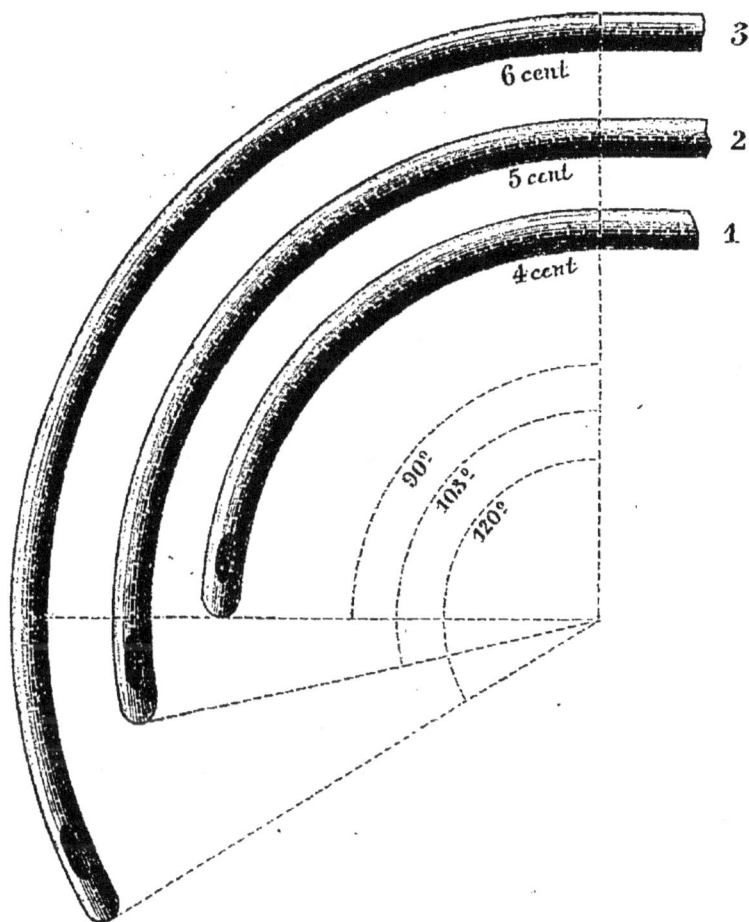

Fig. 37.

désignée sous le nom de *courbure des vieillards* (fig. 37).

Les *sondes molles* sont ordinairement formées d'une charpente de soie forte recouverte d'une trentaine de couches superposées d'un mélange d'huile de lin et de

18

caoutchouc. On leur donne des formes variées. Elles
sont *cylindriques*, régulièrement calibrées dans toute
leur étendue ou *coniques*.

Les sondes cylindriques peuvent être droites ou courbes. Les premières sont rarement employées sans qu'on
introduise dans leur cavité une tige métallique, nommée
mandrin, de façon à leur donner telle courbure qu'on
juge nécessaire. Les sondes à courbure fixe peuvent être
employées sans mandrin, mais leur courbure se modifie
facilement sous l'influence de la chaleur lorsqu'on les
introduit dans le canal. Enfin on construit des sondes
cylindriques qui, au lieu de se terminer par une extrémité mousse, sont ouvertes aux deux bouts ;
elles sont utilisées pour pratiquer le cathétérisme sur conducteur.

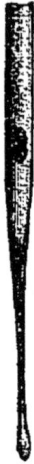

Les sondes coniques se terminent par une
extrémité effilée ou par une extrémité renflée faisant suite à leur partie amincie. Ces
dernières, dites à *bout olivaire* (fig. 38), offrent
l'avantage de ne pas s'engager aussi facilement que les sondes coniques dans les sinus
et les lacunes que présente la muqueuse
uréthrale. Elles exposent en outre beaucoup
moins à la blessure du canal et peuvent surtout mieux éviter et surmonter les obstacles, si la partie amincie du col qui supporte

Fig. 38.

l'olive est assez résistante pour que, sous
l'influence d'une pression légère, elle décrive une courbe
régulière et ne se fléchisse pas à angle droit.

On construit des sondes molles de calibre variable.
On exprime celui-ci par des numéros qui, d'après la
filière millimétrique, représentent en millimètres la circonférence de la sonde. Ainsi la circonférence de la
sonde n° 8 égale 8 millimètres, celle de la sonde n° 12,

12 millimètres et ainsi de suite. La filière comprend
trente numéros.

La cavité des sondes des premiers numéros est tellement petite et si facilement obstruée par les mucosités
qu'il est préférable de n'en pas faire usage. Il vaut mieux
alors se servir d'un instrument plein, mais souple, c'est-
à-dire d'une bougie, qui présente une résistance plus
grande et transmet au chirurgien des sensations plus
nettes. Nous verrons du reste qu'une bougie fine introduite dans la vessie peut également assurer l'évacuation
de l'urine.

De toutes les sondes molles, celle qui présente la
plus grande souplesse est la *sonde en caoutchouc pur*.
Elle offre le léger inconvénient de n'avoir qu'une
cavité d'un petit diamètre à cause de l'épaisseur qu'on
est obligé de donner à ses parois pour qu'elles résistent
à la pression du canal qui tend à les rapprocher ; mais
en revanche, elle s'altère moins rapidement que les
autres lorsqu'on la laisse à demeure dans la vessie,
et surtout présente une si grande mollesse qu'il lui
est tout à fait impossible de blesser le canal. Cette
sonde doit être de préférence mise entre les mains des
malades capables de se sonder eux-mêmes.

Devant indiquer plus loin de quelle sonde on doit
faire usage dans chaque cas particulier, nous dirons
seulement ici que les sondes molles, exposant moins
aux blessures de l'urèthre, déterminant une douleur et
une irritation moins vives, doivent être préférées aux
sondes métalliques auxquelles on n'a recours que dans
certains cas où leur emploi est formellement indiqué.

Rétention d'urine par défaut de contraction musculaire.
— Ce qui distingue essentiellement cette variété, c'est
qu'elle ne s'accompagne, à moins de maladie antérieure
ou concomitante, d'aucun obstacle matériel au cours de

l'urine. Aussi est-il facile d'évacuer ce liquide par les voies naturelles.

Avant de pratiquer le cathétérisme, on s'assure, néanmoins, par l'interrogatoire du malade et surtout par l'exploration de l'urèthre à l'aide de la bougie à tête conique, de la perméabilité de ce conduit. Nous supposerons d'abord qu'il est normal, et examinerons plus tard les cas où existe une altération de ses parois entraînant une diminution de calibre ou une déviation dans le trajet.

Le cathétérisme, même lorsque l'urèthre est sain, est une opération toujours délicate, qui doit être exécutée avec lenteur et d'une façon méthodique. Comme on ne doit jamais avoir recours à la force pour pénétrer dans la vessie, il faut s'appliquer à percevoir les moindres sensations fournies par la sonde et s'arrêter à la plus petite résistance. Rencontre-t-on un obstacle, on cherche à l'éviter et non à le forcer. Toutes les fois que le canal saigne et que par conséquent on a blessé ses parois, le malade est menacé d'un accès de fièvre urineuse; il faut donc agir avec assez de douceur pour ne produire aucune déchirure de la muqueuse. La fièvre urineuse est surtout à redouter chez les sujets âgés, quand l'urine est altérée et que les reins sont le siége de lésions anciennes.

Cathétérisme avec la sonde métallique.

Il comprend deux temps. Dans le premier, la sonde parcourt la portion spongieuse de l'urèthre et arrive à l'entrée de la portion membraneuse; dans le second, elle franchit les portions membraneuse et prostatique et pénètre dans la vessie.

Pour pratiquer le cathétérisme, on place le malade

dans le décubitus dorsal, le siége élevé par un coussin, la tête demi-fléchie, les cuisses dans l'abduction et la demi-flexion, les jambes également demi-fléchies, les pieds reposant sur leur bord externe. On découvre le ventre jusqu'au-dessus de l'ombilic pour mettre à nu la ligne blanche, point de repère qui sert à maintenir l'instrument dans le plan médian du corps.

L'exploration du canal ayant appris qu'il est libre, on fait usage d'une sonde, d'un diamètre de 5 à 6 millimètres, par conséquent plutôt grosse que petite. Une sonde volumineuse déplisse mieux les parois de l'urèthre et trouve constamment devant son bec un vide où elle fait sa route ; une petite sonde rencontre au contraire toujours au-devant d'elle, à mesure qu'on la pousse, les parois du canal rapprochées. Une grosse sonde ne peut en outre s'engager dans les orifices normaux que présente la muqueuse sur la paroi supérieure dans la portion spongieuse, et sur la paroi inférieure dans la portion prostatique. .

Si le sujet est jeune, on peut se servir d'une sonde à petite courbure, mais, comme nous l'avons dit déjà, il est préférable d'en prendre une de moyenne ou faible courbure (mesurant le quart ou un peu plus du quart d'une circonférence de 10 centimètres de diamètre) ; elle est particulièrement indiquée si le sujet est un vieillard.

Pour faciliter l'introduction, on enduit la sonde d'huile ou de cérat, après l'avoir échauffée avec la main, ou plongée dans l'eau tiède. Cette dernière précaution est surtout utile, lorsque le sujet est irritable, car l'impression du froid peut déterminer des contractions spasmodiques de l'urèthre et rendre le cathétérisme plus difficile.

Premier temps. — Le chirurgien, placé à la gauche du

malade, saisit la verge avec la main gauche, entre l'annulaire et le médius, la face palmaire tournée en haut, tandis que l'index et le pouce refoulent le prépuce en arrière et entr'ouvrent les lèvres du méat. Il ramène la verge sur la ligne médiane en l'inclinant à 45° sur l'abdomen, et exerce sur elle une traction modérée pour déplisser la muqueuse et l'empêcher d'être refoulée.

Il introduit entre les lèvres du méat la sonde tenue de la main droite et maintenue dans le plan médian, puis la pousse doucement dans le canal en même temps que la main gauche pousse la verge sur l'instrument. Lorsque par ces mouvements combinés des deux mains, exécutés en sens contraire, le bec de la sonde est arrivé au-dessous de la symphyse, au niveau du collet du bulbe, le premier temps est terminé.

Deuxième temps. — Dans la première partie de l'opération l'instrument a parcouru la portion rectiligne du canal, dans la seconde il doit en parcourir la portion courbe. Pour cela, on fait décrire au pavillon un arc de cercle, le ramenant entre les cuisses du malade, en même temps qu'on le pousse doucement dans l'urèthre.

Lorsque le premier temps est terminé, le bec se trouve dans cette portion dilatée du canal qui correspond au bulbe. Comme cette dilatation est produite exclusivement aux dépens de la paroi inférieure, il en résulte que, si elle est très-prononcée, ainsi que cela a lieu chez les vieillards, la sonde est logée dans une sorte de cul-de-sac placé en contre-bas par rapport à l'entrée de la portion membraneuse ou collet du bulbe. Nous indiquerons plus loin comment on peut éviter cet obstacle que nous avons voulu signaler dès à présent.

Avant de commencer le second temps, il faut donc
s'assurer que la sonde est libre. Pour cela, tandis
que la main droite se borne à maintenir sur la ligne
médiane, sans le pousser, l'instrument incliné à 45° sur
l'abdomen, on ramène sur lui la verge avec la main
gauche. Si alors on n'éprouve aucune résistance, on
commence le second temps, qui doit être exécuté lentement afin de s'arrêter au moindre obstacle. En même
temps qu'on abaisse son pavillon, on pousse doucement
la sonde, et ces deux mouvements combinés d'abaissement et de propulsion suffisent pour la conduire dans
la vessie.

Lorsque la courbure de la sonde appartient à une
circonférence de même rayon que la portion courbe du
canal, elle parcourt celui-ci, comme un sabre son four-
reau, sans exercer aucune pression sur les parois. Si son
rayon de courbure est plus grand que celui du canal,
comme elle se rapproche davantage de la ligne droite,
elle en suit la paroi inférieure. Si, enfin, sa courbure
est plus forte, et par suite son rayon plus petit, son
bec suit la paroi supérieure, tandis que par sa convexité
elle presse sur la paroi inférieure. Cette double pression
s'exerçant sur les deux parois opposées du canal peut
être un obstacle au cathétérisme.

En résumé, lorsque la courbure de la sonde est forte,
comme son bec suit la paroi supérieure du canal, il
n'est pas nécessaire d'abaisser autant le pavillon, qui
reste encore légèrement élevé, lorsque l'instrument a
pénétré dans la vessie ; il faut au contraire exagérer ce
mouvement d'abaissement, si la courbure est faible,
parce qu'alors le bec suit la paroi inférieure de l'urèthre.

La sonde n° 1 (fig. 37), ayant à peu près la même courbure que l'urèthre d'un adulte, le parcourt sans exercer
de pression sur ses parois. Chez un vieillard, cette

sonde, plus courbe que le canal, presse avec son bec sur
la paroi supérieure, par sa convexité sur la paroi inférieure ; et, si la différence est trop prononcée, le cathétérisme est difficile ou même impossible. La sonde nᵒ 2
convient dans la majorité des cas. Chez l'adulte, sa
courbure étant plus faible que celle du canal, son bec
suit la paroi inférieure et il faut exagérer légèrement
le mouvement d'abaissement pour la faire pénétrer dans
la vessie. Chez le vieillard, la courbure est égale ou plus
forte que celle du canal ; dans ce dernier cas, le bec suit
la paroi supérieure, et la convexité presse sur la paroi
inférieure, mais la différence n'est généralement pas
assez accusée pour s'opposer à la progression de l'instrument.

Il est donc important de tenir compte dans le cathétérisme du rayon de courbure de la sonde dont on fait
usage, aussi bien que de l'âge du sujet. C'est ainsi seulement qu'on peut être fixé sur la situation qu'occupe,
par rapport aux parois du canal, le bec de l'instrument
dans les différents temps de l'opération. Aussi, serait-il
désirable que le rayon de courbure des sondes et la portion de cercle qu'elles représentent fussent indiqués
sur le pavillon.

Lorsque la sonde a pénétré dans la vessie, on en est
averti par la cessation de toute résistance, la plus
grande liberté dont jouit l'instrument, la possibilité de
lui imprimer des mouvements de rotation sur son axe et
surtout par l'écoulement de l'urine.

Le cathétérisme, lorsque l'urèthre est libre et qu'on
fait usage d'une sonde à courbure convenable, est généralement facile, pourvu qu'on se conforme aux règles
précédentes. Les seules difficultés qu'on rencontre et
que du reste on surmonte aisément ne se montrent
qu'au commencement et à la fin du second temps, au

moment où l'instrument s'engage dans la portion membraneuse ou franchit le col de la vessie.

Lorsque la sonde est arrêtée, il faut déterminer la situation de l'obstacle. On recherche par la palpation du périnée et le toucher rectal, la saillie que forme l'extrémité de l'instrument. On peut encore se renseigner, mais moins exactement, en marquant sur la tige le point qui correspond au méat, lorsque la verge est relâchée, et en mesurant ensuite, après avoir retiré la sonde, la distance exacte de ce point.

Le premier temps du cathétérisme s'accomplit toujours avec la plus grande facilité. Son exécution doit cependant être modifiée chez les sujets présentant un grand embonpoint. Le ventre très-proéminent repousse la verge et le pavillon de la sonde, de sorte que le bec se trouve relevé et vient buter contre la paroi supérieure du canal, en avant de la symphyse, tandis qu'il devrait passer au-dessous d'elle. Au lieu de relever la verge au-devant de l'abdomen, on la couche alors dans l'aine et on introduit la sonde de telle sorte qu'elle embrasse dans sa concavité la partie supérieure et interne de la cuisse; puis, lorsqu'elle est arrivée au-dessous de la symphyse, on la ramène par un mouvement de rotation sur la ligne médiane et on exécute le second temps comme à l'ordinaire.

La difficulté la plus sérieuse réside dans l'introduction de la sonde dans le collet du bulbe. On peut l'engager au-dessus ou au-dessous. C'est surtout chez les vieillards, dont le cul-de-sac du bulbe est très-développé, que le bec de la sonde s'engage au-dessous de l'entrée de la portion membraneuse (fig. 39). Une fois logé dans le cul-de-sac, il soulève, lorsqu'on abaisse le pavillon, les tissus situés au-dessus de lui et se ferme ainsi le passage.

Avant d'entreprendre la manœuvre du second temps, il faut donc s'assurer qu'il n'existe aucun obstacle au devant de l'instrument et sentir, comme le dit Guyon, qu'il *demande à avancer*. Avec la main gauche, on pousse la verge sur la sonde immobilisée avec la main

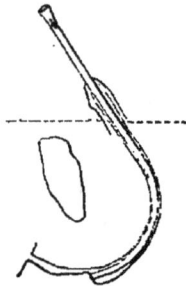

Fig. 39. — Bec de la sonde engagé dans le cul-de-sac du bulbe.

droite. Si on sent une résistance à son extrémité, on la retire pour la dégager et on la pousse de nouveau en s'appliquant à lui faire suivre la paroi supérieure de l'urèthre.

Deux manœuvres ont été conseillées pour maintenir le bec de l'instrument relevé et l'empêcher de s'engager dans le cul-de-sac du bulbe. La première consiste à n'abaisser le pavillon qu'après avoir élevé la sonde perpendiculairement à l'axe du corps de manière à rapprocher sa concavité de la symphyse. Dans la seconde, à notre avis plus efficace, après avoir retiré légèrement le bec engagé dans le cul-de-sac du bulbe, on applique, en arrière du scrotum les doigts de la main gauche sur la convexité de l'instrument, qui se trouve transformé, dans le mouvement d'abaissement, en un levier du premier genre ; quand son pavillon s'abaisse, son bec s'élève. Celui-ci s'engage alors dans la portion membraneuse et on exécute le second temps en continuant à abaisser le pavillon, en même temps qu'on pousse doucement la sonde dans la vessie.

Il arrive quelquefois, au commencement du second temps, lorsqu'on abaisse le pavillon de la sonde, que le bec vient buter contre la paroi supérieure du canal, au-dessus du collet du bulbe. Cet accident est surtout à redouter chez les malades doués d'un grand embonpoint, dont l'urèthre est attiré en haut par le ligament suspenseur de la verge. En appuyant la main à plat sur le pubis et la racine de la verge, on refoule en bas les parties molles, on relâche le ligament suspenseur et le second temps du cathétérisme peut s'exécuter sans difficulté.

Le bec de la sonde vient encore buter contre la paroi supérieure, si, dans le second temps, on néglige de pousser l'instrument en même temps qu'on l'abaisse, ou si ces deux mouvements ne sont pas exactement combinés ; en un mot, si on fait basculer le pavillon trop tôt ou trop vite. La résistance qu'on éprouve doit faire immédiatement s'arrêter, car si on agit avec violence, on peut produire la rupture de la paroi supérieure.

La pénétration dans la vessie peut offrir quelques difficultés, mais seulement chez les sujets âgés de plus de quarante ans, par suite de la saillie que fait souvent, à partir de cet âge, la lèvre postérieure du col. La sonde est alors arrêtée brusquement. Si, croyant avoir exagéré l'abaissement, on relève le pavillon, on éprouve la même résistance ou une résistance encore plus grande, tandis que si, au contraire, on exagère le mouvement d'abaissement, toute résistance disparaît, et le bec de la sonde qui s'est élevé pénètre dans la vessie.

Si cependant on ne réussit pas ainsi, on introduit

l'index gauche dans le rectum et, en fléchissant sa dernière phalange, on soulève le bec de l'instrument auquel on imprime en même temps une légère propulsion.

La contraction spasmodique de la portion membraneuse de l'urèthre, provoquée soit par la pusillanimité du malade, soit par la sensibilité exagérée du canal, peut être un obstacle au cathétérisme, mais il en est rarement ainsi lorsque la rétention d'urine est due à l'atonie ou à la paralysie de la vessie. Cet obstacle se rencontre bien plus fréquemment, lorsqu'il y a défaut de perméabilité du canal. Nous nous occuperons plus loin de cette complication.

On est averti que la sonde est arrivée dans la vessie par la mobilité plus grande dont elle jouit et surtout par l'écoulement de l'urine, mais il peut se faire qu'elle y ait pénétré, ce dont on est certain lorsqu'on peut lui imprimer des mouvements de rotation, sans que cependant l'urine s'écoule. C'est qu'alors ses yeux sont obstrués par du sang ou des mucosités. On a conseillé, dans ce cas, d'introduire un mandrin dans la sonde pour la déboucher; ce moyen, outre qu'il est peu sûr, expose à blesser la vessie. Une pression exercée avec la main appliquée à plat sur l'hypogastre suffit quelquefois pour chasser le sang, les mucosités et l'urine; dans le cas contraire le moyen le meilleur consiste à pratiquer des aspirations avec une seringue adaptée au pavillon de la sonde. Il est préférable à l'injection d'eau qui déplace seulement les caillots ou les mucosités et les laisse dans la vessie où ils peuvent venir de nouveau obstruer les yeux de la sonde. En outre, en cas de fausse route, on s'expose à pousser l'injection dans le tissu cellulaire.

L'évacuation de l'urine ne doit avoir lieu ni trop rapidement ni d'une façon complète. Ainsi pratiquée, elle peut être la cause d'accidents sérieux tels que l'hémorrhagie vésicale, ou la cystite parenchymateuse. Ces complications, surtout à craindre chez les vieillards, sont évitées en laissant l'urine s'écouler lentement et graduellement et surtout en s'abstenant, comme nous l'avons vu faire quelquefois, d'exercer des pressions sur l'hypogastre pour expulser jusqu'à sa dernière goutte. Tant que l'urine s'écoule par un jet continu, c'est que la vessie revient sur elle-même et se contracte. Lorsque le liquide s'échappe en bavant ou seulement par un jet intermittent revenant à chaque inspiration par suite de la contraction des muscles abdominaux, la vessie ne se contracte plus. Dans ce dernier cas, il faut suspendre l'écoulement et répéter le cathétérisme quelques heures plus tard, ou bien encore laisser la sonde en place et la fermer avec un fausset qu'on enlève de temps en temps.

Non-seulement une évacuation complète n'est nullement nécessaire, l'écoulement d'une petite quantité de liquide suffisant pour soulager le malade et conjurer les accidents, mais même il est préférable, pour ne pas faire passer brusquement la vessie d'une distension extrême à une vacuité complète, de laisser dans sa cavité une petite quantité d'urine. Lorsque celle-ci est trouble ou purulente, comme il y a avantage à ne pas la laisser séjourner, on l'évacue complétement, puis on pousse par la sonde de petites injections d'eau tiède, 90 à 100 grammes à la fois, qu'on laisse écouler ensuite et qu'on répète jusqu'à ce que le liquide sorte sans être troublé. On fait alors une dernière injection qu'on abandonne dans la vessie, et on retire la sonde.

Cathétérisme avec les sondes molles.

L'introduction de ces instruments dans la vessie est loin de nécessiter des manœuvres aussi délicates que le cathétérisme avec les sondes métalliques. Il suffit en effet, lorsque le canal est libre, d'imprimer à la sonde un simple mouvement de propulsion. Par suite de leur souplesse, les sondes molles se moulent sur le canal et en suivent la direction sans qu'on ait à s'en préoccuper. Le chirurgien n'a d'autre souci que de chercher un obstacle s'oppose à la progression de l'instrument.

On se borne donc à relever la verge, à introduire la sonde préalablement graissée dans le méat et à la pousser doucement et lentement. Si on rencontre une résistance, on la retire d'un centimètre et on la pousse de nouveau. Comme pour les sondes métalliques, on doit s'arrêter devant un obstacle et chercher à l'éviter, mais non à le forcer ; les blessures de l'urèthre, quoique moins à redouter, sont également possibles. Si, après avoir communiqué à la sonde une impulsion un peu plus forte, et l'avoir lâchée, elle sort de l'urèthre d'un ou deux centimètres en se redressant par suite de son élasticité, il faut considérer l'obstacle comme insurmontable et ne pas insister.

La sonde molle cylindrique droite, devant parcourir un canal courbe, en suit par conséquent la paroi inférieure. Chez les sujets jeunes, dont le cul-de-sac du bulbe est peu ou même non développé et dont la lèvre postérieure du col ne présente qu'une légère saillie, le cathétérisme s'exécute toujours facilement avec cet instrument. Mais, chez les sujets âgés, il peut s'engager dans le cul-de-sac du bulbe ou bien encore butter contre la lèvre postérieure du col. Ces difficultés, qu'on évite parfois avec la sonde de caoutchouc, sont souvent insurmontables avec la sonde de gomme cylindrique droite, qu'il est impossible de diriger à cause de sa mollesse. Pour lui donner la rigidité qui lui fait défaut, on a imaginé d'introduire, dans sa cavité, une tige métallique, désignée sous le nom de mandrin, à laquelle on donne une courbure analogue à celle des sondes métalliques. On pratique alors le cathétérisme suivant les mêmes règles que lorsqu'on fait usage d'un instrument inflexible. Nous sommes peu partisan de cette pratique et, excepté lorsque la rétention d'urine est causée par une affection de la prostate, cas où elle peut quelquefois rendre service, nous croyons qu'elle doit être abandonnée. Lorsqu'on veut un instrument inflexible, il faut recourir tout simplement à la sonde métallique. Pour introduire une sonde molle, armée d'un mandrin, il faut en effet faire la même manœuvre et dans des conditions bien moins bonnes, les sensations fournies par l'instrument étant beaucoup moins nettes. Si en outre le mandrin entre à frottement dans la sonde, il est difficile de le retirer lorsque celle-ci est arrivée dans la vessie ; et si, au contraire, il est d'un trop petit diamètre, il vacille, peut reculer, s'échapper par les yeux et blesser les parois du canal.

La sonde molle à courbure fixe permet de surmonter plus facilement les obstacles provenant de la dilatation du bulbe et de la saillie de la lèvre inférieure du col, mais nous lui préférons encore la sonde métallique, car elle nécessite les mêmes manœuvres, sans fournir des indications aussi précises.

Il est une variété de sonde molle avec laquelle on a en pareil cas plus de chances de réussir, c'est la sonde à bout olivaire. Lorsqu'on pratique le cathétérisme

avec cette sonde, l'olive, ayant un diamètre moindre que
la tige de l'instrument, se trouve, pour cette raison,
maintenue un peu au-dessus de la paroi inférieure du
canal, condition favorable pour éviter les obstacles.
Si de plus elle vient à en rencontrer un, elle peut réussir à le surmonter par suite de l'élasticité de son col.
Sous l'influence de la pression, celui-ci décrit une courbe
régulière qui tend à faire glisser l'olive en haut (fig. 40).

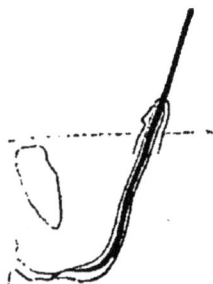

Fig. 40. — Cathétérisme avec la sonde de gomme à bout olivaire.

De toutes les sondes molles, celle à bout olivaire mérite
donc la préférence ; seulement, comme elle doit en partie
la propriété de faciliter le cathétérisme à l'élasticité du
col qui supporte l'olive, on doit toujours en vérifier la
consistance avant d'en faire usage.

En résumé, en présence d'une rétention d'urine succédant à un défaut de contraction musculaire, l'urèthre
ayant été reconnu libre par l'exploration avec la bougie
à tête conique, le chirurgien doit pratiquer le cathétérisme, chez un sujet ayant moins de quarante ans, avec
la sonde de caoutchouc ou la sonde de gomme à bout
olivaire de moyen calibre ; au-dessus de cet âge, d'abord
avec la sonde de caoutchouc, puis avec celle de gomme
à bout olivaire et enfin, en cas d'insuccès, avec la sonde
métallique de courbure et de calibre moyens.

Rétention d'urine par compression de l'urèthre.

Les affections qui peuvent produire la rétention d'urine, en comprimant et en déviant l'urèthre, sont nombreuses. La compression porte ordinairement sur la partie profonde et fixe du canal, cependant elle peut également s'exercer sur la portion pénienne, c'est ainsi qu'un lien circulaire appliqué autour de la verge, un paraphimosis très-serré, un abcès des corps caverneux, produisent la rétention d'urine. Ordinairement les agents de la compression de l'urèthre sont des abcès ou des épanchements sanguins du périnée, des corps étrangers ou des tumeurs du rectum, des tumeurs du bassin, les fragments d'une fracture du pubis, etc. Après avoir reconnu l'existence de la rétention d'urine, il est facile par l'examen des régions hypogastrique et périnéale ou par le toucher rectal d'en déterminer la cause.

La première indication est de faire cesser la compression et on doit la remplir toutes les fois que cela est possible. Presque toujours cette intervention est suivie du libre écoulement de l'urine, sans qu'il soit nécessaire de recourir au cathétérisme. Cependant il peut se faire que la vessie ait perdu sa contractilité, par suite de la distension à laquelle elle est soumise et que l'évacuation de l'urine ne puisse avoir lieu sans le secours de la sonde. Le cathétérisme s'exécute alors facilement, le canal étant libre et la rétention ne reconnaissant d'autre cause que le défaut de contraction de la vessie.

Lorsque la cause qui comprime l'urèthre ne peut être immédiatement écartée, il faut pratiquer le cathétérisme. Par suite de la déviation du canal, on ne doit pas, en pareille circonstance, se servir de sondes métalliques qui exposent à la blessure et même à la rupture de ses parois. On fait exclusivement usage de sondes de caoutchouc ou de gomme et de préférence de sondes à bout olivaire, qui peuvent mieux se mouler sur le canal et suivre sa nouvelle direction. Il est rare que leur introduction soit complétement impossible. Au niveau du point aplati et dévié, l'instrument peut avoir de la difficulté à passer, mais on sent qu'il est serré sans percevoir de résistance à son extrémité. On peut s'assurer du reste que la difficulté qu'on rencontre à faire progresser la sonde tient à ce qu'elle est serrée ; en essayant de la retirer, on éprouve alors presque autant de résistance que pour la faire avancer. Le temps d'arrêt étant ainsi manifestement dû à la pression latérale de la sonde, on la pousse sans violence, et on réussit presque toujours à franchir le passage difficile.

Dans le cas où la sonde à bout olivaire, de moyen calibre, dont on s'est servi d'abord, n'a pas réussi à passer, on essaye le cathétérisme avec des sondes, également à bout olivaire, mais de diamètre de plus en plus petit. On finit toujours ainsi par pénétrer dans la vessie, car la compression n'est jamais assez énergique pour constituer un obstacle insurmontable.

Rétrécissements.

Les rétrécissements de l'urèthre sont *cicatriciels* ou *organiques* suivant qu'ils sont consécutifs à une lésion traumatique ou à une inflammation chronique. Tandis qu'on peut rencontrer les rétrécissements cicatriciels dans les portions spongieuse et membraneuse, les rétrécissements organiques, de beaucoup les plus fréquents, siégent toujours dans la portion spongieuse, ordinairement au voisinage du bulbe, et ne s'observent jamais à plus de 13 centimètres du méat.

Si prononcé que soit un rétrécissement, il n'obture jamais complétement l'urèthre. Pour que la rétention d'urine ait lieu, il faut qu'à cette cause permanente, ayant depuis longtemps diminué le calibre du conduit, vienne s'ajouter une cause nouvelle qui en détermine momentanément l'obstruction complète. Cette cause déterminante est le gonflement congestif de la muqueuse ou surtout la contracture musculaire survenant à la suite d'excès alcooliques, d'abus de coït, d'un refroidissement, d'une fatigue, etc. Chez les sujets affaiblis et âgés, atteints de rétrécissement de l'urèthre, la rétention reconnaît quelquefois une autre cause ; elle succède à l'inertie de la vessie, dont la contraction est impuissante à surmonter l'obstacle siégeant dans l'urèthre. Ce réservoir se laisse alors graduellement distendre, et si l'art n'intervient pas, l'urine finit par s'écouler par regorgement. On n'a pas ainsi à redouter, comme dans le premier cas, la rupture de l'urèthre et l'infiltration urineuse.

A l'aide du doigt promené sur le pénis, les bourses et le périnée, on reconnaît quelquefois l'existence d'un épaississement de la paroi de l'urèthre, mais c'est seulement l'exploration à l'aide de la bougie à tête conique qui indique exactement la profondeur à laquelle se trouve l'obstacle et par suite sa nature. La rétention d'urine, survenant chez un homme encore jeune et due à la présence d'un obstacle situé à moins de 13 centimètres du méat, est presque toujours la conséquence d'un rétrécissement.

Les renseignements fournis par le malade sur la façon dont s'accomplissait la miction, avant la rétention, sur la grosseur et la force du jet d'urine, permettent d'apprécier le degré du rétrécissement et par suite pour quelle part l'irritation ou la contracture résultant de la

cause occasionnelle entre dans la production des accidents. Enfin on complète l'exploration par le toucher
rectal, qui apprend si l'urèthre est distendu en arrière
de l'obstacle. Cette distension est quelquefois prononcée au point de former une véritable poche fluctuante;
il y a lieu alors de redouter la rupture du canal, et il
faut se hâter de faire cesser la rétention.

Si celle-ci est survenue brusquement, après un excès
alcoolique par exemple, et que le chirurgien apprenne
qu'avant le début des accidents la miction se faisait
assez facilement, il en conclut que le gonflement de la
muqueuse uréthrale ou plutôt le spasme jouent un rôle
important. Il ne faut cependant pas croire que des
moyens dirigés contre la congestion ou le spasme
sont, en pareil cas, suffisants pour rendre l'urèthre
perméable et rétablir la miction. Ces moyens ont une action trop lente et aussi trop incertaine pour qu'on en
fasse la base du traitement; ils doivent être considérés
seulement comme des adjuvants du cathétérisme, et
à ce titre ils sont appelés à rendre de réels services.
C'est ainsi qu'après une séance infructueuse de cathétérisme, on prescrit, avec avantage, avant de renouveler les tentatives, une application de sangsues au périnée, en nombre variable, suivant l'âge et la constitution
du sujet, un bain chaud prolongé et l'opium à haute
dose. Un moyen plus expéditif de faire cesser le spasme,
lorsqu'il importe, par suite de la distension énorme de
la vessie et de la violence des douleurs, de mettre
promptement un terme à la rétention, est l'administration du chloroforme. Le relâchement musculaire rend
alors le cathétérisme notablement plus facile. L'emploi
des anesthésiques est également indiqué, lorsque l'urèthre est si intolérant que le moindre contact avec le
rétrécissement détermine les plus vives souffrances.

Ces moyens n'ont au contraire aucune influence quand la rétention d'urine est due à l'inertie de la vessie.

Dans le cas de rétrécissement de l'urèthre le cathétérisme doit toujours être pratiqué avec des instruments flexibles. Les sondes métalliques, surtout lorsqu'elles sont d'un diamètre assez petit pour franchir un rétrécissement étroit, exposent trop à la blessure du canal. Si avant le début des accidents le jet d'urine avait encore une certaine grosseur, on fait usage d'une sonde à bout olivaire d'un diamètre en rapport avec l'étroitesse présumée du rétrécissement. Si au contraire le jet était très-petit, ou si l'écoulement d'urine avait seulement lieu goutte à goutte, on se sert d'une bougie qui présente plus de résistance qu'une sonde creuse de même diamètre et assure presque aussi bien l'évacuation de l'urine.

La bougie doit être conique et présenter, lors même qu'elle est filiforme, une résistance assez grande pour que, sous l'influence d'une pression légère, elle s'incurve régulièrement. Cette condition est nécessaire pour qu'elle transmette au chirurgien la sensation résultant de la présence d'un obstacle à son extrémité. Une bougie trop molle et trop fine ne fournit aucune sensation, et souvent, lorsqu'on croit qu'elle progresse, s'enroule au-devant de l'obstacle, ou bien encore se recourbe sur le rétrécissement; à mesure qu'on la pousse, son bec vient ressortir par le méat.

Les bougies de baleine, par leur finesse et leur résistance, réussissent mieux que celles en gomme; mais leur usage commande une grande prudence, car rien n'est plus facile, si on ne procède pas avec une extrême douceur, que de produire une solution de continuité de la muqueuse et par suite une fausse route.

Guyon donne un moyen, dû à l'un de ses internes, Curtis, de durcir instantanément l'extrémité des bougies de gomme et de leur donner la résistance nécessaire à la transmission de sensations nettes et à leur passage à travers les parois souvent très-dures d'un rétrécissement. Il consiste à plonger dans le collodion l'extrémité de la bougie dans l'étendue d'un centimètre. Plusieurs couches étant nécessaires pour que la consistance soit bonne, on trempe plusieurs fois la bougie dans le collodion, après l'avoir laissée sécher avant de recommencer, et en ayant soin que chacune de ces couches soit très-mince pour ne pas trop augmenter son diamètre. Les bougies sont ainsi préparées séance tenante, car le collodion agit sur les substances qui entrent dans leur confection et peut à la longue les rendre cassantes.

Si on suppose le rétrécissement très-étroit, il est préférable, au lieu d'huiler ou de graisser l'instrument, d'injecter dans le canal avec une petite seringue quelques grammes d'huile. On presse ensuite le méat entre ses doigts pour s'opposer à la sortie du liquide et le forcer à traverser la portion rétrécie du canal dont il lubrifie ainsi les parois.

Procéder avec douceur et patience, telle est la seule règle du cathétérisme, dans le cas de rétrécissement de l'urèthre. C'est en effet en tâtonnant, qu'on fait pénétrer l'instrument. Il faut s'appliquer à percevoir la moindre résistance afin de s'arrêter, si on est dans la mauvaise voie. En forçant, on peut blesser le canal, accroître l'irritation, le spasme et par suite les difficultés.

La bougie est introduite, la verge étant modérément tendue pour déplisser la muqueuse, et en suivant autant que possible la paroi inférieure de l'urèthre pour éviter

les sinus et la valvule de Guérin situés sur la paroi
supérieure. Si elle vient à s'engager dans l'un de ces
orifices, on la retire un peu pour la repousser en lui
imprimant une autre direction. On la fait progresser
par un mouvement lent et continu. Si, arrivée au niveau
du rétrécissement, elle est arrêtée, on la retire d'un
centimètre et on la pousse de nouveau en la dirigeant
sur un autre point et en lui imprimant de petits
mouvements de rotation. On explore ainsi successivement toute l'étendue de la face antérieure du rétrécissement jusqu'à ce que la bougie s'engage dans son
orifice, ce qu'on reconnaît à ce qu'elle pénètre plus
profondément.

Pour avoir plus de chances de rencontrer l'orifice du
rétrécissement, on conseille de procéder avec méthode
dans l'exploration de sa face antérieure, et de s'appliquer à faire suivre successivement à la bougie chacune
des parois du canal. Nous reproduisons ce conseil
excellent, mais en ajoutant qu'il est plus facile à donner qu'à suivre. Quand le rétrécissement siége dans la
portion bulbeuse, on peut, en pressant avec la main sur
le périnée, changer la direction de l'extrémité de la bougie et favoriser sa pénétration.

Lorsque la bougie a pénétré dans le rétrécissement,
on éprouve quelquefois une très-grande difficulté à la
faire avancer. On reconnaît qu'il ne s'agit pas de la
présence d'un nouvel obstacle à la résistance qu'on
éprouve si on essaye de la retirer. Il ne saurait plus
alors y avoir de doutes, évidemment la bougie est engagée dans le rétrécissement qui l'étreint. Au contraire, lorsqu'ayant pénétré plus profondément, si elle se
trouve arrêtée, on peut la retirer sans difficulté, il est
à craindre qu'elle ne soit dans une fausse route.

Quand on éprouve une trop grande résistance à faire

progresser la bougie engagée dans le rétrécissement, on la laisse en place et on attend. Au bout de quelques minutes, on essaye de nouveau et sans violence de forcer le passage et, après plusieurs tentatives ainsi répétées, à quelques minutes d'intervalle, on finit généralement par réussir.

Quand l'orifice du rétrécissement se trouve dans l'axe du canal, au fond d'un entonnoir formé par les parois de l'urèthre, il est en général assez facile d'y engager l'extrémité d'une bougie, d'un calibre proportionné à son étroitesse, et par suite de le franchir. Lorsque cet orifice occupe, par rapport à l'axe du conduit, une situation excentrique, les difficultés sont beaucoup plus grandes. En suivant successivement chacune des parois de l'urèthre, on peut réussir à engager la bougie, mais il faut convenir, ainsi que nous l'avons déjà fait remarquer, que ce conseil, donné par tous les auteurs, est loin d'être facile à mettre en pratique, et que la souplesse de l'instrument ne permet pas de lui imprimer à volonté telle direction qu'on juge convenable. C'est alors le cas de se servir d'une bougie dont le bec ne se trouve pas sur le prolongement de son axe.

Pour cela, à quelques millimètres de son extrémité on coude la bougie de façon qu'elle forme un angle obtus avec la tige. Lorsqu'ainsi infléchie, elle est introduite, sa pointe tombe obliquement sur l'obstacle et peut s'engager plus facilement dans son orifice. Au lieu d'une inflexion simple, Guyon préfère donner à la bougie la figure d'une baïonnette dont la double inflexion est très-courte et très-douce et se fait à angle obtus; mais il est encore préférable d'en tortiller l'extrémité en spirale, ainsi que l'a conseillé Leroy d'Étiolles. On fixe, à 2 millimètres de sa pointe, la bougie, à angle droit, sur une épingle ou un stylet, et on lui fait décrire, autour de cette sorte d'axe, trois ou quatre tours complets. On la maintient dans cette position pendant quelques minutes. Son extrémité représente alors un tire-bouchon. Pour qu'elle conserve la figure qu'on vient de lui donner, on peut la durcir, en la plongeant quatre ou cinq fois dans le collodion. L'instrument ainsi disposé est conduit doucement jusque sur l'obstacle; on lui imprime alors un mouvement de rotation très-lent, en lui communiquant de temps en temps une légère impulsion.

Si on ne réussit pas à franchir l'obstacle avec des bougies droites, infléchies ou tortillées, de différents calibres, on essaye la manœuvre suivante : on introduit dans le canal une sonde en gomme ou métallique, cylindrique et de moyen calibre, qu'on conduit sur l'obstacle et qu'on maintient doucement appuyée sur lui pendant quelques minutes afin de déplisser la muqueuse qui entoure l'orifice du rétrécissement. Après l'avoir retirée, on tente de nouveau le cathétérisme.

Les tentatives ne doivent pas durer plus d'une demiheure, mais elles peuvent être renouvelées à intervalle, plusieurs fois dans la même journée. Pendant ces séances, on tient le malade aussi couvert que possible, afin d'éviter le refroidissement. Jamais le chirurgien ne doit se départir de la plus grande patience. Il essaye successivement et en procédant toujours avec une extrême douceur les bougies de forme et de volume différents. Si le canal saigne, que le malade accuse des souffrances plus vives et qu'en outre le chirurgien sente qu'il va perdre patience, il s'abstient et remet les tentatives à un autre moment. Dans l'intervalle des séances il prescrit les moyens que nous avons indiqués comme adjuvants utiles du cathétérisme (sangsues, bain chaud et prolongé, narcotiques).

Il arrive assez souvent, lors même qu'on n'a pas réussi à franchir le rétrécissement, que la titillation exercée sur son orifice détermine, de la part de la vessie, des contractions énergiques suivies de l'expulsion d'une certaine quantité d'urine. Le soulagement qu'en éprouve le malade rend moins pressante l'introduction d'une bougie dans la vessie et permet de recourir aux moyens précédents, qui peuvent quelquefois être suivis de l'expulsion spontanée de l'urine, mais dans tous les cas rendent le cathétérisme plus facile.

Lorsque la bougie a pénétré dans la vessie, ce qu'on reconnaît à la quantité de l'instrument introduite dans l'urèthre et au mouvement de va-et-vient qu'on lu imprime, elle peut remplir si exactement le canal ou provoquer des contractions spasmodiques telles que l'urine ne s'écoule pas entre elle et les parois. Il faut alors attendre et exhorter le malade à la patience ; bientôt le spasme cesse et généralement, au bout d'une heure ou deux, l'urine s'écoule, difficilement d'abord, puis de plus en plus librement. Si le cathétérisme a été facile, on peut, après avoir laissé la bougie en place pendant quelques minutes, la retirer en engageant le malade à faire au même moment des efforts pour uriner : une petite quantité d'urine, quelquefois un demi-verre, peut être ainsi expulsée. On réintroduit ensuite la bougie et on recommence la même manœuvre, jusqu'à ce que le malade soit un peu soulagé. La bougie est alors maintenue à demeure pour faire cesser le spasme et bientôt l'écoulement de l'urine a lieu sans qu'il soit nécessaire de retirer l'instrument. Mais lorsque le rétrécissement est très-étroit et que le cathétérisme a été laborieux, il faut laisser la bougie en place, car on pourrait être ensuite moins heureux et ne plus réussir à l'introduire de nouveau dans la vessie. On prescrit alors les antiphlogistiques et les narcotiques pour faire cesser les contractions douloureuses de la vessie et de l'urèthre.

Rétrécissement avec infiltration urineuse.

La rupture de l'urèthre, en arrière de l'obstacle, est une conséquence assez fréquente de la rétention d'urine causée par un rétrécissement et abandonnée à elle-même. Il y a lieu de redouter cet accident lorsque, avec le doigt introduit dans le rectum, on sent le canal distendu outre mesure et formant une véritable poche fluctuante. Il faut alors sans retard évacuer l'urine par le cathétérisme ou la ponction de la vessie. La rupture est surtout à craindre lorsque le canal est le siége de lésions anciennes, car, bien qu'elle reconnaisse pour cause immédiate la distension mécanique à laquelle il est soumis, elle ne saurait se produire sans une altération préalable de ses parois. L'urèthre une fois rompu, il y a formation d'un *abcès urineux*, si la solution de continuité est étroite et qu'une minime quantité d'urine seulement s'épanche dans le tissu cellulaire, ou *infiltration urineuse*, si l'ouverture est large. L'urine versée en petite quantité dans le tissu cellulaire péri-uréthral provoque une inflammation adhésive qui s'oppose à l'infiltration. Cet obstacle est le plus souvent de courte durée; bientôt il est détruit par la suppuration, et à l'abcès urineux succède l'infiltration urineuse.

En cas de phlegmon ou d'abcès urineux, le périnée saillant, bombé, dur, rénitent, est le siége d'un empâtement qui s'étend jusqu'à l'urèthre et se confond avec lui.

L'infiltration urineuse s'annonce par un gonflement œdémateux du périnée, envahissant presque immédiatement les bourses et le pénis, qui présentent alors un volume souvent considérable, pouvant s'étendre ensuite aux régions inguinales, à la paroi abdominale, et même jusqu'à l'aisselle. La peau, qui au début conserve sa coloration normale, prend une teinte rouge, plus foncée en certains points sur lesquels on voit apparaître des phlyctènes contenant de la sérosité brune, indice du sphacèle du derme. En même temps surviennent des accidents généraux d'une grande intensité : le malade, qui, au moment de la rupture du canal, avait éprouvé un certain bien-être par suite de l'écoulement de l'urine dans le tissu cellulaire, est pris de frisson, de fièvre, de délire et on ne peut conserver de doutes sur une terminaison rapidement funeste à défaut d'une intervention prompte et énergique.

Ces complications de la rétention d'urine ne sauraient être longtemps méconnues, mais, comme les chances de guérison diminuent rapidement, il y a grand intérêt à surprendre le moment de leur apparition. D'où, la nécessité de ne jamais négliger, en cas de rétention d'urine, l'exploration de la région périnéale et le toucher rectal.

Lorsqu'il existe un abcès urineux ou une infiltration urineuse, ce n'est pas au cathétérisme qu'il faut d'abord avoir recours. Les manœuvres qu'il nécessite augmentent l'inflammation, et la présence d'une sonde dans la vessie ne met pas sûrement à l'abri de l'infiltration de l'urine, qui peut s'écouler entre la sonde et la paroi du canal. Deux indications se présentent : 1° établir une communication directe entre la solution de continuité de l'urèthre et l'extérieur, de façon que l'urine s'écoulant facilement n'ait plus de tendance à s'infiltrer ; 2° obtenir, par des incisions multiples, le dégorgement des parties déjà envahies.

La première indication est la plus importante, car seule elle peut mettre un terme aux progrès de l'infiltration urineuse; on la remplit en pratiquant une incision longue et profonde dans la région périnéale.

On couche le malade en travers sur son lit, les cuisses écartées et fléchies, les jambes également demi-fléchies et maintenues par des aides, le bassin légèrement élevé par un coussin. Un aide relevant les bourses de façon à mettre à nu la région périnéale, le chirurgien tend la peau de chaque côté du raphé médian avec le pouce et l'index gauches et fait, avec un bistouri convexe, exactement sur la ligne médiane, une incision qui, commençant en arrière des bourses, vient se terminer à un centimètre et demi en avant de l'anus. Il divise ensuite successivement le tissu cellulaire sous-cutané et l'aponévrose périnéale inférieure, en s'éloignant un peu, à mesure qu'il pénètre plus profondément, de la racine des bourses, de façon à éviter la lésion du bulbe.

Par suite de l'infiltration du tissu cellulaire sous-cutané, cette incision doit avoir une grande profondeur, car, tant qu'on n'est pas arrivé sur l'urèthre ou plutôt dans une cavité anfractueuse communiquant avec lui, elle est insuffisante.

Le plus souvent, il n'est pas nécessaire de faire ainsi des incisions successives : dès que le bistouri a divisé les couches superficielles, un mélange d'urine et de pus s'écoule à l'extérieur. Il faut cependant s'assurer que la voie est libre et que l'urine, après avoir franchi l'ouverture anormale de l'urèthre, n'aura aucune tendance à séjourner et à s'infiltrer dans les tissus. On porte dans la plaie le doigt, une sonde cannelée, ou une sonde de femme et, si la voie est insuffisante, on l'agrandit, en arrière, avec le bistouri boutonné. L'index gauche introduit dans le rectum permet de débrider sans avoir à redouter la blessure de cet organe. Une sonde cylindrique de moyen calibre, conduite par le méat jusque sur l'obstacle, indique la situation de l'urèthre et par suite celle de la rupture qui se trouve un peu en arrière de la saillie formée par le bec de l'instrument.

Lorsqu'il s'agit simplement d'un abcès urineux, l'incision du périnée suffit aux deux indications : écoulement de l'urine à l'extérieur et dégorgement des parties. Mais lorsqu'il y a infiltration, il faut faire encore sur les parties infiltrées des incisions multiples intéressant toute l'épaisseur du tissu cellulaire sous-cutané jusqu'à l'aponévrose. Elles sont pratiquées sur le scrotum et le pénis de chaque côté de la ligne médiane. Il ne faut pas craindre de leur donner une certaine étendue, car, lorsque les liquides infiltrés se sont écoulés, elles présentent des dimensions infiniment moindres.

Le pansement consiste en lotions alcooliques ou phéniquées. Des plumasseaux imbibés des mêmes liquides et qu'on renouvelle souvent sont appliqués sur les plaies. S'il existe des parties sphacélées, elles sont recouvertes de cataplasmes afin de favoriser l'élimination des eschares. En même temps on relève les forces par les préparations de quinquina, le vin et l'alimentation.

C'est seulement au bout de quelques jours, lorsque la marche des accidents est enrayée, qu'on s'occupe du rétablissement du cours normal des urines et qu'on cherche à introduire une sonde dans la vessie ; ce qui se fait parfois avec une grande facilité. On ne laisse pas de sonde à demeure, mais on passe des bougies de plus en plus grosses, qui séjournent vingt minutes ou une demi-heure, chaque jour. Lorsque le canal a recouvré un calibre suffisant et que le cathétérisme est devenu facile, on engage le malade à introduire une sonde de caoutchouc dans la vessie chaque fois qu'il a envie d'uriner. L'urine ne traversant plus la plaie cesse de s'opposer à sa cicatrisation. On doit seulement laisser une sonde ou une bougie à demeure, pendant quelques jours, lorsque le cathétérisme a été d'abord très-laborieux.

Hypertrophie de la prostate.

La prostate, rudimentaire chez l'enfant, augmente graduellement de volume sous l'influence de l'âge et acquiert souvent, vers 60 ans, le quart, le tiers et quelquefois même le double du volume qu'elle avait dans l'âge adulte. Quand cette hypertrophie est régulière et uniforme, c'est-à-dire que l'augmentation de volume porte, dans une proportion égale, sur tous les diamètres de la glande, l'urèthre ne subit pas d'autre modification qu'une augmentation de longueur. Le sommet de la prostate étant bridé en bas par l'aponévrose moyenne du périnée, sa base se porte en haut, de sorte que le col de la vessie se trouve plus élevé, ce qui, dans le cathétérisme, nécessite un abaissement plus grand du pavillon de la sonde. Mais l'urèthre ne présente aucune diminution de son calibre, qui au contraire se trouve augmenté, et la miction s'accomplit facilement. Cette disposition est très-fréquente à un certain âge.

L'hypertrophie de la prostate ne se comporte pas toujours de la sorte et peut gêner la miction, lorsqu'elle est inégalement répartie sur les différents points de la glande. Les plus développés forment alors des éminences ou des mamelons saillants soit à la surface externe de la prostate, soit dans la cavité de l'urèthre. Lorsque l'hypertrophie est extra-uréthrale, la miction n'est nullement influencée, tandis que, lorsqu'elle est intra-uréthrale, elle apporte une gêne souvent fort grande à l'issue de l'urine.

La prostate se compose de trois lobes : deux latéraux, placés de chaque côté de l'urèthre, unis en arrière et quelquefois en avant par un isthme d'épaisseur variable, et un supérieur ou moyen, désigné également sous le nom de lobe d'Everard Home, situé en arrière du col vésical. Ces trois lobes peuvent être isolément ou inégalement hypertrophiés, de là dans la direction de l'urèthre des changements importants à connaître.

L'hypertrophie irrégulière des lobes latéraux peut former, sur les parois de l'urèthre, une ou plusieurs tumeurs unies, hémisphériques et à large base. Si la tumeur existe d'un seul côté, elle va à la rencontre de la paroi opposée, la repousse, s'y creuse même une cavité, de là une déviation du canal. Si deux tumeurs sont situées de chaque côté et au même niveau, elles se touchent par leurs sommets et obstruent l'urèthre en ce point ; mais par suite de leur configuration hémisphérique, il existe deux rigoles, l'une en avant, l'autre en arrière de leur point de contact, par lesquelles peut s'écouler l'urine. Lorsque les deux tumeurs ne se correspondent pas, l'urèthre, dévié en S, décrit une double courbure. Enfin quand, au lieu d'une tumeur saillante de chaque côté, il en existe plusieurs, le canal subit des déviations multiples et suit un trajet flexueux.

Le lobe moyen, en s'hypertrophiant, soulève la partie antérieure du trigône vésical, repousse en haut la lèvre postérieure du col et vient fermer son orifice. L'occlusion est rarement complète, lorsqu'elle est produite seulement par le lobe moyen hypertrophié, car

il existe presque toujours deux rigoles sur ses parties latérales ; mais assez souvent, en même temps que
ce lobe moyen, les fibres musculaires de la lèvre postérieure du col sont hypertrophiées. Il en résulte
que cette lèvre, qui forme seulement, à l'état normal,
une légère saillie au-dessus de la paroi inférieure de
l'urèthre, s'avance quelquefois à 15 et même 20 millimètres. De là un changement brusque dans la direction
du canal et la formation d'une sorte de barrière transversale contre laquelle vient butter le bec de la sonde.
Elle constitue une des difficultés les plus sérieuses du
cathétérisme.

Les obstacles prostatiques se rencontrent donc sur
les parois latérales et inférieure de l'urèthre, et non
sur sa paroi supérieure. C'est en outre l'hypertrophie du lobe moyen et la déformation de la lèvre
postérieure du col qui causent le plus fréquemment
la rétention d'urine. Dans l'hypertrophie irrégulière
des lobes latéraux, le canal peut être dévié, aplati,
mais non obstrué. Aussi, l'urine, poussée par les contractions de la vessie, parvient à écarter ses parois et
à augmenter son calibre. Lorsque le lobe moyen est
hypertrophié, la vessie, en se contractant, tend au contraire, par l'intermédiaire du liquide contenu dans sa
cavité, à appliquer la saillie anormale sur l'ouverture
du col et à en déterminer l'occlusion.

L'hypertrophie de la prostate et les saillies intra-
uréthrales qu'elle produit surviennent lentement. C'est
donc graduellement que l'expulsion de l'urine devient
de plus en plus difficile pour ne s'accomplir enfin
qu'au prix des plus grands efforts. C'est surtout au
début de la miction que ceux-ci sont nécessaires ; il
faut que le malade pousse assez longtemps avant que
l'urine réussisse à écarter les parois du canal. La mic-

tion une fois commencée, l'urine s'écoule plus facilement et, signe distinctif entre l'hypertrophie de la
prostate et les rétrécissements de l'urèthre, par un jet
assez volumineux, mais sans force.

Quelque prononcées que soient les déformations du
col de la vessie et les déviations de l'urèthre qu'elle
entraîne, l'hypertrophie de la prostate produit rarement
la rétention d'urine sans le concours d'une autre cause :
inertie de la vessie ou congestion de la prostate. La
miction nécessite, chez les sujets atteints d'hypertrophie
de la prostate, des efforts de plus en plus grands pour
surmonter les obstacles qui font chaque jour de nouveaux progrès. A un moment donné les agents musculaires de l'expulsion de l'urine deviennent insuffisants
pour vaincre la résistance des parois de l'urèthre ;
il y a alors rétention d'urine. L'insuffisance de
ces agents s'observe de préférence chez les sujets
âgés; par suite de l'affaiblissement musculaire et de
l'augmentation des obstacles prostatiques, la vessie
ne se vide d'abord que d'une façon incomplète; puis
la distension, à laquelle elle se trouve ainsi constamment soumise, diminuant encore sa contractilité, elle
est enfin frappée d'inertie complète. Elle se laisse alors
distendre sans réagir et, lorsqu'elle a atteint l'extrême
limite de son extensibilité, l'urine s'écoule par regorgement.

En examinant la région hypogastrique, on ne com-
mettra pas l'erreur de croire que le malade est atteint
d'incontinence. Chez le vieillard l'écoulement involontaire de l'urine est presque toujours, sinon toujours,
l'indice de la rétention.

Dans d'autres circonstances, la vessie ayant conservé
sa contractilité, la rétention d'urine est la conséquence
de la congestion des tumeurs prostatiques qui, augmen-

tant rapidement de volume, produisent l'obstruction
complète du canal. Cette congestion survient ordinairement à la suite d'excès alcooliques, de tentatives
de coït, de voyages, de refroidissement, de fatigue, etc.
Gosselin admet cependant que les excès alcooliques
peuvent produire la rétention d'urine en paralysant la
contractilité de la vessie.

L'âge du malade doit faire supposer que la rétention
est due à l'hypertrophie de la prostate, mais il n'en
est pas toujours ainsi. Un rétrécissement de l'urèthre
peut en effet exister aussi bien chez un vieillard que
chez un adulte. Sans doute les renseignements, que
fournit le patient sur la manière dont s'accomplissait
précédemment la miction, permettent d'établir le diagnostic, mais il est toujours plus sûr, avant de procéder
au cathétérisme, de pratiquer l'exploration de l'urèthre
à l'aide de la bougie à tête conique, et de s'assurer par
le toucher rectal des dimensions de la prostate.

Ce mode d'exploration permet de reconnaître l'augmentation de volume de la glande, sans toutefois fournir de renseignements sur la présence de saillies intra-
uréthrales et encore moins sur leur disposition.

A l'état normal, avant l'âge de 20 ans, les lobes
latéraux de la prostate donnent la sensation de deux
petits corps élastiques, gros comme des noisettes,
aplatis et séparés l'un de l'autre par un interstice vertical, plus mou, correspondant au canal. A cinquante
ans, les lobes latéraux sont plus volumineux, convexes,
triangulaires, à base tournée en haut et à angles ar-
rondis, placés côte à côte et rappelant par leur disposition la figure d'une châtaigne ou d'un cœur de carte
à jouer.

Les lobes latéraux hypertrophiés présentent des dimensions plus considérables et peuvent atteindre le

volume d'un petit œuf. Si l'hypertrophie est régulière, la forme générale de là glande reste la même. Dans le cas contraire elle est modifiée, les lobes sont inégalement développés, mais il est rare que l'hypertrophie s'observe isolément sur l'un d'eux. A l'état normal, on ne·sent pas, par le toucher rectal, le lobe moyen qui est rudimentaire, mais lorsqu'il est hypertrophié, on peut quelquefois constater, au-dessus de la gouttière séparant les lobes latéraux, la présence d'un corps dur, dont la limite supérieure est difficile à atteindre.

On apprécie par le toucher rectal non-seulement le volume de la prostate, mais encore sa consistance et sa sensibilité. En cas de congestion un peu vive, on constate une diminution dans sa consistance et la pression exercée par le doigt détermine de la douleur.

L'exploration de l'urèthre, à l'aide de la bougie à tête conique, fournit des indications importantes relatives à la déformation du col de la vessie, à la déviation de l'urèthre, au choix de l'instrument dont on doit faire usage pour le cathétérisme. Si la bougie arrive sans encombre jusque dans la vessie, on en conclut qu'il est facile de faire le cathétérisme avec une sonde de gomme ou de caoutchouc. Si elle est arrêtée par un obstacle, on recherche, avec le doigt introduit dans le rectum, la saillie formée par la tête conique, et, si on ne la distingue pas, on s'assure du moins qu'elle a franchi la portion membraneuse et pénétré dans la portion prostatique. Si on marque alors sur la tige le point qui correspond au méat, la verge étant relâchée, et si, après avoir retiré la sonde, on mesure la distance qui sépare ce point du bec de l'instrument, on sait ainsi à quelle profondeur se trouve l'obstacle. A plus de 16 centimètres du méat, il correspond au col de la vessie.

Les adjuvants du cathétérisme, indiqués à propos des rétrécissements de l'urèthre, sont sans grande utilité dans la rétention d'urine d'origine prostatique. Ils sont même nuisibles lorsqu'il y a inertie de la vessie, et que le malade est affaibli ou très-âgé. Si la contractilité de la vessie est conservée, on peut prescrire avec avantage les narcotiques afin de modérer les efforts incessants et involontaires d'expulsion qui font tant souffrir, mais il faut peu compter sur les émissions sanguines ou les bains pour amener le dégorgement de la prostate. Le cathétérisme étant le seul moyen de conjurer les accidents et de mettre un terme aux souffrances, il y faut avoir recours, dès que l'exploration est complète. L'évacuation obtenue, les moyens médicaux retrouvent leur indication pour favoriser le rétablissement du cours normal de l'urine, ou pour calmer l'éréthisme nerveux, lorsque le malade a beaucoup souffert. Si la rétention est survenue brusquement, alors que la miction était antérieurement facile, comme la prostate est le siége d'une congestion intense, on insiste sur les émissions sanguines locales autant que le permettent l'âge et la constitution du sujet.

Les obstacles au cathétérisme dans le cas d'hypertrophie irrégulière de la prostate sont d'une part la déviation du canal résultant de la présence de saillies anormales à sa surface, et d'autre part la barrière transversale formée au niveau du col par la lèvre postérieure et le lobe moyen hypertrophiés. Presque toujours les difficultés tiennent à cette dernière cause ; la sonde, venant butter contre l'obstacle, est arrêtée brusquement et ne peut s'engager dans l'orifice du col situé plus en avant. Les saillies prostatiques latérales, au contraire, ne constituent généralement pas

un obstacle insurmontable. La sonde peut suivre l'une
des rigoles situées au-dessus et au-dessous d'elles, ou
encore, à moins qu'elles ne soient très-prononcées, les
refouler de chaque côté. Un instrument souple et d'un
assez gros calibre est alors préférable; il expose moins
à blesser le canal qu'un instrument plus fin et inflexible dont le bec peut facilement créer une fausse
route en pénétrant dans l'une des tumeurs prostatiques au lieu de la côtoyer.

Les obstacles étant situés sur les parois latérales ou
inférieure de l'urèthre, le moyen le plus sûr de conduire une sonde dans la vessie est de lui faire suivre
la paroi supérieure du canal. Pour parcourir les inflexions latérales de l'urèthre, aucun instrument n'est
préférable à la sonde molle de caoutchouc, mais il
n'en est pas toujours de même pour la barrière siégeant au col de la vessie.

Lorsqu'on introduit une sonde droite ou à faible
courbure, le bec de l'instrument suit la paroi inférieure
du canal et vient forcément heurter contre l'obstacle que forme le lobe moyen. Il faut donc renoncer
à l'usage des sondes droites. On doit cependant faire
deux exceptions, l'une en faveur des sondes de caoutchouc, auxquelles on imprime un double mouvement de
vrille et de propulsion, et qui, grâce à leur extrême souplesse, franchissent quelquefois l'obstacle, l'autre en
faveur des sondes à bout olivaire. Lorsque l'olive est
arrêtée, le collet flexible qui la supporte s'incurve sous
l'influence de cette résistance et de la pression exercée
par l'opérateur, et l'extrémité arrondie de la bougie
peut glisser de bas en haut sur l'obstacle et s'engager
dans le col de la vessie. Cette sonde offre donc ce double
avantage de pouvoir, à cause de sa souplesse, se mouler
sur le canal dévié par les saillies prostatiques latérales

et, à cause de l'élasticité de son collet, surmonter la barrière qui ferme l'entrée de la vessie. De plus, par suite du petit volume de son extrémité olivaire, elle peut s'engager, en suivant la paroi supérieure, dans la rigole située au-dessus des saillies latérales. On doit donc commencer les tentatives avec une sonde de caoutchouc et en cas d'insuccès employer la sonde à bout olivaire de gros calibre.

Si on échoue, et que le bec de la sonde reste arrêté au niveau du col sans s'y engager, avant de la retirer, on essaye la manœuvre suivante : avec l'index gauche introduit dans le rectum, on soulève la prostate, de façon à guider le bec de l'instrument dans son mouvement d'ascension.

En cas d'échec, on répète le cathétérisme avec une sonde de gomme cylindrique, à courbure fixe ou mieux avec une sonde de caoutchouc ou de gomme dans laquelle on introduit un mandrin d'une courbure convenable. La sonde présente ainsi plus de rigidité pour surmonter la barrière transversale, tout en conservant assez de souplesse pour cheminer à travers les obstacles latéraux et suivre les déviations du canal. Le point important et duquel dépend en grande partie le succès consiste à donner à la sonde une courbure convenable.

Pour arriver dans la vessie, il faut, avons-nous dit, suivre autant que possible la paroi supérieure de l'urèthre ; or, une sonde ne peut le faire qu'autant qu'elle présente une courbure égale ou un peu plus petite que celle du canal. En exagérant un peu le mouvement d'abaissement du pavillon pendant le second temps du cathétérisme, le bec de l'instrument, ayant une pareille courbure, n'abandonne pas la paroi supérieure de l'urèthre.

A l'état normal, chez l'adulte, la portion courbe de

l'urèthre représente le quart d'un cercle de 8 à 9 centimètres de diamètre.Chez le vieillard, par suite de
l'augmentation de la portion prostatique, elle représente
le tiers d'un cercle d'un diamètre variant de 11, 12 et
même 14 centimètres. Il faut donc donner au mandrin
une courbure égale au tiers d'un cercle de 11 centimètres de diamètre (fig. 41). Cette courbure doit en outre

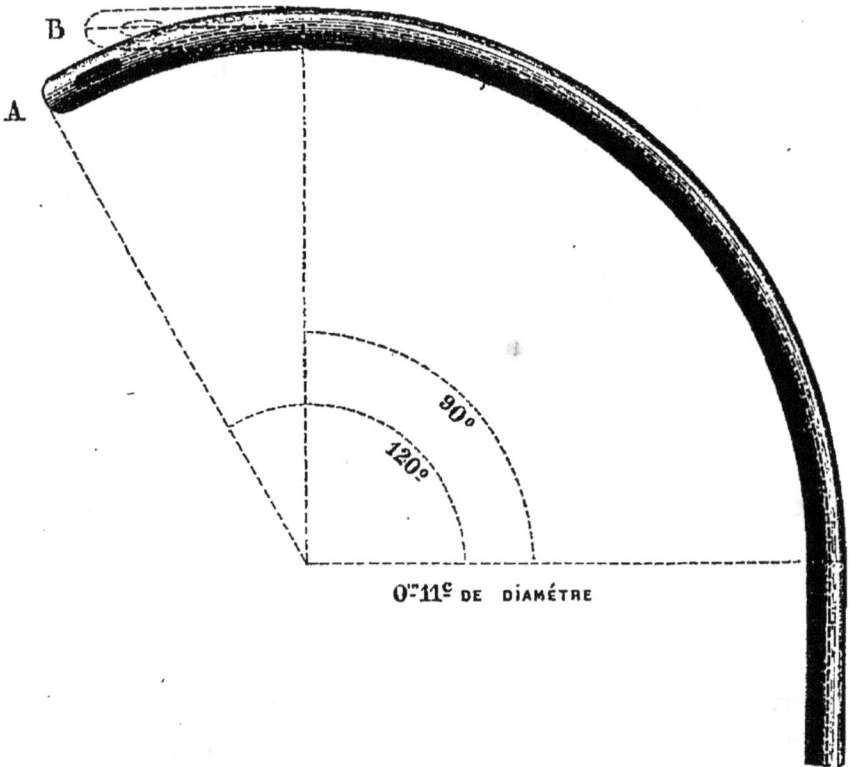

Fig. 41.

A. Sonde dont la courbure représente le tiers d'un cercle de
0^m,11^c de diamètre. — B. Même courbure ne se continuant pas
jusqu'au bec de la sonde.

se continuer exactement jusqu'au bout de la sonde,
car, si celle-ci se termine par une extrémité droite, elle
suit la paroi inférieure du canal et vient butter contre

l'obstacle. Le mandrin doit arriver jusqu'à l'extrémité de la sonde, ne pas être trop gros pour qu'on puisse le retirer facilement lorsqu'on a pénétré dans la vessie, ni trop mince non plus afin de conserver sa courbure.

Pour donner cette courbure, voici de quelle manière on procède. Après avoir introduit dans la sonde de caoutchouc ou de gomme cylindrique droite un mandrin également droit, on rapproche ses deux extrémités, bec et pavillon, de façon à les amener au contact en leur faisant décrire un cercle complet. La sonde, ayant en moyenne 30 centimètres de longueur, forme un cercle de 10 centimètres de diamètre. Lorsqu'elle est ainsi recourbée et conserve cette figure en dehors de toute pression, on redresse ses deux tiers à partir du pavillon: la portion courbe représente le tiers d'un cercle de 10 centimètres de diamètre, ou comme presque toujours le mandrin a une certaine tendance à se redresser, d'un diamètre un peu supérieur. En procédant de la sorte, on est sûr que la courbure se continue jusqu'à l'extrémité de la sonde.

Afin de conserver à la sonde sa courbure, le premier temps du cathétérisme s'exécute, non plus en plaçant la verge sur la ligne médiane et faisant un angle de 45° avec la paroi abdominale, mais en l'attirant dans l'aine. Lorsque le bec est arrivé au-dessous de la symphyse du pubis, on ramène la sonde et la verge sur la ligne médiane et on passe au second temps.

Si la sonde ne pénètre pas dans l'orifice du col et vient encore heurter contre l'obstacle prostatique, on peut alors, après l'avoir retirée un peu, la repousser vers la vessie, en maintenant le mandrin fixe avec la main gauche. Cette manœuvre a pour effet d'augmenter sa courbure, de relever son bec et par conséquent favorise son entrée dans la vessie.

La sonde métallique, dont la courbure n'est pas
modifiée par la pression des parois du canal, permet
plus facilement peut-être que la sonde molle pourvue
d'un mandrin de franchir le col vésical, mais elle offre
l'inconvénient d'être arrêtée par les obstacles latéraux
lorsqu'ils sont prononcés, car par suite de sa rigidité
elle ne peut atteindre le col qu'en redressant le
canal. Si, après avoir vainement essayé le cathétérisme avec la sonde en gomme à bout olivaire ou
la sonde cylindrique armée d'un mandrin, on est
amené à faire usage de la sonde métallique, on doit
la choisir d'un assez gros calibre et présentant une
courbure appartenant à une circonférence d'au moins
11 centimètres de diamètre. Lorsque cette sonde arrive
dans la portion prostatique, si on rencontre une résistance, on essaye de la diriger avec le doigt introduit
dans le rectum. Comme il est démontré qu'à ce niveau
la sonde est arrêtée par une saillie provenant de l'un
des lobes latéraux et que par suite le canal est dévié,
on imprime au pavillon un léger mouvement de rotation alternativement à droite ou à gauche, en cherchant par une impulsion légère à engager son extrémité dans la bonne voie. Si elle pénètre, on la ramène
sur la ligne médiane après avoir franchi l'obstacle. On
répète la même manœuvre si elle est arrêtée de nouveau,

    moins qu'on n'ait lieu de supposer, par la profon-
deur à laquelle a pénétré l'instrument et par le toucher
rectal, que l'obstacle est formé par le lobe moyen ou
la lèvre postérieure du col, dans lequel cas on exagère
l'abaissement du pavillon pour relever le bec.

    Le redressement du canal que doit produire la sonde
métallique pour arriver dans la vessie, rend, si l'urèthre
est notablement dévié ou décrit un trajet en zigzag, son
introduction impossible. Il faut alors pratiquer le *cathé-*

térisme sur conducteur. Ce procédé nécessite une bougie fine et une sonde en gomme ouverte aux deux bouts. On essaye d'introduire, en tâtonnant, la bougie dans la

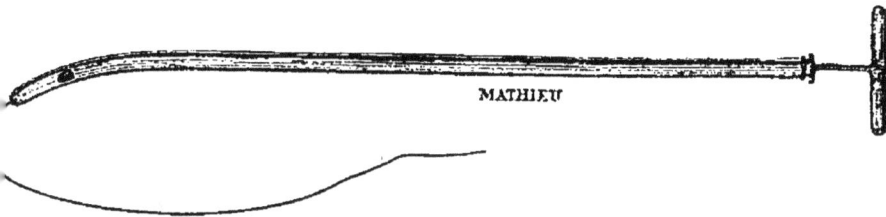

Fig. 42. — Cathétérisme sur conducteur.

vessie ; puis, lorsqu'on y a réussi, on attache à son pavillon un fil assez long qu'on passe avec un stylet aiguillé à travers la cavité de la sonde ouverte aux deux bouts, en commençant par l'extrémité opposée au pavillon. Pour faciliter l'introduction de la sonde et lui permettre de se mouler facilement sur le canal, dont elle doit suivre les sinuosités, on la plonge pendant quelques instants dans l'eau chaude et on l'enduit d'huile *intus et extra*. Il reste alors à faire glisser sur la bougie cette sonde ainsi préparée et traversée par le fil qu'un aide tient tendu à l'aide d'un bâtonnet, sans tirer dessus pour ne pas amener la bougie à l'extérieur, mais assez solidement pour l'empêcher d'être refoulée. Avec un peu de patience, on conduit ainsi sûrement la sonde jusque dans la vessie. La bougie est alors retirée et l'urine s'écoule à l'extérieur.

On se sert aussi, pour pratiquer le cathétérisme sur conducteur, d'une bougie présentant une armature métallique sur laquelle vient se visser, lorsqu'elle est introduite dans la vessie, une longue tige droite de baleine. A défaut de cet instrument, on réussit aussi bien, comme nous l'avons indiqué, avec une bougie filiforme

ordinaire à laquelle on attache un fil après son introduction.

En résumé, en présence d'une rétention d'urine produite par une hypertrophie irrégulière de la prostate,
on tente le cathétérisme successivement avec une
sonde molle de caoutchouc, de moyen ou gros calibre,
— avec une sonde à bout olivaire de même numéro, —
avec une sonde de caoutchouc ou de gomme cylindrique droite armée d'un mandrin auquel on a donné
une courbure représentant le tiers d'un cercle de
11 centimètres de diamètre, — avec une bougie filiforme qui sert de guide pour conduire dans la vessie une sonde de gomme ouverte aux deux bouts —
et enfin, avec une sonde métallique de gros calibre et
à grande courbure.

Spasmes de l'urèthre.

La portion membraneuse de l'urèthre peut être considérée comme l'avant-col de la vessie. Par sa contraction elle contribue à retenir l'urine qui tend à s'échapper
involontairement. Pendant la miction, à l'état normal,
elle est relâchée et entre seulement en contraction pour
expulser les dernières gouttes de liquide qui séjourne-
raient dans le canal.

Sous l'influence de causes pathologiques, le muscle
uréthral peut devenir le siége de contractions exagérées
et irrégulières, s'opposant d'une façon absolue au passage de l'urine. Ces contractions se produisent quelquefois par action réflexe, c'est-à-dire sous l'influence
de la lésion d'un organe voisin ou d'un point des voies
urinaires situé au-dessus de la portion membraneuse ;
ainsi on voit le spasme de l'urèthre et par suite la rétention d'urine survenir dans le cours d'affections inflam-

matoires ou douloureuses de l'anus, du rectum, du testicule, des vésicules séminales, des reins, de la vessie ou de la prostate. Le plus souvent la cause du spasme est l'inflammation de la muqueuse uréthrale.

Nous avons signalé déjà le spasme comme cause occasionnelle de la rétention d'urine dans certains cas de rétrécissement, mais il peut à lui seul, sans diminution préalable du calibre du canal, produire son obstruction complète. C'est ce qu'on observe quand, au début de la blennorrhagie, la sensibilité de la muqueuse uréthrale est tellement exaltée que le moindre contact de l'urine à sa surface détermine des souffrances intolérables. Lorsque le besoin d'uriner se fait sentir, l'urèthre se contracte pour se soustraire à la douleur qu'entraîne le passage de l'urine et lui ferme toute issue. Généralement, la suppuration établie, la sensibilité est émoussée et le spasme disparaît. Mais, avant ce moment, dont l'apparition ne peut être prévue, il faut assurer le cours de l'urine, par le cathétérisme. Les antiphlogistiques (sangsues au périnée, bains prolongés) peuvent contribuer à diminuer la durée du spasme, mais leur action est trop lente pour qu'on attende de leur emploi l'expulsion spontanée de l'urine.

Quoique les renseignements fournis par le malade permettent d'établir le diagnostic de la cause de la rétention d'urine, on doit toujours faire précéder le cathétérisme de l'exploration de l'urèthre. L'olive de la bougie est arrêtée, à l'entrée de la région membraneuse, c'est-à-dire à un peu plus de 12 centimètres du méat. Si on essaye de surmonter l'obstacle, on détermine de la douleur et, si on lâche l'instrument, il est repoussé au dehors par les contractions de l'urèthre.

On pratique le cathétérisme avec une sonde molle à bout olivaire. Les sondes métalliques doivent être pros-

crites à cause de la turgescence de la muqueuse qui se
laisse facilement déchirer. Lorsque l'instrument est
arrêté, on le maintient en place pendant quelques instants; bientôt on sent le spasme céder et la résistance
diminuer. En allant ainsi graduellement, maintenant la
sonde pendant le spasme et la poussant dans les intervalles de repos qui séparent les contractions musculaires, on réussit le plus souvent à la conduire dans la
vessie.

Le cathétérisme n'est cependant pas toujours aussi
facile ; quelquefois les contractions sont si énergiques
que l'introduction de la plus petite bougie est impossible, ou bien encore la sensibilité de la muqueuse uréthrale est tellement exaltée que le moindre contact
occasionne des souffrances intolérables. Il faut alors administrer le chloroforme et, pendant l'anesthésie, la sensibilité éteinte et la contraction musculaire abolie, on
pénètre dans la vessie avec facilité. Si on rencontre encore une légère résistance au niveau de la portion membraneuse, elle cède bientôt sous la pression lente et
prolongée de l'instrument.

PLAIES CONTUSES DE L'URÈTHRE.

Ces plaies sont les seules qui s'accompagnent de rétention d'urine. Lorsque l'urèthre a été divisé par un
instrument tranchant, l'urine s'écoule par la plaie.

On observe rarement des plaies et surtout des plaies
contuses de la portion pénienne, sa mobilité lui permettant de se soustraire aux violences extérieures. La fixité
de la portion périnéale et sa situation au-dessous de
a symphyse en font au contraire le siége ordinaire de
ces blessures. C'est à la suite d'une violence exercée
sur le périnée, telle qu'une chute à cheval sur un bâton

ou un cordage qu'a lieu la rupture de l'urèthre. Il n'y a pas de solution de continuité des téguments. On voit survenir très-rapidement une infiltration sanguine considérable du périnée, du scrotum et de la verge. Un écoulement sanguin, ordinairement peu abondant, a lieu par le méat, et lorsque le malade éprouve le besoin d'uriner, il ne peut le satisfaire ou ne réussit à expulser qu'une très-faible quantité d'urine.

Le cathétérisme répond en pareil cas à une double indication : évacuer l'urine et s'opposer à l'infiltration urineuse. Cette dernière n'est à peu près jamais remplie. Ordinairement vers le deuxième jour, lorsque la sonde, laissée à demeure, commence à jouir d'une certaine mobilité, l'urine s'infiltre entre elle et les parois du canal et il survient un phlegmon périnéal.

En pareil cas, le cathéthérisme présente des difficultés très-grandes, quelquefois même insurmontables. Elles résultent de l'étendue de la solution de continuité du canal, du retrait des lèvres de la plaie et aussi du gonflement inflammatoire des parties si les tentatives de cathétérisme n'ont lieu qu'un certain temps après l'accident. Lorsque la plaie du canal est étroite et récente, le passage d'une sonde est relativement facile. Il est rare, même lorsque la solution de continuité est très-étendue, que l'urèthre ait été complétement divisé ; presque toujours sa paroi supérieure a été respectée. En la suivant, on a des chances de rencontrer l'orifice du bout postérieur ; mais il n'est pas béant, ses parois sont accolées, et ce n'est par suite qu'à grand peine et après des tâtonnements assez longs qu'on réussit à y engager la sonde.

Les difficultés augmentent, à mesure qu'on s'éloigne du moment de l'accident, à cause du gonflement des parties dû à l'inflammation ou à l'infiltration sanguine.

Lorsqu'une chute sur le périnée est suivie d'écoulement sanguin par le méat, comme il y a lieu de craindre une rupture du canal, il est donc prudent de pratiquer immédiatement le cathétérisme et de laisser une sonde à demeure sans attendre que le malade éprouve le besoin d'uriner et constate l'impossibilité de le satisfaire.

On essaye de pratiquer le cathétérisme d'abord avec une sonde de gomme à bout olivaire et ensuite avec une sonde métallique de moyen calibre, qu'on s'applique à maintenir exactement sur la ligne médiane et au contact de la paroi supérieure. En cas d'insuccès, on tente l'introduction d'une bougie fine et le cathétérisme sur conducteur.

Lorsque toutes ces tentatives sont infructueuses, il ne reste plus comme dernière ressource que la ponction de la vessie, à moins que le malade ait rendu quelques gouttes d'urine par le méat. On doit craindre alors que ce liquide s'infiltre à travers la solution de continuité du canal dans le périnée et le scrotum. Toutes les parties envahies par l'épanchement sanguin sont, dans ce cas, vouées à la suppuration et menacées de sphacèle. Pour conjurer ces accidents, on pratique au périnée et sur la ligne médiane, comme nous l'avons conseillé pour l'infiltration urineuse (voir p. 341), une incision profonde allant jusqu'à l'urèthre. On débarrasse la plaie des caillots qu'elle contient et on ouvre à l'urine une voie directe à l'extérieur. On peut ensuite faire immédiatement de nouvelles tentatives de cathétérisme ou mieux attendre que le gonflement ait diminué. La présence de la plaie permet alors de guider avec le doigt le bec de l'instrument dans la recherche du bout postérieur de l'urèthre.

Même dans ces conditions, le cathétérisme est encore difficile. La sonde a plus de tendance à sortir par la plaie périnéale qu'à s'engager dans le bout postérieur. Si on ne réussit pas, il faut avoir recours au procédé suivant que plusieurs fois en pareille circonstance nous avons employé avec succès. Le malade placé dans l'attitude décrite pour l'incision du périnée, la sonde est introduite par la plaie et poussée doucement en haut et en arrière. Après quelques tâtonnements elle pénètre dans le bout postérieur et de là dans la vessie. On la conduit ensuite dans la portion antérieure du canal par le cathétérisme rétrograde. Par le méat, on introduit une bougie fine qui sort par la plaie ; à son extrémité on attache un fil fixé d'autre part au pavillon de la sonde dont on a retranché la partie entourée de cire. On retire ensuite la bougie et le fil, et en tirant sur ce dernier on ramène de bas en haut la sonde qu'on recourbe et qu'on dirige avec le doigt. Ce dernier temps de l'opération doit être exécuté sans violence.

Lorsque, malgré la présence d'une sonde à demeure, il y a infiltration d'urine ou il survient un phlegmon urineux, on se conduit ainsi que nous l'avons indiqué précédemment. Comme cette complication est toujours à redouter, on doit examiner chaque jour le périnée afin d'y pratiquer une incision, dès qu'il devient le siége d'un empâtement, indice de l'épanchement urineux.

FAUSSES ROUTES.

Nous avons admis jusqu'à présent que, lorsque le médecin était appelé près d'un malade atteint de rétention d'urine, l'urèthre était vierge de toute tentative de cathétérisme ; il est loin d'en être toujours ainsi. Tantôt c'est le malade, qui, habitué à se sonder lui-même, a fait des essais répétés et infructueux, tantôt c'est un médecin, dont les efforts, quelquefois mal dirigés, n'ont pas été couronnés de plus de succès. Lorsque ces tentatives ont été faites avec la douceur et la prudence convenables, la situation du patient n'en est pas notablement aggravée. Mais lorsqu'au contraire, au lieu de chercher à éviter l'obstacle, on a tenté de le forcer, le bec de l'instrument peut avoir déchiré la paroi de l'urèthre et créé une *fausse route*. Cet accident constitue une des difficultés les plus sérieuses du cathétérisme, par suite de la tendance qu'a la sonde, dans les tentatives ultérieures, à s'engager dans la mauvaise voie.

On a lieu de craindre l'existence d'une fausse route, lorsque les yeux de la sonde reviennent bouchés par des caillots et qu'un écoulement de sang a lieu par le méat.

Il est d'une importance capitale d'en déterminer le siége. On se sert dans ce but de la bougie à tête conique, mais il faut avant, par la palpation des régions pénienne et périnéale et surtout par le toucher rectal, rechercher dans quelles circonstances et sous l'influence de quelle cause s'est produite la rétention d'urine, quels obstacles, outre la fausse route, existent dans l'urèthre, et aussi s'informer de la durée des tentatives et de l'instrument à l'aide duquel elles ont été pratiquées.

Quoique l'urèthre soit parfaitement libre sans diminution de son calibre, ni déviation de son trajet, la rétention d'urine étant due à un défaut de contraction musculaire, il peut néanmoins être le siége d'une fausse route si le cathétérisme n'a pas été pratiqué méthodiquement. Les obstacles qu'on rencontre en pareil cas et qu'on peut regarder comme normaux, sont le cul-de-sac du bulbe, présentant un développement parfois très-grand chez les vieillards, et la saillie de la lèvre postérieure du col. Ces obstacles, que nous avons donné le moyen d'éviter en décrivant les manœuvres du cathétérisme, sont situés sur la paroi inférieure de l'urèthre, aussi est-elle presque toujours le siége des fausses routes. On en rencontre cependant sur la paroi supérieure; elles se produisent lorsque, faisant usage d'une sonde à forte courbure, on exagère l'abaissement du pavillon.

Lorsque la fausse route siége sur la paroi inférieure, la bougie à tête conique vient s'y engager. D'après la profondeur à laquelle a pénétré l'instrument il est donc facile de déterminer si elle est située au collet du bulbe ou au col de la vessie. La bougie arrive, au contraire, directement dans la vessie, lorsque, l'urèthre étant libre, la fausse route siége sur la paroi supérieure.

Dans le cas de rétrécissement le cathétérisme est rarement suivi de fausse route. Elle ne présente du reste qu'une petite ouverture et un court trajet à cause du faible diamètre et de la souplesse de l'instrument dont on fait usage. On en observe bien plus fréquemment à la suite de la rétention d'urine d'origine prostatique. La glande congestionnée, mollasse et friable, se laisse facilement pénétrer par l'instrument, si on use de violence pour le faire progresser. La bougie exploratrice s'engage le plus souvent dans la fausse route dont on reconnaît le siége par la profondeur à laquelle elle a pénétré. Si la fausse route suit un assez long trajet, on peut croire, d'après la longueur de la bougie introduite, qu'on est arrivé dans la vessie. On reconnaît son erreur à l'impossibilité de lui imprimer des mouvements de va et vient étendus, à la sensation d'une résistance à son extrémité, et aussi par le toucher rectal. La bougie ayant passé à travers la prostate, entre cette glande et le rectum, n'est séparée du doigt explorateur que par une très-mince couche de tissus, quelquefois même seulement par la paroi de l'intestin ; presque toujours, en outre, l'extrémité de l'ins-

trument a abandonné la ligne médiane pour se porter
latéralement.

Pour conduire une sonde dans la vessie, à travers
un urèthre présentant une fausse route, il faut s'appliquer à suivre la paroi opposée à celle sur laquelle elle
siége. Lorsqu'elle occupe la paroi supérieure, ce qui
est exceptionnel, la bougie à tête conique arrive sans
difficulté jusque dans la vessie; on se sert donc d'une
sonde de caoutchouc ou d'une sonde de gomme à bout
olivaire.

Lorsque, ce qui est infiniment plus fréquent, la fausse
route siége sur la paroi inférieure, on fait choix d'une
sonde d'assez gros calibre pour que son bec ait moins
de chance de s'engager dans l'ouverture anormale, et
d'une courbure un peu forte afin que son extrémité
suive la paroi supérieure, et, dans ce but, pendant le second temps du cathétérisme, on exagère le mouvement
d'abaissement du pavillon. On agit de la même manière que la fausse route siége au niveau du col de la
vessie ou du cul-de-sac du bulbe, seulement dans ce
dernier cas il faut s'assurer, avant de commencer
le second temps, que le bec de la sonde est libre et appuyer sur sa convexité, en arrière du scrotum, avec les
doigts de la main gauche, lorsqu'on abaisse le pavillon.
Pour être bien sûr que la sonde ne vient pas s'engager dans une fausse route située au voisinage du col,
on peut, en même temps qu'on abaisse le pavillon, relever davantage encore le bec à l'aide de l'index gauche
introduit dans le rectum.

Les fausses routes créent des difficultés infiniment plus grandes lorsqu'elles sont creusées dans
l'épaisseur d'un lobe prostatique irrégulièrement hypertrophié. La fausse route, ainsi que l'obstacle, siégeant sur les parois inférieure ou latérale de l'urè-

thre, la règle est encore de suivre la paroi supérieure, mais il ne faut pas se dissimuler les difficultés d'une pareille entreprise. Après s'être rendu un compte aussi exact que possible, par l'exploration de l'urèthre unie au toucher rectal, de la situation de la fausse route et de la nature des obstacles prostatiques, on fait choix d'une sonde de gros calibre, de moyenne ou de grande courbure, et on cherche à la faire progresser en inclinant, au niveau de la fausse route, son bec sur la paroi opposée, par un mouvement de rotation légère ou d'abaissement du pavillon. Si, par des tentatives plusieurs fois répétées et conduites avec prudence, pour ne pas accroître les désordres déjà produits, on ne réussit pas, il faut alors essayer le cathétérisme sur conducteur (Voir p. 355).

DU CATHÉTÉRISME CHEZ LA FEMME.-

La rétention d'urine est infiniment plus rare chez la femme que chez l'homme. Elle peut être due à la paralysie et à l'inertie de la vessie, mais le plus souvent elle reconnaît pour cause la compression de l'urèthre par des tumeurs de l'utérus ou par l'utérus lui-même gravide ou déplacé. Les obstacles siégeant dans l'épaisseur des parois du canal, qui constituent chez l'homme la cause la plus fréquente de la rétention d'urine, ne s'observent guère chez la femme.

L'urèthre mesure environ trois centimètres de longueur. Il est presque rectiligne et se dirige obliquement de bas en haut et d'arrière en avant ; ses parois sont très-élastiques et par suite son diamètre variable. Toutes ces conditions réunies rendent le cathétérisme extrêmement facile.

On le pratique avec une sonde métallique, longue de

15 centimètres, d'un diamètre de 5 à 6 millimètres, droite jusqu'à son bec qui est un peu relevé ou bien encore avec une sonde de gomme droite, cylindrique ou à bout olivaire.

La seule difficulté consiste à trouver l'orifice externe de l'urèthre. Lorsque l'instrument est engagé dans le méat, il suffit de le pousser directement en arrière pour le faire pénétrer dans la vessie. Si la malade est découverte, en écartant les lèvres de la vulve avec le pouce et l'index gauches, on aperçoit le méat urinaire au-dessous du clitoris et un peu au-dessus de l'orifice du vagin; on y engage le bec de la sonde, préalablement enduite d'un corps gras, sa concavité tournée vers le pubis, et on la pousse doucement dans l'urèthre.

Si la malade s'oppose à ce qu'on la découvre, voici alors comment on procède : On se met à sa gauche. Avec l'index de la main gauche tenue en pronation et introduite entre les jambes, sous les couvertures, on reconnaît la fourchette, l'orifice vulvaire et au-dessus le bourrelet formé par le bord supérieur du vagin qui sépare cet orifice du méat urinaire. Le doigt est poussé légèrement dans le vagin, sa face palmaire tournée en haut, et avec le pouce et le médius on écarte les grandes lèvres. Sur la face palmaire de l'index, on conduit la sonde, tenue de la main droite, sa concavité tournée en haut; son bec plus élevé que sa tige s'engage dans le méat urinaire.

Il ne faut pas oublier lorsqu'on pratique le cathétérisme dans ces conditions que la situation du méat varie un peu avec l'âge. Chez les jeunes filles et les jeunes femmes il est situé plus en avant que chez les femmes âgées où il est porté en arrière et séparé par une moindre distance de l'entrée du vagin.

Lorsque la rétention d'urine est due à la compression

de l'urèthre par une tumeur ou un déplacement de l'u-
térus, le cathétérisme peut n'être pas aussi facile. Il
est alors préférable de découvrir la malade et de faire
usage d'une sonde de gomme qui, mieux que la sonde
métallique, peut se mouler sur le canal et le parcourir
malgré les déviations qu'il a subies.

SONDE A DEMEURE.

Lorsque, par le cathétérisme, on a évacué l'urine, on
a mis un terme aux souffrances, conjuré les accidents
menaçants, mais on a combattu l'effet sans attaquer
la cause. Il peut donc se faire, et c'est même ce
qui a lieu le plus souvent, que la rétention se reproduise. Le traitement destiné à en prévenir le retour
varie suivant sa cause, mais il a rarement une action assez puissante et assez prompte pour rétablir,
en quelques heures, le cours normal de l'urine. Il faut
pratiquer de nouveau le cathétérisme.

Lorsqu'il est d'une exécution facile, que le malade est à
la portée du médecin, c'est la meilleure et la seule conduite à suivre : toutes les quatre ou cinq heures au plus,
on introduit la sonde. Si le malade est éloigné du médecin et que, comme nous l'avons supposé, l'urèthre
soit libre, le soin de répéter le cathétérisme, aussi souvent que cela est nécessaire, peut être, à la rigueur,
confié au malade lui-même, ou à une personne de son
entourage dont on fait l'éducation, en mettant seulement à sa disposition une sonde de caoutchouc, la seule
qui puisse être considérée comme tout à fait inoffensive.

Si le cathétérisme a été très-laborieux, on peut craindre d'être moins heureux après avoir retiré la sonde ; il
faut la laisser à demeure.

La présence d'une sonde à demeure ne peut être con-

sidérée comme complétement exempte de dangers; si
généralement elle est bien supportée, elle expose, surtout chez les vieillards, à un certain nombre d'accidents
d'une incontestable gravité tels que l'uréthrite, la cystite
et même la néphrite et la fièvre urineuse. On doit donc
abréger autant que possible la durée de son séjour. Ordinairement au bout de quelques jours, vers le troisième
ou le quatrième, le calibre et la direction du canal sont
suffisamment rétablis pour que l'urine s'écoule librement ou tout au moins pour que le cathétérisme ne
présente plus les mêmes difficultés. La sonde une fois
retirée, si la miction ne peut s'accomplir, on la réintroduit aussi souvent que cela est nécessaire.

De toutes les sondes, celle dont la présence cause le
moins d'irritation et par suite expose le moins aux accidents, est la sonde de caoutchouc pur. Elle offre en
outre, sur les sondes de gomme, cet avantage de s'al-
térer bien moins rapidement au contact de l'urine. Cependant, lorsque le cathétérisme a été seulement possible avec une sonde de gomme ou même une sonde
métallique, on ne doit pas la retirer pour tenter de lui
substituer immédiatement une sonde de caoutchouc.
Quoique, la vessie n'étant plus distendue, le cathétérisme soit plus facile, on pourrait échouer dans cette
tentative et il est plus prudent d'attendre le deuxième
ou le troisième jour pour opérer cette substitution.

Lorsqu'on laisse à demeure une sonde ou une bougie,
on la fixe de la façon suivante: A égale distance du pavillon
et du méat, on attache, par leur milieu, deux fils de coton, assez longs, dont les quatre chefs sont ramenés sur
la verge, vers sa partie moyenne, et disposés en anses,
s'entrecroisant de façon à former un cercle complet; on
les réunit ensuite deux par deux par un double nœud. On
donne aussi le conseil de fixer les fils de coton, non plus

sur la partie moyenne de la verge, mais au-dessous du
gland et de les recouvrir ensuite avec le prépuce ; l'appareil est ainsi plus solide, mais la présence des fils
sous le prépuce détermine quelquefois une irritation,
qu'on évite en procédant comme nous l'avons dit plus
haut. On peut encore, ce qui est à la fois plus solide et plus simple, placer, au-dessus des quatre chefs
des fils ramenés sur la verge, une bandelette de diachylon ou de taffetas, décrivant, autour de celle-ci,
deux tours complets. Entre les deux tours, les fils de
coton sont ramenés d'arrière en avant et ainsi double-
ment maintenus.

La facilité du cathétérisme chez la femme, rend rarement nécessaire la présence d'une sonde à demeure.
Une personne tout à fait étrangère à la médecine peut
parfaitement le pratiquer, avec une sonde de gomme,
en l'absence du médecin. Si, par exception, cependant,
on se trouve dans la nécessité de laisser une sonde
dans la vessie, à moins qu'on n'ait sous la main la sonde
à double courbure, usitée après l'opération de la fistule
vésico-vaginale et qui tient seule, on attache les chefs
des fils de coton, fixés au pavillon de l'instrument, à un
bandage de corps ; deux des chefs latéraux passent au-
dessus et en avant des cuisses, les deux autres les con-
tournent à leur partie postérieure.

Une sonde ne doit pas être laissée plus de trois ou
quatre jours dans la vessie sans être renouvelée, et
encore faut-il chaque jour la nettoyer en poussant dans
la vessie une injection d'eau tiède de 150 à 200 grammes,
qu'on laisse écouler immédiatement et qu'on répète, si
le liquide est trouble.

Lorsqu'une sonde est à demeure, pour que les parois
de la vessie ne soient pas constamment en contact avec
elle, ce qui serait une cause d'irritation, il ne faut pas

laisser l'urine s'écouler d'une façon continue. On ferme
la sonde avec un fausset qu'on retire toutes les trois ou
quatre heures, ou même plus souvent si le malade
éprouve le besoin d'uriner.

PONCTION DE LA VESSIE.

Il y a indication de créer une voie artificielle pour
l'écoulement de l'urine, lorsqu'après des tentatives
répétées et infructueuses de cathétérisme, dans l'intervalle desquelles on a fait usage des moyens capables de
favoriser leur réussite, il n'y a eu aucun écoulement
d'urine, que la vessie est extrêmement distendue et que
le malade accuse les souffrances les plus vives. Dans
ces conditions, il faut intervenir sans retard, car cette
situation ne peut se prolonger sans entraîner les plus
fâcheuses conséquences.

Il est impossible de fixer une limite précise au delà
de laquelle surviennent les accidents que nous avons
signalés, si la rétention est abandonnée à elle-même. Il
existe, sous ce rapport, d'assez grandes différences, tant
au point de vue de la cause de la rétention, que de l'état
dans lequel se trouvent les voies urinaires et particulièrement les reins. D'une manière générale, on peut dire
que lorsque le début de la rétention complète remonte
à trente heures, ou à plus forte raison au delà, et qu'on
n'a pas réussi à évacuer l'urine par le cathétérisme, il
n'y a plus à temporiser. Si on a lieu de supposer l'existence d'altérations rénales, on ne doit même pas attendre aussi longtemps, et c'est dans les vingt-quatre heures
qu'il faut pratiquer la ponction. Cette opération ne doit
pas non plus être différée, lorsque les tentatives de cathétérisme sont suivies de frisson et de fièvre, ou encore

lorsqu'apparaissent d'autres accidents généraux, tels que le coma et le délire.

En l'absence de ces accidents et lorsqu'il n'y a pas lieu de craindre l'existence d'altérations rénales, c'est en se basant sur la distension de la vessie, sa tolérance, la distension de l'urèthre en arrière de l'obstacle, lorsque celui-ci est un rétrécissement, qu'on établit l'opportunité d'une intervention immédiate.

L'écoulement d'une petite quantité d'urine, soit spontanément, soit à la suite d'une tentative infructueuse de cathétérisme, ne produit pas toujours un soulagement suffisant et si, après une nouvelle séance restée également sans succès, l'urine ne s'écoule pas et que la vessie soit extrèmement distendue, l'indication de la ponction existe et doit être promptement satisfaite.

On pourrait croire, d'après ce qui précède, que la ponction de la vessie est une opération à laquelle on a fréquemment recours. Fort heureusement, il est loin d'en être ainsi, et ses indications sont ordinairement en raison inverse de l'habileté avec laquelle on exécute le cathétérisme. Sans vouloir avancer, ce qui serait mal fondé, que l'introduction d'une sonde dans la vessie est toujours possible, du moins peut-on dire que les cas dans lesquels on n'y peut réussir sont très-rares et que le chirurgien, qui pratique le cathétérisme méthodiquement, c'est-à-dire après avoir exploré attentivement l'urèthre et s'être rendu un compte exact des obstacles, en rencontre bien peu.

On a proposé de pénétrer dans la vessie par le périnée, le rectum, au-dessus, au-dessous du pubis et même à travers la symphyse. La ponction par le rectum et la ponction hypogastrique (au-dessus du pubis) sont les seules qu'on pratique aujourd'hui, et encore la première ne compte-t-elle qu'un petit nombre de par-

tisans. Elle doit être abandonnée parce qu'elle est
d'une exécution plus difficile, expose davantage à la
blessure du péritoine, et peut être suivie soit de la

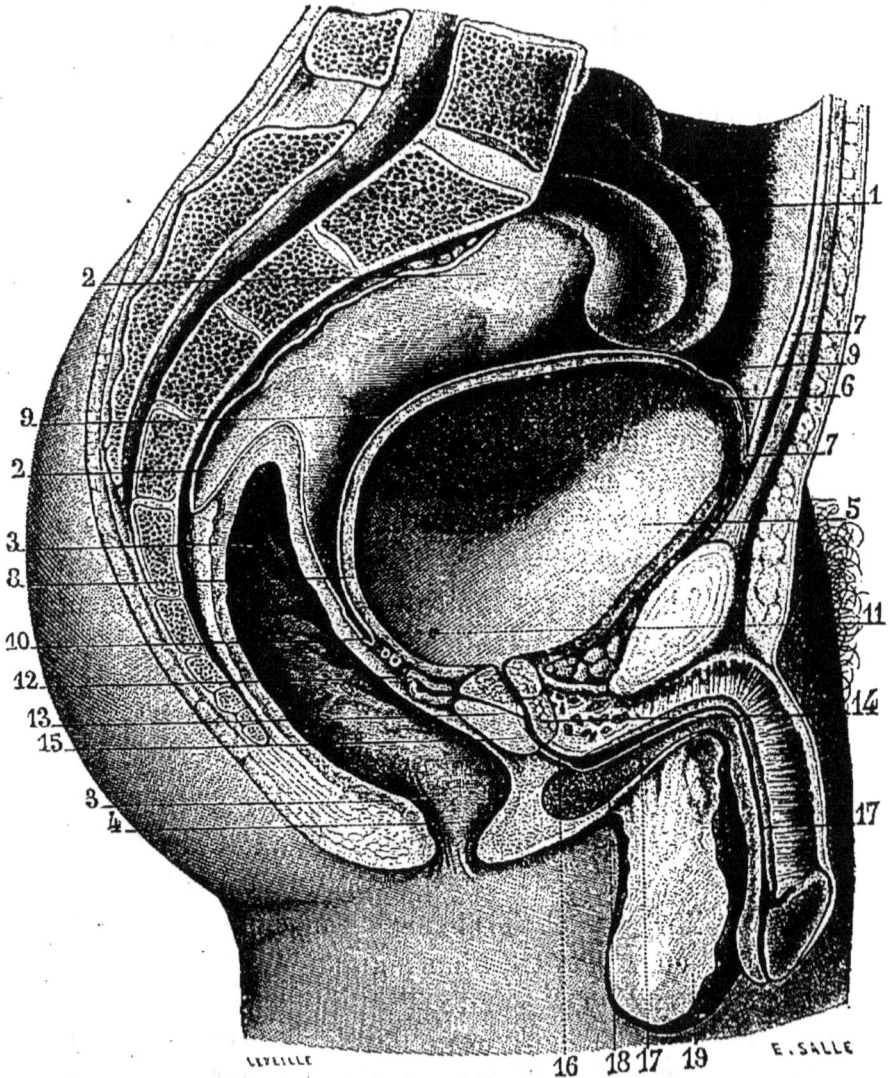

Fig. 43. — Rapports de la vessie.

1. S. iliaque du côlon. — 2, 2. Partie supérieure du rectum, obliquement dirigée en bas et en arrière. — 3, 3. Sa partie moyenne
oblique en bas et en avant. — 4. Sa partie inférieure dirigée, comme

formation d'un abcès entre la vessie et le rectum, soit
d'une fistule recto-vésicale persistante; en outre, elle
est impraticable lorsque la prostate est augmentée au
point qu'on ne peut atteindre sa limite supérieure avec
le doigt introduit dans le rectum.

La ponction hypogastrique, sans être tout à fait
exempte de dangers, est certainement plus inoffensive. Elle est, en outre, d'une exécution plus facile et
plus sûre, et, si le cours de l'urine ne se rétablit pas
immédiatement, la situation de l'ouverture anormale
est infiniment moins incommode pour le malade.

Lorsque la vessie est à l'état de vacuité, le péritoine se
réfléchit de la paroi abdominale sur la face supérieure
de cet organe, sans former de cul-de-sac. Lorsqu'au
contraire, ce réservoir est fortement distendu, il refoule
le péritoine en haut, et celui-ci se réfléchit de la paroi
abdominale sur sa face antérieure en formant un cul-
de-sac, dont le sommet est éloigné de 5 à 6 centimètres
du pubis. Dans l'intervalle, compris entre cet os et
le cul-de-sac du péritoine, la face antérieure de la
vessie se trouve directement au contact de la paroi

la supérieure, en bas et en arrière, mais beaucoup moins oblique
que celle-ci. — 5. Moitié gauche de la cavité vésicale. — 6. Son sommet dirigé en haut et en avant. — 7, 7. Ouraque partant de ce sommet, descendant sur la vessie dilatée, puis décrivant un coude à
concavité supérieure. — 8. Bas-fonds de la vessie, en rapport avec
la partie moyenne du rectum. — 9, 9. Péritoine descendant dans
le coude que forme l'ouraque pour se prolonger ensuite sur le sommet et la face postérieure du réservoir urinaire. — 10. Cul-de-sac
recto-vésical. — 11. Embouchure de l'uretère gauche. — 12. Canal
déférent et sommet de la vésicule séminale du côté droit, incisés l'un
et l'autre près de leur extrémité terminale. — 13. Partie postéro-
inférieure de la prostate, obliquement traversée par le conduit éjaculateur. — 14. Sa partie antéro-supérieure. — 15. Portion prostatique
de l'urèthre. — 16. Sa portion membraneuse. — 17, 17. Sa portion spongieuse. — 18. Bulbe de l'urèthre. — 19. Testicule gauche
entouré de ses enveloppes.

abdominale. C'est sur cette disposition anatomique, qui permet d'arriver dans la vessie sans intéresser le péritoine, qu'est basée la ponction hypogastrique.

On se sert pour pratiquer cette opération d'un trocart courbe dit trocart de frère Côme. On peut à la rigueur faire usage d'un trocart droit ordinaire, mais, quoique quelques chirurgiens déclarent préférer cet instrument, son emploi offre de tels inconvénients qu'il doit être réservé pour les cas d'absolue nécessité, c'est-à-dire indication pressante et absence de trocart courbe.

La tige du trocart de frère Côme (fig. 44) présente une longueur de 12 à 15 centimètres et un rayon de courbure

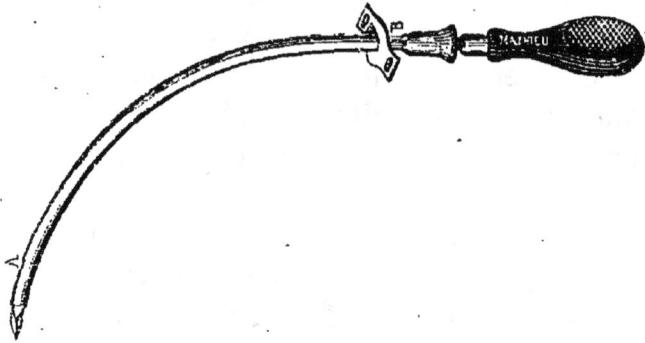

Fig. 44. — Trocart de frère Côme pour la ponction de la vessie.

de 8 à 9 centimètres. Sur sa convexité, existe une gouttière commençant à quelques millimètres en arrière de la pointe et se continuant jusqu'au manche de l'instrument. La canule, de même courbure que la tige mais plus courte, laisse à découvert, lorsqu'elle est en place, l'origine de cette gouttière ; si elle la recouvre, elle est alors percée d'un œil, A, sur sa convexité. Elle se termine par un pavillon, B, rectangulaire, plan, excepté sur la ligne médiane où se trouve en haut une gouttière se continuant avec celle de la tige et laissant ainsi un intervalle vide entre le pavillon de la canule et le manche

de l'instrument. Sur les parties latérales du pavillon
existent deux ouvertures destinées au passage de rubans servant à assujettir la canule lorsqu'on la laisse à
demeure.

Les limites de la vessie sont de nouveau déterminées
par la palpation et la percussion. Un aide applique ses
deux mains à plat sur ses parties latérales pour l'immobiliser et la faire saillir en avant. .

Le chirurgien se place à la droite du malade couché
sur le bord du lit. Après avoir reconnu la situation
du pubis, il tend la peau, à 2 ou 3 centimètres au-
dessus, avec le pouce et l'index gauches appliqués de
chaque côté de la ligne médiane. Chez les sujets très-
gras, où il est difficile de sentir le pubis, on détermine
le point, au niveau duquel doit se faire la ponction,

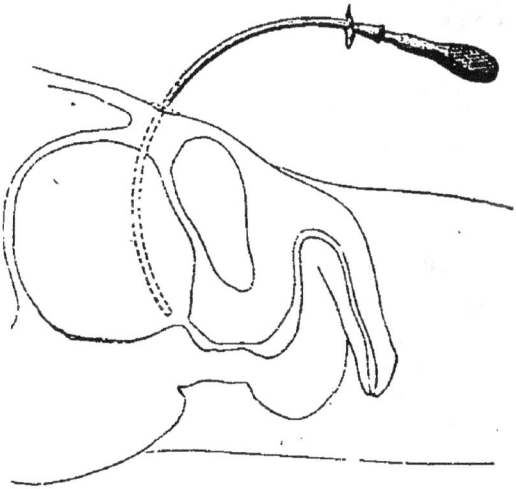

Fig. 45. — Ponction de la vessie.

de la façon suivante : on tire une ligne d'une épine
iliaque antérieure et supérieure à l'autre ; à 6 ou 7 centimètres au-dessous du milieu de cette ligne, on peut
ponctionner sans crainte (Voillemier).

Saisissant le trocart, préalablement huilé, de la main
droite, le manche maintenu solidement par les trois
derniers doigts et le pouce, l'index étendu sur la convexité, le chirurgien appuie la pointe de l'instrument,
dont la concavité est tournée en bas, à 2 ou 3 centimètres
au-dessus du bord supérieur du pubis et exactement sur
la ligne médiane, puis il le fait pénétrer par un coup sec
à travers la paroi abdominale, en le poussant en arrière
et en bas, comme s'il voulait lui faire contourner la
symphyse.

Lorsque la pointe de l'instrument est arrivée dans
la vessie, on en est averti par l'absence de résistance
et surtout par l'écoulement de l'urine qui a lieu à travers la rainure creusée à la face supérieure du trocart
et qui vient aboutir au niveau du manche. Il faut alors
s'arrêter pour ne pas blesser avec la pointe du trocart
les parois de la vessie ou la prostate.

Avant de retirer la tige, on enfonce plus profondément la canule de façon que les parois de la vessie ne
puissent pas l'abandonner lorsqu'elles reviendront sur
elles-mêmes après l'écoulement de l'urine. Cet accident, qui serait à redouter si la ponction avait été pratiquée trop haut, aurait pour conséquence l'infiltration
de l'urine dans le tissu cellulaire. On maintient, avec
la main droite, la tige immobile et, avec le pouce et
l'index gauches appliqués de chaque côté du pavillon,
on enfonce la canule ; on retire ensuite la tige de l'instrument.

Par suite de l'épaisseur souvent considérable de la
paroi abdominale, chez les sujets obèses, avant de pratiquer la ponction de la vessie on incise, avec le bistouri, la peau et le tissu cellulaire sous-cutané jusqu'à
l'aponévrose. Celle-ci mise à nu, on porte dans le fond
de la plaie l'index gauche pour guider le trocart.

En l'absence du trocart courbe de frère Côme, on peut, en cas d'urgence, pratiquer la ponction de la vessie avec un trocart droit, mais, alors, pour que les parois du réservoir, en revenant sur elles-mêmes après l'évacuation du liquide, n'abandonnent pas la canule, il faut faire pénétrer l'instrument obliquement en bas et en arrière. Si le sujet est gras, l'incision préliminaire de la peau et du tissu cellulaire sous-cutané ne doit pas être négligée.

Lorsque l'urine s'est écoulée, on ferme l'orifice de la canule avec un fausset ou un bouchon et on passe dans les orifices latéraux du pavillon deux rubans qu'on attache sur un bandage de corps. Des deux chefs de chaque ruban, l'un se dirige en haut et en dehors, tandis que l'autre se dirige en bas, contourne en arrière la partie supérieure de la cuisse correspondante pour venir se fixer sur le bandage au voisinage du premier. De la sorte la canule est solidement assujettie et n'a aucune tendance à se déplacer soit en haut, soit en bas.

La ponction hypogastrique de la vessie est une opération dont les suites sont ordinairement très-simples. Le seul danger qu'on peut redouter est l'infiltration d'urine, et encore ce danger est-il bien réel? Immédiatement après l'opération, il n'est pas à craindre; les tissus, à travers lesquels a pénétré le trocart, plutôt en les écartant qu'en les divisant, sont immédiatement appliqués sur la canule et l'urine ne peut s'infiltrer le long de ses parois. C'est seulement un peu plus tard, lorsque la canule jouit d'une certaine mobilité que cet accident pourrait être à craindre, mais alors l'inflammation provoquée par la présence de la canule a déterminé dans les mailles des tissus une exsudation qui rend l'infiltration impossible. Du reste, par prudence, on débouche la canule de temps en temps, sans attendre que le besoin d'uriner se fasse sentir, pour ne pas laisser la vessie se distendre.

Le troisième jour après la ponction, on peut sans danger enlever la canule pour lui substituer une sonde molle. Mais, comme si on commençait par retirer la canule, on pourrait ensuite éprouver de très-grandes difficultés à faire parcourir à un instrument flexible le trajet courbe qu'elle vient d'abandonner, on choisit une sonde molle de petit calibre qu'on introduit dans la vessie à travers la canule. Cette sonde ne remplit pas exactement le trajet, mais à cette époque l'infiltration d'urine n'est plus à craindre. Si l'ouverture anormale doit persister plus longtemps, le trajet une fois organisé, rien n'est plus facile que de changer ensuite la sonde aussi souvent que cela est nécessaire. Si du reste on a quelque crainte de ne pas retrouver son chemin, on agit comme dans le cathétérisme sur conducteur.

L'évacuation de l'urine ainsi assurée par la ponction de la vessie, on s'occupe de rétablir son cours normal. Lorsqu'on y a réussi, on retire définitivement la sonde, et en quelques jours la petite plaie est cicatrisée.

On a conseillé de faire la ponction de la vessie à l'aide de l'aspirateur. Cette ponction, pratiquée avec un trocart très-fin, est plus inoffensive encore, mais outre qu'elle nécessite un instrument spécial, elle présente le grand inconvénient de ne pas assurer l'écoulement de l'urine d'une façon permanente. Elle doit être répétée un certain nombre de fois, si le cours normal de l'urine tarde à se rétablir. Or, comme c'est presque toujours ce qui a lieu, il est, à notre avis, préférable de pratiquer la ponction avec le trocart de frère Côme et de laisser la canule à demeure plutôt que de soumettre le malade à ces ponctions successives.

CHAPITRE CINQUIÈME

OPÉRATIONS NÉCESSITÉES PAR LES CORPS ÉTRANGERS

DONT L'EXTRACTION NE PEUT ÊTRE SANS INCONVÉNIENT DIFFÉRÉE.

I. — CORPS ÉTRANGERS DE L'OEIL.

La pénétration de corps étrangers dans l'œil peut avoir les suites les plus funestes. C'est tout à fait exceptionnellement qu'on les voit s'enkyster et séjourner sans provoquer d'accidents.

Lorsqu'ils ne sont pas extraits en temps opportun, non-seulement ils entraînent ordinairement la perte de l'organe blessé mais encore peuvent provoquer l'apparition d'accidents sympathiques sur l'œil opposé et déterminer ainsi une cécité complète.

Donc, en règle générale, l'extraction des corps étrangers de l'œil doit être pratiquée sans retard. Cette opération, d'ailleurs, est beaucoup plus facile immédiatement après l'accident que plus tard lorsqu'est survenue une inflammation souvent fort vive.

L'extraction est seulement contre-indiquée, lorsque le corps étranger est invisible, qu'on ne peut déterminer même approximativement sa situation ou qu'il a pénétré si profondément, que les manœuvres opératoires nécessaires, entraîneraient infailliblement la perte de

l'organe. On se borne alors à combattre l'inflammation par les antiphlogistiques et à instiller, plusieurs
fois par jour entre les paupières, quelques gouttes d'un
collyre au sulfate neutre d'atropine. Si ce traitement
reste sans effet, que les souffrances ne soient pas cal-
mées, même par les injections sous-cutanées de mor-
phine, et si surtout on redoute l'apparition d'accidents
sympathiques, il faut, l'extraction du corps étranger
étant impossible, pratiquer l'énucléation de l'œil.

A. CORPS ÉTRANGERS DE LA CONJONCTIVE.

Les corps étrangers retenus à la surface de la conjonctive ou implantés dans son épaisseur ne peuvent
guère passer inaperçus, lorsqu'ils siégent sur sa portion
bulbaire ; il en est autrement, lorsqu'ils se trouvent
dans les culs-de-sac de cette muqueuse. Les observations de conjonctivites et de kératites entretenues, pendant un temps souvent fort long, par un corps étranger
ainsi caché, sont nombreuses ; il est donc nécessaire
d'explorer complétement la conjonctive.

Pour la paupière inférieure, il suffit de l'abaisser avec
l'index appliqué sur le rebord orbitaire, en même temps
que le malade regarde en haut ; on aperçoit alors toute
la face interne ainsi que le cul-de-sac conjonctival inférieur.

Pour la paupière supérieure et le cul-de-sac correspondant, on saisit doucement avec les doigts la peau
du bord palpébral, et non les cils, puis on écarte légèrement la paupière du globe oculaire pendant qu'avec
l'ongle de l'indicateur de l'autre main, on presse de
haut en bas sur le bord supérieur du cartilage tarse.
Par ce mouvement de bascule imprimé au cartilage, la
paupière se renverse et sa face interne se trouve exposée

à la vue. On engage ensuite le malade à regarder en bas, et on déploie le cul-de-sac de la conjonctive, en pressant sur la face externe de la paupière avec un stylet.

Les corps étrangers de la conjonctive sont rarement très-adhérents et le plus souvent un stylet ou une curette suffisent pour les amener à l'extérieur. Si cependant ils présentent des aspérités les empêchant de se déplacer, ou s'ils pénètrent dans l'épaisseur de la muqueuse, on les saisit avec des pinces fines, et, s'ils résistent à la traction, avec des ciseaux courbes, mousses à leur extrémité, on excise la portion de membrane sur laquelle ils sont fixés.

On agit de même si, comme nous l'avons observé plusieurs fois, le corps étranger, séjournant depuis longtemps dans l'un des culs-de-sac de la conjonctive, a déterminé une hypertrophie partielle de cette membrane et occupe le centre d'un pseudo-polype. L'extraction seule serait difficile et insuffisante, mieux vaut l'ablation avec excision de la muqueuse hypertrophiée.

Les corps étrangers ne viennent pas tous de l'extérieur, et l'on observe assez fréquemment à la face interne des paupières de petites concrétions calcaires irrégulières, nées dans les glandes de Meibomius et ayant perforé la conjonctive. Venant à chaque clignement frotter sur la cornée, elles déterminent des douleurs extrêmement vives et une photophobie des plus intenses. Si on renverse les paupières, il est facile de reconnaître la cause des accidents et de les faire immédiatement disparaître en délogeant ces concrétions avec la pointe d'une aiguille à cataracte qu'on introduit au-dessous d'elles.

B. CORPS ÉTRANGERS DE LA CORNÉE.

Les corps étrangers de la cornée peuvent être simplement déposés sur elle ou implantés dans son tissu ; tantôt alors ils font saillie à sa surface, ou sont complétement logés dans son épaisseur, ou bien encore, la dépassant à sa face interne, sont saillants dans la chambre antérieure.

Ils provoquent ordinairement une photophobie intense et des contractions spasmodiques de l'orbiculaire qui rendent fort difficiles l'examen de l'œil et à plus forte raison l'extraction. Il faut, dans ce cas, employer la force pour tenir l'œil ouvert et lorsqu'il s'agit d'un enfant, on peut même être forcé de recourir à l'anesthésie. Ces phénomènes douloureux sont surtout accusés lorsque le corps étranger fait saillie à la surface de la cornée parce qu'à chaque clignement les paupières viennent frotter sur lui. Généralement, au contraire, lorsqu'il est contenu en totalité dans l'épaisseur de cette membrane, il est mieux toléré.

Il n'est pas toujours possible de reconnaître à première vue la présence, à la surface ou dans l'épaisseur de la cornée, d'un corps étranger de petite dimension. S'il présente une teinte foncée et est situé au-devant de la pupille, ou bien une coloration se rapprochant de celle de l'iris et est fixé sur les parties latérales, il ne se détache pas sur les parties profondes quand on examine l'œil directement en face, et peut passer inaperçu. Il faut, pour le distinguer, regarder la cornée obliquement, et surtout faire l'examen à l'éclairage latéral.

Ce mode d'exploration se pratique de la manière suivante : le patient étant assis dans une partie sombre de l'appartement, le chirurgien, placé en face de lui, fait tenir par un aide une bougie ou une lampe en dehors et un peu en avant de l'œil à examiner. Avec une lentille bi-convexe placée au côté externe, il fait converger les rayons lumineux successivement sur les différents points de la cornée. Cette membrane se trouve ainsi fortement éclairée, et il est facile de reconnaître à sa surface ou dans son épaisseur les corps étrangers les plus ténus. Le chirurgien peut du reste armer son propre œil d'une loupe et donner à cet examen encore plus de précision.

Quand on a reconnu la présence d'un corps étranger de la cornée et déterminé exactement sa situation, ainsi que la profondeur à laquelle il a pénétré, il faut procéder à son extraction.

Lorsqu'ils sont superficiels, ils peuvent s'éliminer spontanément, après avoir excité autour d'eux une inflammation suppurative, souvent suivie d'une certaine perte de substance et d'une opacité qui trouble ou même abolit la vision, si elle correspond à l'ouverture pupillaire.

Si le corps étranger a pénétré plus profondément, les conséquences de son séjour, encore plus fâcheuses, sont la suppuration partielle ou totale de la cornée, l'hypopion, l'iritis, l'irido-cyclite et souvent la perte complète et irrémédiable de l'œil.

Lorsqu'on doit extraire un corps étranger de la cornée, il faut, afin de ne pas multiplier les tentatives qui irritent l'œil, se placer immédiatement dans les meilleures conditions de réussite c'est-à-dire maintenir les paupières largement ouvertes et immobiliser l'œil pour éviter ses mouvements déréglés. Avec ces précautions on réussit souvent du premier coup et on épargne au malade bien des souffrances. On parvient à tenir l'œil ouvert et immobile, à l'aide de deux instruments dont l'application est plus gênante que douloureuse : l'écarteur à ressort et la pince à fixation.

L'*écarteur à ressort* (fig. 46), s'introduit de la façon suivante : les branches de l'instrument étant rapprochées et le ressort dirigé du côté du nez, on soulève légèrement la paupière supérieure au-dessous de laquelle on introduit la branche supérieure, puis on fait glisser l'autre branche entre le globe de l'œil et la paupière inférieure abaissée. En cessant d'appuyer sur l'instrument, le ressort qui se détend écarte graduellement les branches et quand l'ouverture palpébrale paraît suffisante, on serre la vis pour les maintenir à ce degré d'écartement.

La *pince à fixation* (fig. 47) à mors larges et dentelés est fermée à volonté par un ressort. Tenue de la main gauche, elle saisit au voisinage

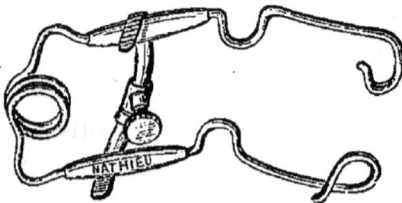

Fig. 46. — Écarteur des paupières à ressort.

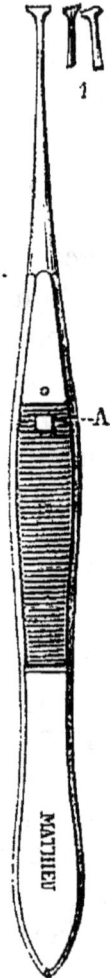

Fig. 47. — Pince à fixation de l'œil.

de la cornée, à l'extrémité interne de son diamètre horizontal, un pli de la conjonctive doublée du tissu cellulaire sous-conjonctival, et, le ressort fermé, elle tient l'œil immobile ou l'attire dans telle direction qu'on juge convenable.

Si le corps étranger est simplement déposé à la surface de la cornée, on l'enlève avec la curette. S'il a pénétré dans cette membrane et fait à sa surface une saillie suffisante, on le saisit avec des pinces fines et on l'attire à l'extérieur suivant la direction qu'il a suivie pour pénétrer dans la cornée en s'appliquant à ne pas le casser dans la plaie, s'il est fragile comme une écharde de bois, une barbe de blé, etc. Lorsqu'il ne fait à la face externe de la cornée aucune saillie ou fait seulement une saillie insuffisante pour qu'on puisse le saisir avec des pinces, on se sert de l'aiguille à cataracte pour le déloger et l'amener au dehors, ou tout au moins, s'il a pénétré obliquement dans la cornée, pour dégager son extrémité la plus superficielle dans une étendue suffisante pour qu'on puisse ensuite la saisir.

Qu'il s'agisse de l'œil droit ou gauche, on doit toujours opérer de la main droite et faire agir l'instrument du côté de la tempe correspondante. On se place donc pour l'œil gauche en face du malade, pour l'œil droit en arrière. Dans le premier cas, le malade et le chirurgien sont assis l'un en face de l'autre, le siége de l'opérateur étant plus élevé que celui du patient. Dans le second, l'opérateur se tient debout derrière le patient, couché ou assis sur une chaise basse, la tête fortement renversée en arrière et soutenue par le dossier du siége.

Le chirurgien, tenant de la main gauche la pince à fixation, saisit de la main droite une aiguille à cataracte, entre le pouce, l'index et le médius ; puis, prenant un point d'appui avec le petit doigt et le bord cubital de la main sur la joue ou la tempe du malade, il introduit obliquement l'instrument au-dessous du corps étranger.

22

Lorsqu'il juge avoir pénétré à une profondeur suffisante, il abaisse le manche de l'aiguille et en relève la
pointe.

Presque toujours on réussit ainsi d'emblée à déloger
le corps étranger, lorsqu'il présente une certaine résistance, comme un fragment métallique, par exemple,
et on évite ces tentatives multipliées, douloureuses et
souvent infructueuses auxquelles se livrent ceux qui ne
font pas usage de l'écarteur à ressort et de la pince à
fixation. Très-souvent, du reste, les malades ont eu déjà
à subir de la part des personnes de leur entourage,
quelquefois de médecins, des tentatives semblables qui
n'ont eu pour conséquence que de dépouiller, dans une
étendue parfois assez grande, la cornée de son épithé-
lium. Les légers inconvénients de la fixation de l'œil
sont donc avantageusement compensés par la rapidité
et la sûreté de l'opération.

Si le corps étranger, soulevé avec l'aiguille, est encore
fixé dans la cornée, mais fait une saillie suffisante à
l'extérieur, on achève l'extraction, en le saisissant avec
des pinces.

Lorsque le corps étranger est métallique et qu'il a
séjourné un jour ou deux à la surface de la cornée, il
peut rester sur celle-ci, après l'extraction, une petite
tache de rouille. Pour qu'elle ne devienne pas indélébile
et ne gêne pas plus tard la vision, il faut gratter légèrement avec l'aiguille le fond de la plaie.

Quand l'extraction a eu lieu moins de quarante-huit
heures après la pénétration superficielle, il reste seulement une petite taie grise ou blanchâtre n'occasionnant
qu'un léger trouble de la vue et pouvant même, si le
sujet est jeune, disparaître entièrement.

La manœuvre opératoire que nous venons de décrire
est applicable aux corps étrangers logés dans la cornée,

mais ne faisant pas saillie dans la chambre antérieure ; dans ce dernier cas des tentatives d'extraction, pratiquées de dehors en dedans, peuvent avoir pour résultat, quoique conduites avec prudence, de faire pénétrer le corps plus profondément et même de le faire tomber dans la chambre antérieure. Il faut procéder d'une façon différente et agir de dedans en dehors, de manière à faire parcourir, en sens inverse, au corps étranger le chemin qu'il a suivi pour entrer. L'opération est exécutée de la façon suivante : l'œil étant fixé, le chirurgien, placé soit en face soit en arrière du malade, suivant qu'il s'agit de l'œil gauche ou de l'œil droit, traverse la cornée, avec une aiguille à cataracte un peu large, à 2 ou 3 millimètres en dehors du corps étranger, puis, appliquant à plat l'aiguille sur l'extrémité de celui-ci, le refoule d'arrière en avant. Lorsqu'il est repoussé au point de faire à la face antérieure de la cornée une saillie suffisante, on l'extrait avec des pinces après avoir retiré l'aiguille.

Cette opération, assez délicate comme on le voit, expose à la blessure du cristallin, qui serait inévitablement suivie de la formation d'une cataracte traumatique. Quoiqu'on puisse donc la ranger parmi celles qui nécessitent une main exercée, en présence des dangers qui menacent le malade, si on temporise, le praticien doit néanmoins l'entreprendre. Il vaut mieux courir la chance de blesser le cristallin que de laisser l'œil se perdre d'une façon certaine, et du reste, si on se conforme aux règles suivantes, il est assez facile d'éviter ce malheur opératoire.

D'abord le malade est toujours opéré couché ; on obtient ainsi une immobilité plus complète et on a moins à craindre qu'un mouvement intempestif ne fasse pénétrer l'aiguille trop profondément. Il est placé sur une table recouverte d'un matelas, de façon que la lumière tombe obliquement sur l'œil à opérer. L'œil sain est recouvert d'un bandeau.

L'aiguille à cataracte, bien pointue, introduite doucement et sans secousse, traverse obliquement la cornée afin que l'humeur aqueuse ne puisse s'écouler, autrement le cristallin, projeté en avant, viendrait heurter la pointe de l'instrument. Aussitôt que celui-ci a pénétré dans la chambre antérieure, ce qu'on reconnaît à la vue, mais surtout au défaut de résistance, on rapproche sa pointe de la face postérieure de la cornée en ramenant son manche vers la tempe. Si, pendant les manœuvres, ayant pour but de repousser le corps étranger, on s'aperçoit que l'humeur aqueuse s'écoule, que la chambre antérieure diminue de profondeur, et que l'iris se rapproche de la cornée, on retire l'aiguille de peur de blesser le cristallin, et on attend quelques heures pour recommencer l'opération. L'humeur aqueuse alors reproduite, on traverse de nouveau la cornée sans inconvénient.

On peut encore, pour plus de sûreté, faire usage de l'aiguille à paracentèse présentant un arrêt à sa base. Mais en raison de sa brièveté elle ne convient que si le corps étranger fait seulement une légère saillie dans la chambre antérieure.

Nous n'avons pas parlé du procédé qui consiste à introduire une pince à travers la plaie de la cornée pour saisir le corps étranger et l'amener à l'extérieur. Cette pratique est mauvaise et dangereuse. L'introduction de la pince dans la plaie en déchire ou tout au moins en contusionne les bords quand on vient à écarter ses branches. Presque jamais d'ailleurs on ne réussit à saisir le corps étranger, souvent, au contraire, on détermine sa chute dans la chambre antérieure. *On ne doit se servir des pinces pour extraire un corps étranger de la cornée qu'autant qu'il est saillant à l'extérieur et peut être directement saisi.*

Le procédé que nous venons de décrire est contreindiqué, quand le corps étranger a pénétré dans le cristallin, quoiqu'une de ses extrémités soit encore engagée entre les lames de la cornée, ou quand sa saillie dans la chambre antérieure est si prononcée qu'il arrive presque au contact de l'iris ou de la capsule du cristallin. Il faut alors recourir aux procédés que nous indiquerons plus loin, à moins qu'il ne soit également saillant à l'extérieur et qu'on puisse le saisir directement avec les pinces.

Si à la suite des manœuvres d'extraction, le corps étranger tombe dans la chambre antérieure, on attend que l'humeur aqueuse se soit reproduite, puis on va à sa recherche, comme nous le dirons plus loin.

Après l'extraction d'un corps étranger superficiel de la cornée à moins que sa pénétration étant ancienne ait déterminé des accidents inflammatoires, on se borne à prescrire des lotions froides ; s'il existe de l'inflammation, on fait quelques instillations d'un collyre au sulfate neutre d'atropine. Si le corps étranger étant profond a produit une plaie un peu étendue de la cornée, aux instillations d'atropine, on ajoute l'application, pendant quarante-huit heures, du bandeau compressif. Ce pansement, dont tous les chirurgiens admettent l'influence favorable sur la guérison des plaies oculaires, s'exécute de la façon suivante : on recouvre les paupières doucement fermées, comme dans le sommeil, avec un petit carré de toile fine, puis on comble le vide qui existe entre le nez et le rebord orbitaire avec de petites lames d'ouate superposées. Lorsqu'elles forment une couche de deux travers de doigt d'épaisseur et telle qu'en

22.

appuyant dessus avec le plat de la main on ne sente pas le globe de l'œil, on les fixe avec une bande de toile ou de flanelle, dont on applique le plein sur l'œil, tandis que les deux chefs croisés en arrière sont ramenés en avant et attachés avec des épingles. Ce bandeau doit être assez serré. On l'enlève matin et soir, et chaque fois on instille entre les paupières quelques gouttes du collyre à l'atropine. Vers le troisième jour, la cicatrisation est ordinairement complète et l'œil peut être laissé à découvert protégé par des lunettes bleues ou un simple bandeau flottant.

C. CORPS ÉTRANGERS DE LA SCLÉROTIQUE.

Les corps étrangers de la sclérotique sont rares, ce qu'on attribue à sa plus grande résistance et à sa protection plus efficace par les paupières.

S'ils font saillie à l'extérieur, on les enlève avec des pinces. S'ils sont incrustés dans la sclérotique, on maintient les paupières ouvertes avec l'écarteur à ressort, on immobilise l'œil avec la pince à fixation, puis, avec l'aiguille à cataracte, introduite obliquement au-dessous d'eux, on cherche à les soulever. Comme il est impossible, par suite du défaut de transparence de la sclérotique, de se rendre compte des dimensions du corps étranger, ainsi que de la profondeur à laquelle il a pénétré, il faut agir avec prudence pour ne pas le chasser dans l'intérieur de l'œil. A l'appui je citerai le fait suivant : il y a quelques mois, un jeune homme, exerçant la profession de forgeron, se présentait à ma consultation, porteur d'un corps étranger de la sclérotique, formant à la surface de cette membrane une simple tache noire de la grandeur d'une tête d'épingle, sans saillie appréciable. Ce corps étranger, dont la pénétration re-

montait à huit jours, avait été déjà l'objet de plusieurs
tentatives d'extraction. Je crus qu'il s'agissait simplement d'un petit fragment métallique incrusté dans l'é-
paisseur de la sclérotique. Ayant donc appliqué l'écarteur à ressort et immobilisé l'œil avec la pince à fixation,
j'introduisis sur le côté une aiguille à cataracte, afin de
le déloger. Je réussis seulement à le faire saillir à l'extérieur, mais je pus alors le saisir avec des pinces et
l'extraire ; il mesurait environ 4 à 5 millimètres de
longueur, et je fus aussi surpris qu'effrayé à l'idée
qu'une pression, mal dirigée, exercée à sa surface,
aurait pu le faire pénétrer dans l'intérieur de l'œil, et
entraîner les conséquences les plus funestes.

D. CORPS ÉTRANGERS DE LA CHAMBRE ANTÉRIEURE.

Lorsqu'un corps étranger a pénétré dans la chambre
antérieure et ne fait aucune saillie à l'extérieur, il
ne faut jamais chercher à l'extraire par l'ouverture
d'entrée. Les tentatives, pratiquées à l'aide de pinces introduites par cette voie, sont non-seulement presque
toujours infructueuses, mais encore dangereuses, car
elles irritent la cornée et peuvent provoquer la suppuration des bords de la plaie. Il faut créer une voie nouvelle pour arriver sur le corps étranger et le saisir.

Le malade couché, l'œil tenu ouvert et immobile à
l'aide de l'écarteur à ressort et de la pince à fixation,
le chirurgien se place en avant et à gauche du patient,
s'il s'agit de l'œil gauche, en arrière s'il s'agit de l'œil
droit. Tenant, de la main gauche, la pince à fixation,
appliquée sur le prolongement du diamètre cornéen, à
l'extrémité opposée duquel il doit opérer, il fait au
niveau de la circonférence de la cornée, à 1 ou 2 millimètres du corps étranger, une incision d'une éten-

due proportionnée au volume de ce
dernier; puis, au moment où la
section de la cornée est terminée, il retire vivement le couteau, de sorte que l'humeur
aqueuse, s'écoulant brusquement, puisse entraîner le corps
étranger. Si ce résultat n'est
pas obtenu, on maintient l'œil
fermé pendant quelques minutes et, lorsque l'humeur aqueuse s'est reproduite, on va à la
recherche du corps étranger
avec des pinces fines, droites
ou courbes, introduites dans la
chambre antérieure par l'incision de la cornée. Pendant ce
temps de l'opération, on s'applique à respecter la capsule
du cristallin, dont la déchi-

Fig. 48. — Couteau linéaire.

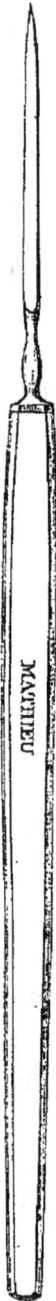

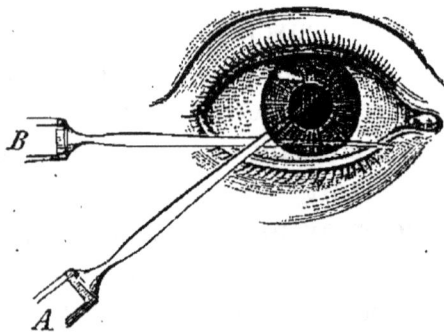

Fig. 49. — Incision de la cornée avec
le couteau linéaire. — A. Position du
couteau dans le premier temps. —
B. Position dans le second temps,
contre-ponction et incision.

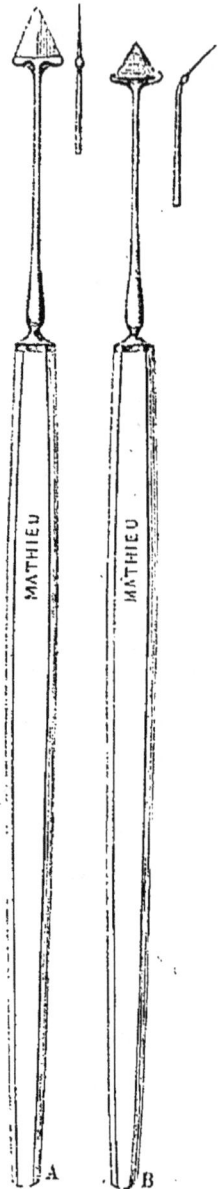

Fig. 50. — Cou-
teau triangu-
laire à temps
d'arrêt. A. Droit.
— B. Coudé.

rure aurait pour conséquence la formation d'une cataracte traumatique.

On peut faire usage, pour inciser la cornée, du couteau linéaire ou du couteau triangulaire à temps d'arrêt.
Ce dernier instrument met peut-être plus sûrement à
l'abri de la blessure du cristallin, mais il est d'un usage
moins commode, d'une pénétration moins facile que le
couteau linéaire, dont l'emploi doit être généralisé
pour toutes les incisions de la cornée, et au maniement duquel le praticien doit s'exercer, sur des yeux
d'animaux récemment tués.

Le couteau linéaire (fig. 48) doit être introduit à la
circonférence de la cornée, à l'union de cette membrane et de la sclérotique, parallèlement à la face antérieure de l'iris, et suivant la direction d'une ligne qui,
du point de pénétration, se rendrait au centre de la pupille ; puis, lorsque la pointe de l'instrument a pénétré
dans la chambre antérieure, ce qu'on reconnaît à l'absence de résistance, on le dirige vers le point de sortie
(fig. 49). En agissant de la sorte l'instrument arrive
dans la chambre antérieure par le chemin le plus direct,
et l'incision mesure, à la face interne de la cornée, toute
l'étendue qu'on désire lui donner. Si, au contraire, on
fait pénétrer d'emblée le couteau suivant la direction
de l'incision, on s'expose à cheminer trop longtemps à
travers les lames de la cornée, et à ce que l'ouverture
interne de cette membrane soit beaucoup plus étroite
que son ouverture externe, et, par suite, insuffisante
pour livrer passage au corps étranger. Il est préférable,
en effet, que l'incision soit plutôt trop grande que trop
petite, car il est de peu d'importance, au point de vue
de la guérison, que la plaie mesure un ou deux millimètres de plus ou de moins, tandis qu'une incision trop
petite peut être un obstacle absolu à la sortie du corps

étranger. Il faut alors l'agrandir soit avec un couteau
boutonné, soit avec des ciseaux mousses, dont une des
branches est introduite dans la chambre antérieure et
la section est beaucoup moins nette que si d'emblée,
avec le couteau, on lui a donné une étendue suffisante.
La contre-ponction doit être pratiquée à une distance
du point d'entrée plus grande que le diamètre du corps
étranger. Celle-ci une fois faite, on achève la section de
la cornée en attirant le couteau vers la circonférence
de cette membrane et en lui imprimant de légers mouvements de scie.

Lorsqu'on pratique l'incision de la cornée avec le
couteau triangulaire à temps d'arrêt (fig. 50), l'œil
étant fixé avec la pince, l'instrument doit être introduit,
au niveau de la circonférence de la cornée, perpendiculairement à cette membrane, puis, dès que sa pointe a
pénétré dans la chambre antérieure, être poussé parallèlement à l'iris, jusqu'à l'arrêt qu'il présente à sa base.
Comme en retirant le couteau, l'humeur aqueuse s'é-
coule par la plaie, et que, par suite, le cristallin, projeté
en avant, peut venir heurter la pointe de l'instrument, il faut rapprocher celui-ci de la face postérieure de la cornée, et l'y maintenir jusqu'à ce que, dans
son mouvement de retrait, il ait dépassé les limites de
l'ouverture pupillaire.

Si, après l'incision de la cornée, l'iris s'engage entre
les lèvres de la plaie, on le repousse dans la chambre
antérieure avec la curette ou un petit stylet mousse, et
en cas d'insuccès, on en fait l'excision.

Après l'extraction du corps étranger, on instille dans
l'œil quelques gouttes de collyre au sulfate neutre d'a-
tropine, et on le recouvre d'un bandeau compressif.

E. CORPS ÉTRANGERS DE L'IRIS.

Les corps étrangers de l'iris sont d'un diagnostic facile. En examinant l'œil à l'éclairage latéral, on peut aisément reconnaître leur présence et leur disposition. Cependant, si la pénétration remonte à plus de vingt-quatre heures, il n'est pas rare qu'ils soient recouverts par une fausse membrane et qu'on constate seulement à la surface de l'iris une saillie grisâtre ; les renseignements fournis par le blessé, et surtout l'existence d'une plaie de la cornée permettent alors de compléter le diagnostic.

Comme pour les corps étrangers de la chambre antérieure, aucune tentative d'extraction ne doit être faite par l'ouverture d'entrée, à moins que le corps saillant à l'extérieur puisse être directement saisi avec des pinces. Sauf ce cas exceptionnel, il faut arriver sur le corps étranger, en incisant la cornée, au niveau de sa grande circonférence.

Cette incision faite, soit avec le couteau linéaire, soit avec le couteau triangulaire à arrêt, on cherche, avec des pinces, introduites dans la chambre antérieure, à saisir, non pas directement le corps étranger, mais la portion d'iris dans laquelle il est fixé.

Les pinces introduites fermées et à plat dans la chambre antérieure, à travers l'incision de la cornée, sont conduites dans la direction du corps étranger, jusqu'à un ou deux millimètres de l'ouverture pupillaire ; puis en écartant leurs branches, on saisit l'iris qu'on attire doucement à l'extérieur. Le chirurgien confie alors à un aide la fixation de l'œil, prend les pinces de la main gauche, et de la droite, les ciseaux.

Pour exciser l'iris, il attire avec les pinces la por-

tion qui fait hernie, et, après s'être assuré que le bord
pupillaire est à l'extérieur, la divise avec les ciseaux
coudés (fig. 51) en rasant la cornée, et même en ap-

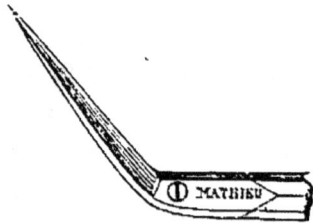

Fig. 51. — Ciseaux coudés à iridectomie.

puyant doucement sur cette membrane, de façon à la
déprimer. Cette section doit être faite en deux temps;
d'un premier coup, on coupe seulement la moitié de
la hernie de l'iris, puis on attire dans l'angle opposé de
la plaie le lambeau irien, dont on achève alors la section d'un second coup.

Avant de panser l'opéré, on évacue à diverses reprises
l'humeur aqueuse de façon à chasser le sang, épanché
dans la chambre antérieure. Pour cela, après avoir maintenu, pendant quelques instants, sur les paupières fermées, une éponge imbibée d'eau froide, on déprime la
lèvre scléroticale de la plaie avec un très-fin stylet
mousse; l'humeur aqueuse s'écoule et entraîne le sang.
Quelques minutes après, lorsque l'humeur aqueuse s'est
reproduite, on répète la même manœuvre. Si on ne
réussit pas à évacuer complétement le sang contenu
dans la chambre antérieure, il n'y a pas lieu de s'en
préoccuper outre mesure, sa présence ne sera le point
de départ d'aucun accident et généralement du
deuxième au troisième jour il sera résorbé sinon en
totalité du moins en très-grande partie.

On ne doit jamais négliger de s'assurer que les bords
de la section de l'iris ne sont pas enclavés entre les

lèvres de la plaie de la cornée, et, dans ce cas, de les refouler dans la chambre antérieure, car les adhérences anormales de l'iris pourraient être la cause, soit immédiatement, soit plus tard, d'accidents sérieux (iritis, irido-choroïdite). L'iris peut être refoulé dans la chambre antérieure à l'aide d'un stylet fin introduit dans les angles de l'incision ; mais souvent il suffit de passer plusieurs fois le dos de la curette sur la plaie en pressant légèrement sur sa lèvre scléroticale. Lorsque l'ouverture pupillaire présente la forme d'un trou de serrure, on est sûr que l'iris est bien réduit, alors on nettoie la plaie, on enlève avec des pinces fines les caillots sanguins interposés entre ses lèvres ou à la surface de la conjonctive et on procède au pansement qui consiste dans l'application du bandeau compressif. Celui-ci est renouvelé matin et soir ; chaque fois on instille entre les paupières quelques gouttes de collyre au sulfate d'atropine, et ordinairement le troisième jour ou au plus tard le quatrième, on le supprime complétement ou tout au moins pendant le jour et on ne l'applique plus que la nuit.

F. CORPS ÉTRANGERS DU CRISTALLIN.

Lorsqu'un corps étranger a pénétré dans le cristallin, qu'il est visible et accessible aux instruments, on doit procéder à son extraction.

S'il est cependant très-petit, n'a fait qu'une très-minime ouverture à la cristalloïde et que la substance du cristallin ne fasse pas hernie dans la chambre antérieure, il est préférable d'attendre. L'inflammation est alors beaucoup moins à redouter que lorsque l'iris a été intéressé, et il peut arriver que le cristallin conserve sa transparence ou tout au moins ne subisse qu'une altération limitée au voisinage du corps étranger qui s'enkyste dans son tissu.

Pour extraire un corps étranger du cristallin, il faut faire à la circonférence de la cornée une incision en rapport avec son volume, mais ne mesurant pas moins de 4 à 5 millimètres entre les points d'entrée et de sortie du couteau.

L'incision faite, on va à la recherche du corps étranger à l'aide de pinces droites ou courbes.

Si la déchirure de la cristalloïde est large et que la substance du cristallin fasse hernie dans la chambre antérieure, on évacue ces masses cristalliniennes qui pourraient, en augmentant de volume, amener des accidents d'inflammation ou de glaucome.

Pour expulser le cristallin morcelé et ramolli au contact de l'humeur aqueuse, le chirurgien, tenant la pince à fixation de la main gauche, comprime légèrement le globe de l'œil avec le dos de la curette ; la lèvre scléroticale de l'incision s'entr'ouvre, et le cristallin s'échappe avec l'humeur aqueuse. Si l'expulsion est incomplète, on attend quelques instants que l'humeur aqueuse se soit reproduite et pendant ce temps, on fait sur l'œil, à travers la paupière supérieure, des frictions douces avec la pulpe du doigt dans le but de rassembler les masses cristalliniennes dans le champ pupillaire ; on répète ensuite la manœuvre indiquée plus haut. Si la pupille n'est pas encore nette, on recommence aussi souvent que cela est nécessaire.

Il est d'autant plus important d'obtenir une évacuation complète que le sujet est plus âgé. Chez les enfants en effet, par suite de la rapidité de l'absorption, le séjour de ces masses dans l'œil offre beaucoup moins d'inconvénients ; la mollesse de la substance cristallinienne en rend, du reste, l'expulsion plus facile.

Chez les adultes et à plus forte raison chez les vieillards, une expulsion trop incomplète peut avoir, au contraire, des conséquences fâcheuses. Par suite de la consistance du cristallin à cet âge, il faut donner à l'incision une étendue plus grande et même, si cela est nécessaire, ne pas hésiter à attirer au dehors et à retrancher la portion d'iris correspondant à la plaie. Outre que l'évacuation du cristallin est ainsi rendue beaucoup plus facile, on a moins à redouter l'apparition d'accidents.

L'opération terminée, on instille entre les paupières quelques gouttes d'un collyre au sulfate d'atropine et on applique un bandeau compressif qu'on renouvelle matin et soir.

II. — CORPS ÉTRANGERS DE L'OREILLE.

Les corps étrangers de l'oreille s'observent principalement chez les enfants. Ce sont des perles, des cailloux, des coquilles, des boutons, des haricots, des noyaux de cerise, etc., qu'ils s'introduisent, en jouant, dans le conduit auditif ou qui leur sont introduits par un camarade. Quelquefois ce sont des animaux vivants, des insectes, qui, pendant le sommeil, pénètrent dans l'oreille.

La présence d'un corps étranger dans le conduit auditif peut être la cause de douleurs violentes, de convulsions, de gonflement et de suppuration de l'oreille externe, d'inflammation de la caisse du tympan, des cellules mastoïdiennes et même consécutivement des enveloppes du cerveau. Quoiqu'on ait vu quelquefois des corps étrangers séjourner dans l'oreille, pendant un temps fort long, sans inconvénient notable, leur extraction ne doit pas être différée.

Avant de procéder à cette opération, *il faut toujours s'assurer de la présence du corps étranger*, sans s'en rapporter exclusivement aux renseignements fournis par l'enfant ou aux assertions des parents. Cette recommandation semble puérile ; elle n'est cependant pas inutile, et à l'appui, nous citerons les deux faits suivants. Duplay a vu un chirurgien, s'obstinant à chercher, à l'aveugle, un corps étranger de l'oreille, qui était certainement sorti de lui-même, déchirer la membrane du tympan, saisir le promontoire avec une pince et s'efforcer de l'extraire. Giraldès raconte avoir été consulté pour un jeune garçon dans l'oreille duquel un praticien avait introduit des pinces à l'effet de retirer un corps étranger que l'on disait y être entré. Cette introduction avait été faite avec une persistance telle qu'on avait dénudé le conduit auditif externe et déterminé une légère hémorrhagie, et cela sans le moindre succès. Giraldès endormit l'enfant avec le chloroforme et put constater la présence du corps étranger, mais, contre l'affirmation des parents, dans l'oreille opposée.

Il est non moins important d'agir avec douceur et prudence dans ces tentatives et de toujours guider les instruments avec la vue. En effet derrière le corps étranger se trouve la membrane du tympan et l'appareil si délicat et si compliqué de l'oreille moyenne. Bien souvent des lésions fort graves ont été la conséquence de manœuvres violentes ou mal dirigées, et les cas de cette nature ont fait dire à Trœltsch, avec quelque apparence de raison, que les corps étrangers de l'oreille sont souvent moins nuisibles que les essais tentés pour les extraire.

C'est seulement lorsqu'on a pratiqué l'exploration méthodique du conduit auditif et déterminé exactement la situation, la forme et les rapports du corps étranger, qu'on peut faire choix d'un procédé d'extraction et apprécier quelles manœuvres ont chance de réussir. On agit alors suivant une indication précise et on n'expose pas les patients aux conséquences fâcheuses d'une intervention aveugle. Si on ne réussit pas, on abandonne le moyen déjà employé pour recourir à un autre, soit immédiatement, soit un peu plus tard, suivant que l'urgence est plus ou moins grande.

Chez les très-jeunes enfants, le conduit auditif, presque entièrement cartilagineux, suit une direction à peu près rectiligne de dehors en dedans et de haut en bas. Chez l'adulte il est formé en dehors d'une portion cartilagineuse, en dedans d'une portion osseuse, creusée aux dépens du temporal ; les axes de ces deux portions forment un angle obtus ouvert en bas et en avant. Il en résulte que, chez les premiers, il suffit d'entr'ouvrir le méat pour apercevoir la membrane du tympan, tandis que chez les seconds l'exploration de la partie profonde du conduit auditif n'est possible qu'autant qu'on a d'abord redressé sa courbure. Il suffit, pour cela, les deux portions du conduit étant réunies par un tissu fibro-membraneux extensible, d'attirer en haut et en arrière le pavillon de l'oreille.

La largeur du conduit présente d'assez grandes différences individuelles. Chez certains sujets, lorsqu'on l'a redressé, on peut l'explorer dans toute son étendue ; chez d'autres, il est nécessaire de maintenir ses parois écartées à l'aide d'un instrument.

Il en existe deux modèles. Le speculum bivalve, dont l'usage est plus répandu en France, et le speculum plein. Ce dernier est d'une introduction plus facile, moins douloureuse et en outre, une fois en place, il se maintient seul, ce qui rend au chirurgien le libre usage de ses deux mains. Il se compose d'un tube d'argent

à parois minces, d'une longueur de 4 centimètres,
évasé en forme d'entonnoir, à son extrémité externe,
qui mesure 20 millimètres de diamètre. Son extrémité
interne circulaire ou ovale, a un diamètre qui varie entre 4, 5 et 6 millimètres. Par suite des variétés dépen-
dant de l'âge et des individus, il est nécessaire d'avoir
au moins trois de ces instruments de diamètres différents.

L'introduction se fait de la façon suivante : le malade
étant assis ou couché, le chirurgien se place en face de
l'oreille et attirant, avec la main gauche, le pavillon en
haut et en arrière, pour redresser le conduit, engage
dans le méat le speculum, tenu de la main droite, et le
pousse aussi loin qu'il peut, en lui imprimant de légers
mouvements de rotation et en le dirigeant en bas et en
dedans.

Si l'extrémité interne du speculum est ovale, comme
le conduit auditif présente la même forme et que son
grand axe est vertical dans la portion cartilagineuse et
oblique en bas et en dedans dans la portion osseuse,
on introduit l'instrument dans le méat, son grand axe
dirigé verticalement, puis lorsqu'il a pénétré à une certaine profondeur on lui imprime un léger mouvement
de rotation de façon à l'incliner en bas et en dedans.

Chez les enfants, dont le conduit ne présente pas de
portion osseuse et suit en outre une direction presque
rectiligne, cette introduction doit être faite avec plus de
ménagement, afin de ne pas blesser la membrane du
tympan.

Le speculum en place, on peut éclairer le conduit
auditif, en y laissant pénétrer directement la lumière
du jour ou un rayon de soleil; mais cet éclairage n'est
suffisant que lorsque le corps étranger est situé près du
méat. Il faut, pour examiner les parties profondes, faire

usage de la lumière d'une lampe ou d'une bougie ré-
fléchie à l'aide d'un miroir concave. On a imaginé, pour
l'éclairage de l'oreille, des instruments compliqués et
d'un prix élevé, mais, à leur défaut, on éclaire suffisamment le conduit auditif, en plaçant derrière une flamme,
tenue en face de l'oreille, un réflecteur concave métallique, ou même simplement une cuiller d'argent. Cet
examen se pratique dans une chambre obscure, et le
chirurgien place son œil en arrière et sur le côté du
réflecteur ou de la cuiller.

L'exploration exige de la part du patient une immobilité complète ; aussi lors qu'il s'agit d'un enfant et
qu'on ne peut obtenir de lui la tranquillité nécessaire,
il faut employer l'anesthésie.

Après avoir reconnu la présence et la nature du corps
étranger, il faut déterminer ses rapports avec le conduit
auditif, rechercher s'il le remplit complétement et si sur
certains points il existe un vide entre lui et la paroi.
Lorsqu'il en est ainsi, l'extraction est beaucoup plus
facile.

De tous les moyens le plus inoffensif et le meilleur
est l'*injection forcée*. Le patient ayant la tête inclinée
sur le côté et l'oreille dirigée en bas, avec la main gauche on attire en haut et en arrière le pavillon pour redresser le conduit, puis on pousse avec force une injection dans le méat, avec une seringue à hydrocèle,
chargée d'eau tiède, légèrement savonneuse pour rendre la voie plus glissante. Si le corps étranger ne remplit pas exactement le conduit, le liquide passe derrière
et peut l'entraîner au dehors ou le mobiliser ou le déplacer, et, en le rapprochant du méat, rendre son
extraction plus facile. On peut répéter ce moyen plusieurs fois de suite, puis à quelques heures d'intervalle,
et même pendant plusieurs jours, si des accidents ne

sont pas pressants. Si on ne réussit pas, du moins on n'aggrave pas la situation.

Lorsque l'extraction ne peut être différée, et que l'injection forcée n'a donné aucun résultat, on essaie de déplacer et de ramener le corps étranger au dehors à l'aide d'une curette engagée entre lui et la paroi. Lorsque l'extrémité de l'instrument a dépassé le corps étranger, on en écarte le manche, de façon à lui faire faire levier. Ce moyen, sans être très-dangereux, est moins innocent que l'injection. On peut, en faisant pénétrer l'instrument entre la paroi du conduit auditif et le corps étranger, enfoncer celui-ci davantage. En outre quand il est situé profondément, si on pousse trop la curette, la blessure du tympan est à craindre. Nous rappellerons à ce sujet que cette membrane est dirigée obliquement en bas et en dedans, et que la paroi supérieure du conduit offre une longueur moindre que la paroi inférieure, c'est donc en suivant cette dernière qu'on doit de préférence introduire l'instrument.

Un chirurgien de Lyon, le docteur Delore, a indiqué un procédé d'extraction analogue au précédent, mais au lieu de se servir d'une curette, qu'on n'a pas toujours à sa disposition, il fait usage d'un instrument fabriqué séance tenante. Il prend une épingle ordinaire, longue de 5 centimètres environ, et saisissant l'extrémité la plus acérée de sa pointe entre les mors d'une pince à dissection, il la fléchit à angle droit. A 3 millimètres de cette première courbure, il la fléchit de nouveau à angle droit et dans le même sens. L'épingle ainsi préparée est ensuite placée entre les mors d'une pince qui lui sert de manche et permet de la guider. La tête du patient étant immobilisée et le pavillon de l'oreille attiré en haut et en arrière, on glisse dou-

cement l'épingle à plat sur la paroi inférieure, à cause
de sa plus grande longueur, et on l'insinue entre elle et
le corps étranger ; puis, quand on pense qu'elle l'a dépassé en arrière, on lui imprime un mouvement de rotation équivalant à un quart de cercle, de telle façon
que la pointe du crochet corresponde au centre du corps
étranger, c'est-à-dire à l'axe du conduit. Une fois la
pointe du crochet en position, on retire le tout en exerçant une traction lente et méthodique.

Le chirurgien lyonnais aurait ainsi réussi vingt-quatre
fois. Ce moyen offre sur l'emploi de la curette le double
avantage de n'exiger qu'un instrument facile à improviser en tous lieux et de ne nécessiter qu'un très-petit
intervalle entre la paroi du conduit auditif et le corps
étranger. A moins que le conduit ne soit très-enflammé,
il est supposable qu'on pourra presque toujours réussir.
Après avoir vainement essayé l'injection forcée, nous
conseillons donc ce procédé d'extraction, auquel nous
avons eu nous-mêmes recours dernièrement avec succès
pour extraire un haricot du conduit auditif. Il est encore
indiqué lorsque l'injection a ébranlé le corps étranger
sans l'amener au dehors.

Les pinces rendent rarement service pour l'extraction
des corps étrangers de l'oreille, et, quoique quelques
chirurgiens s'en servent, nous les croyons encore dans
la majorité des cas plus nuisibles qu'utiles. Plus que par
les procédés précédents, on s'expose à blesser les parois
du conduit. Si le corps est lisse et poli, on ne réussit
à le saisir qu'autant qu'il existe entre lui et le conduit
un vide pour le passage des branches de la pince ;
mais, dans ce cas, l'injection ou le procédé de l'épingle
sont facilement applicables, et font courir moins de
risques. Les pinces sont seulement utiles lorsque le
corps étranger est formé par une masse molle, irrégu-

lière, sur laquelle les mors ont directement prise comme
une boulette de coton, de papier, etc. Les pinces du
modèle représenté dans la figure 52 sont en pareil cas
les plus commodes. Par suite de leur double articulation, leurs mors s'écartent sans que leurs branches

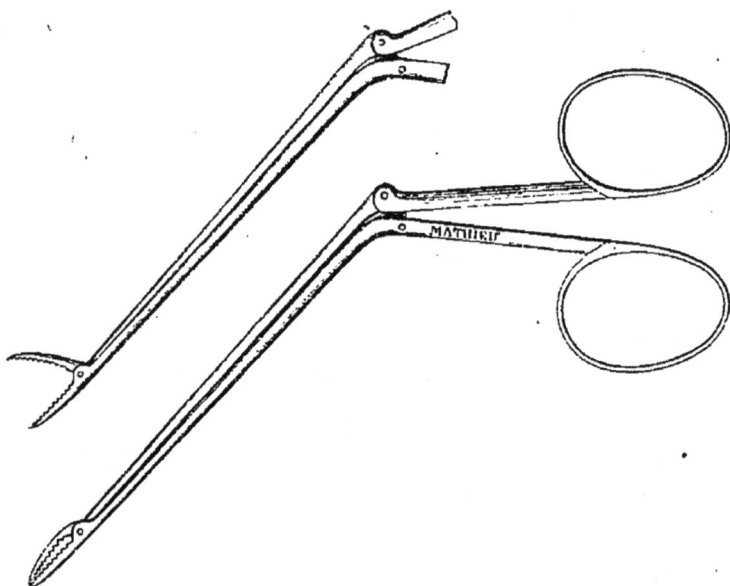

Fig. 52. — Pinces pour extraire les corps étrangers de l'oreille.

exercent aucune pression sur les parois du conduit et
interceptent la vue du corps étranger.

Lorsque celui-ci a, par imbibition, augmenté de volume ou que sa présence a déterminé un gonflement
si grand du conduit auditif qu'il s'y trouve comme enclavé, les moyens précédents ne permettent guère de
l'extraire. S'il n'existe aucun accident pressant, il est
plus prudent d'ajourner toute intervention. On applique
des sangsues en avant du tragus et des cataplasmes sur
l'oreille, et quand il y a diminution de la congestion et
cessation de l'enclavement, on commence les tentatives
d'extraction. Mais s'il a provoqué une otite aiguë et

qu'on craigne que l'inflammation se propage à la caisse
du tympan, il ne peut alors être question de temporiser,
l'extraction immédiate est formellement indiquée. On
emploie d'abord l'injection, puis le procédé de l'épingle,
et, si on échoue, on incise le conduit auditif.

Cette opération se pratique de la façon suivante : on
fait en arrière du pavillon de l'oreille, au-dessus du
conduit auditif, une incision semi-lunaire allant jusqu'à l'os, puis, celui-ci mis à nu, on attire en bas
le pavillon et on détache le conduit de la portion
voisine du temporal en rasant ce dernier ; arrivé à
l'union de la portion cartilagineuse et de la portion osseuse, on pénètre dans le conduit, et par cette ouverture on introduit une aiguille courbe ou une curette
derrière le corps étranger qu'on ramène au dehors
en faisant basculer l'instrument. Chez les enfants, où
la portion osseuse du conduit auditif est très-courte,
on arrive par cette voie presque jusque sur la membrane du tympan.

III. — CORPS ÉTRANGERS DU PHARYNX ET DE L'OESOPHAGE.

Les corps étrangers du pharynx et de l'œsophage
présentent de très-grandes variétés de volume, de forme
et de consistance.

Le plus souvent c'est à la partie supérieure de l'œsophage, quelquefois à sa partie inférieure, mais exceptionnellement dans sa portion intermédiaire qu'on les
rencontre.

Le mécanisme, suivant lequel leur arrêt se produit,
est variable. Tantôt, ils sont volumineux, d'une consistance demi-molle, comme un bol alimentaire incom-

plétement mâché, et se trouvent retenus par suite de la
disproportion qui existe entre leur diamètre et le calibre du conduit; tantôt, au contraire, ils sont anguleux,
irréguliers, comme un os ou une arête, et viennent se
fixer dans les parois de l'œsophage qu'ils obstruent incomplétement. La déglutition, impossible dans le premier cas, est seulement plus ou moins difficile dans le
second.

Les corps étrangers très-volumineux peuvent entraîner la mort par suffocation. Nous avons déjà insisté sur
ce point et indiqué quelle devait être la conduite du médecin en pareille circonstance (p. 93); nous n'y reviendrons donc pas.

La présence d'un corps étranger du pharynx ou de
l'œsophage est indiquée par l'apparition subite, coïn-
cidant avec l'ingestion d'aliments ou de tout autre corps
introduit dans la bouche, d'une gêne plus ou moins
grande de la respiration, d'un sentiment d'étranglement,
d'efforts de vomissements et d'une douleur fixe dont le
siége est variable suivant la hauteur à laquelle il est
arrêté. Cependant ces symptômes peuvent résulter
d'une lésion des parois de l'œsophage produite, au moment de son passage, par un corps présentant des saillies irrégulières et anguleuses. Le diagnostic ne peut
donc être établi d'une façon certaine que par l'exploration directe. Toutefois les renseignements fournis par le malade ou les assistants ont souvent une
grande valeur, en faisant connaître la nature du corps
étranger.

On explore le pharynx par la vue en faisant ouvrir
largement la bouche et en abaissant la langue, et par le
toucher, en portant l'index recourbé aussi profondément
que possible dans le gosier.

L'œsophage est exploré d'abord par la palpation à

travers les parties molles de la région cervicale antérieure, puis par le cathétérisme. En palpant le cou, on
rencontre en effet quelquefois, lorsque le corps étranger
est arrêté à la partie supérieure de l'œsophage, une
saillie anormale sur le côté gauche de la trachée.

Le cathétérisme, qui seul permet d'établir le diagnostic lorsque le corps étranger est situé profondément,
se pratique, soit avec une sonde de gomme, dite *sonde
œsophagienne*, mesurant environ 50 centimètres de longueur et ayant un volume un peu inférieur à celui du
petit doigt, soit avec une tige de baleine plus mince
mais de même longueur, et à l'extrémité de laquelle on
fixe solidement une petite éponge fine. A défaut de
ces instruments on fait usage, si surtout on a lieu de
supposer que le corps étranger est arrêté dans la portion
cervicale de l'œsophage, d'une sonde uréthrale en
gomme de gros calibre.

Pour pratiquer le cathétérisme de l'œsophage, le malade étant assis, la bouche largement ouverte et la tête
légèrement renversée en arrière, le chirurgien abaisse
la langue avec l'index gauche, puis de la main droite,
il porte dans le pharynx la sonde œsophagienne, tenue,
comme une plume à écrire, à 8 ou 10 centimètres de
son extrémité. Lorsque son bec est arrivé au contact de
la paroi postérieure du pharynx, il en relève légèrement
la tige et la pousse doucement de haut en bas. Si l'œsophage est libre, rien n'est plus facile que de parvenir
ainsi jusque dans l'estomac. Quelquefois cependant, en
dehors de tout obstacle, on rencontre au niveau du cartilage cricoïde, une certaine résistance due à un spasme ;
il suffit pour la surmonter d'exercer une pression légère et continue. La pénétration de l'instrument dans
les voies aériennes n'est guère à redouter ; si cependant il s'y engageait, la suffocation, qui en serait

la conséquence, avertirait immédiatement le chirurgien.

Lorsque l'œsophage contient un corps étranger, la sonde est arrêtée à son niveau; et on éprouve une sensation de résistance qu'une pression douce et continue ne surmonte pas comme lorsqu'il s'agit d'un spasme. Cette pression occasionne même une douleur assez vive. Si alors on retire l'instrument, en marquant sur la tige le point qui correspond aux incisives supérieures, on est exactement fixé sur la situation de l'obstacle. Les renseignements fournis par le malade ou les assistants ayant fait connaître sa nature, le diagnostic est complet.

Le traitement *des corps étrangers du pharynx* consiste dans leur extraction par la bouche. Ils sont le plus souvent visibles, ou tout au moins accessibles au toucher; donc il est facile de les saisir avec des pinces droites ou recourbées dirigées soit avec l'œil, soit avec le doigt, et de les amener par des tractions graduées à l'extérieur.

Les *corps étrangers de l'œsophage* peuvent être extraits avec des pinces longues et recourbées lorsqu'ils siégent à la partie supérieure du conduit; mais lorsqu'ils sont situés plus profondément, le traitement varie suivant qu'ils sont volumineux et remplissent complétement l'œsophage ou que, fixés dans ses parois par leurs angles, ils ne l'obstruent pas d'une façon absolue.

Dans le premier cas, le corps étranger ne pouvant être saisi avec des pinces, et son volume ne permettant pas d'introduire, entre lui et la paroi de l'œsophage, un instrument pour le ramener de bas en haut, sera refoulé dans l'estomac. Si, cependant, il fait extérieurement une saillie appréciable, des pressions exercées sur

lui, à travers les parties molles, peuvent le fragmenter.
On connaît l'observation célèbre de Dupuytren qui
réussit à écraser une pomme de terre arrêtée dans
la portion cervicale de l'œsophage. Mais ces cas sont
tout à fait exceptionnels, car si le corps étranger présente une certaine résistance et doit se briser en fragments anguleux et acérés, de semblables manœuvres
exposent à la blessure de l'œsophage.

Lorsqu'on a reconnu par le cathétérisme la présence
d'un corps étranger de l'œsophage et qu'on a lieu de
supposer qu'il remplit complétement sa cavité, on cherche immédiatement sans retirer l'instrument à le refouler dans l'estomac. Ces tentatives doivent être exé-
cutées sans violence pour ne pas blesser le conduit;
aussi il est préférable de remplacer la sonde œsophagienne dont le bec est dur et dont l'extrémité peut se
couder, par la tige de baleine terminée par une éponge
ou un petit tampon de linge. Les pressions s'exercent
alors par l'intermédiaire d'une surface plus large et
moins dure. On pourrait encore imiter la conduite de
Chassaignac qui fit usage de plusieurs bougies réunies
en faisceau par trois liens appliqués à leurs extrémités
et à leur partie moyenne.

Lorsque, avec l'un ou l'autre de ces instruments, on
a réussi à déplacer le corps étranger, sa propulsion
dans l'estomac s'accomplit ordinairement avec la plus
grande facilité, quelquefois même uniquement par la
contraction de l'œsophage.

Quand il est retenu dans l'œsophage, non pas à cause
de son volume, mais par ses aspérités, les tentatives
qu'on ferait pour le pousser dans l'estomac pourraient
amener la déchirure des parois du conduit. Il faut alors
l'extraire par la bouche. Dans les cas douteux, où on
n'est pas fixé sur sa nature, c'est ce qu'on essaie de faire

MATHIEU.

Fig. 53. — A. Panier de
Graafe. — B. Éponge.

d'abord ; en cas d'insuccès on
cherche à le refouler dans l'estomac.

Lorsqu'un corps étranger est
retenu dans l'œsophage par une
de ses extrémités fixée dans la
paroi, il n'en remplit pas complétement la cavité; il est donc
possible d'introduire au-dessous
de lui un instrument à l'aide duquel on peut le ramener ensuite
de bas en haut. L'instrument,
le meilleur en pareil cas, est le
panier de Graefe (fig. 53). Il consiste en une longue tige de baleine à l'extrémité de laquelle
est fixé un double crochet à
bascule. Celui-ci passe facilement, en s'inclinant du côté
opposé à l'obstacle, entre la paroi et le corps étranger, qu'il
accroche ensuite et ramène de
bas en haut lorsqu'on le retire.
Il est rare qu'une première tentative soit suivie de succès; il
faut alors recommencer sans perdre patience et souvent on finit
par réussir. Si l'extraction est
différée, l'inflammation rend le
succès plus incertain et on peut
même échouer complétement. Il
ne reste plus alors d'autre moyen
de conjurer les accidents, résultant de l'ulcération et de la

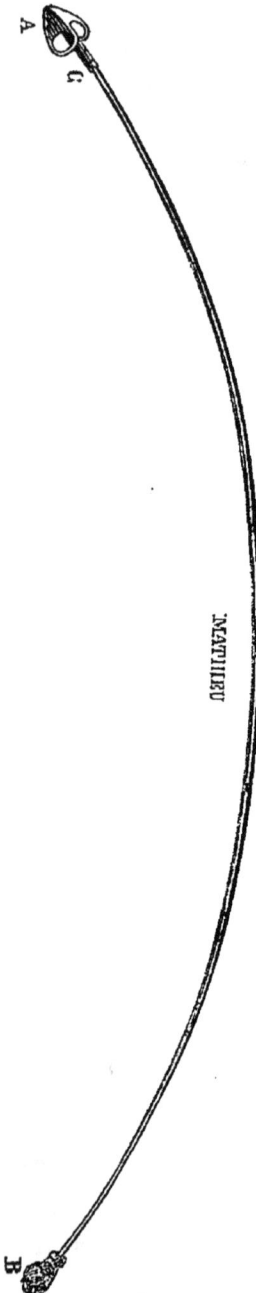

perforation de l'œsophage, que de pratiquer, si le corps étranger est situé dans la région cervicale, l'*œsophagotomie externe*, opération difficile et dont la description ne saurait rentrer dans le plan de cet ouvrage.

CHAPITRE SIXIÈME

DES AMPUTATIONS D'URGENCE

Lorsqu'une lésion traumatique rend indispensable le sacrifice d'un membre, l'opération doit être pratiquée immédiatement après l'accident. Les statistiques enseignent, en effet, que la proportion de succès est plus grande pour les amputations primitives ou immédiates que pour celles qui sont pratiquées seulement dans les jours qui suivent la blessure, c'est-à-dire pendant la fièvre traumatique. A une époque plus éloignée, les chances de guérison redeviennent, il est vrai, meilleures que pendant la période précédente, mais, par le fait de la temporisation, le blessé a couru souvent plus de dangers que s'il eût été amputé immédiatement et sans éviter les périls de l'opération à laquelle il doit néanmoins se soumettre.

Les amputations nécessitées par les grands traumatismes, présentent donc un caractère indiscutable d'urgence. La nécessité de procéder de suite à leur exécution est, en outre, d'autant plus impérieuse qu'on est déjà plus éloigné du moment de l'accident, car il faut devancer l'apparition de la fièvre traumatique. Lorsque celle-ci est survenue, on se trouve dans les conditions les plus fâcheuses et mieux vaudrait alors, si le blessé

présentait une force de résistance suffisante et que
d'ailleurs la lésion ne fût pas trop grave, attendre que
la fièvre eût cessé pour agir.

Nous ferons toutefois, à cette règle d'opérer immédiatement, une exception relative à la désarticulation
coxo-fémorale ; il résulte en effet des recherches de
Legouest que cette opération, qui, pratiquée primitivement, a toujours été suivie de mort, a donné au contraire quelques succès lorsqu'on y a eu recours après
la période inflammatoire. Mais, sauf ce cas exceptionnel,
tous les chirurgiens sont unanimes pour déclarer qu'il
ne faut pas différer l'opération.

Les seules contre-indications à l'amputation immédiate sont l'existence de lésions traumatiques multiples,
dont l'une doit entraîner fatalement la mort ou un
abaissement notable de la température. Toutes les fois
que le thermomètre, placé dans l'aisselle, ne s'élève pas
au-dessus de 36°, il ne faut pas amputer. On attend
alors quelques heures et on intervient seulement lorsque
la température a cessé d'être inférieure à 37°.

INDICATIONS.

Si le moment le plus favorable pour l'opération ne
peut être l'objet d'aucun doute, il n'en est pas de même
en ce qui concerne l'opportunité de celle-ci. Doit-on
tenter la conservation du membre, doit-on, au contraire,
le sacrifier? Telles sont les questions souvent fort difficiles que le praticien est appelé à résoudre. Dans quelques cas, il ne peut y avoir d'incertitude et la conduite
à suivre est nettement tracée, mais assez souvent on se
trouve dans le plus grand embarras, partagé entre la
crainte de laisser passer le moment propice ou de sacrifier un membre qui pourrait être conservé. C'est en

se basant sur la gravité et l'étendue des lésions ainsi
que sur l'âge, la constitution et l'état général du sujet
qu'on se décide pour l'un ou l'autre parti. Ainsi chez les
sujets jeunes et vigoureux, on tente la conservation de
membres atteints de lésions qui en rendraient le sacrifice nécessaire chez un vieillard ou un sujet affaibli.

D'une façon générale, on peut dire qu'une amputa-
tation n'est justifiée qu'autant qu'elle est le *seul moyen*
ou tout au moins le *moyen le plus sûr* de conserver
la vie du blessé. Si les chances de mort sont moindres
par le fait de la blessure que par celui de l'opération,
il est évident qu'on doit s'abstenir. Le chirurgien qui
discute l'opportunité d'une amputation doit, en effet,
tenir compte, presque exclusivement, des dangers qui
menacent l'existence sans trop se laisser influencer par
des considérations de moindre importance telles que la
nature et l'étendue des services que rendra plus tard le
membre conservé. Il faut assurer le présent avant de se
préoccuper de l'avenir. Sauf quelques exceptions un
membre, même défectueux, est préférable à un appareil
prothétique. En outre, si le traitement est convenablement dirigé, il est assez souvent possible, non pas d'é-
viter toute difformité, mais du moins de s'opposer à ce
qu'elle atteigne des proportions mettant un obstacle
absolu à l'exercice des fonctions. Aussi lorsque, par la
conservation, l'existence du blessé n'est pas plus compromise, il faut, en général, lui donner la préférence.

L'ablation complète ou presque complète d'un membre par un projectile de guerre, son arrachement par
une des machines en usage dans l'industrie ou encore
son attrition complète, avec broiement des os et des
parties molles, sont des indications indiscutables d'amputation immédiate.

Les fractures comminutives, quel que soit le nombre

des fragments, et les luxations compliquées de plaie et d'issue des os ne réclament absolument l'amputation qu'autant qu'elles sont accompagnées de lésions des vaisseaux principaux ou de délabrements considérables. Si la circulation artérielle n'est pas suspendue dans les parties situées au-dessous de la blessure, ce qu'on doit toujours rechercher, et si les parties molles ne sont le siége que de désordres limités, on doit conserver. Bien plus, quoique l'artère principale soit blessée, si on a réussi à en pratiquer la ligature, ou même à suspendre l'hémorrhagie par la compression directe unie à la compression digitale, on peut encore surseoir à l'amputation. Il arrive, en effet, que la gangrène ne se produit pas ou qu'elle est plus limitée qu'on l'aurait supposé d'abord.

Les plaies pénétrantes des articulations ne rendent une amputation immédiate nécessaire qu'autant que les extrémités articulaires ont été fracassées ou broyées comminutivement, et encore chez les sujets jeunes et adultes peut on quelquefois sauver le membre en pratiquant la résection articulaire.

Lorsque la gangrène, survenant à la suite d'un traumatisme, d'une fracture comminutive par exemple, marche si rapidement qu'elle menace de gagner le tronc, il y a indication urgente d'amputer, car l'opération est la seule chance de salut.

L'amputation peut encore être immédiatement indiquée, pour arrêter une hémorrhagie se reproduisant malgré toutes les tentatives hémostatiques, lorsque le blessé est si affaibli qu'une nouvelle perte de sang, même minime, entraînerait infailliblement la mort. Ainsi, la désarticulation du bras a été quelquefois pratiquée pour des blessures de la région axillaire, mais cette indication se présente bien rarement si on se conforme, dès l'ap-

parition d'une hémorrhagie artérielle, aux règles que
nous avons données à propos de l'hémostase.

SIÉGE.

Lorsque le praticien a reconnu l'opération indispensable, il lui reste encore à déterminer la hauteur à laquelle il la pratiquera. Les amputations présentant
d'autant plus de gravité qu'elles sont plus rapprochées
du tronc, on doit porter le couteau aussi loin que possible de la racine du membre, pourvu toutefois qu'on
dépasse les limites du mal et que la section ait lieu au-
dessus des fissures et des portions éclatées que présentent souvent les os à la suite des grands traumatismes.
Il faut, en outre, ménager les parties molles en quantité
suffisante pour recouvrir les os ; or, quoiqu'on puisse à
la rigueur utiliser, pour la confection des lambeaux,
des parties légèrement intéressées par le traumatisme, on
ne doit pas oublier que toute plaie contuse est entourée,
immédiatement après l'accident, d'une zone stupéfiée,
dans laquelle les fonctions physiologiques des éléments
anatomiques peuvent être seulement momentanément
suspendues, mais aussi quelquefois définitivement abo-
lies. Comme c'est seulement quelque temps après l'accident qu'on peut savoir quelles sont les parties dont la
vie est réellement compromise, il faut, en prévision de
la gangrène des lambeaux, sacrifier le membre sur un
point assez éloigné de la lésion. Aussi, pour ces diverses raisons, est-ce presque toujours sur le segment
de membre sus-jacent à celui qui a été atteint, ou dans
l'articulation située au-dessus, qu'on ampute, à moins
cependant que la lésion ne siége sur l'extrémité inférieure du segment blessé et qu'il y ait un grand intérêt,
au point de vue de l'application d'un appareil prothéti-

que, à conserver au moignon une plus grande longueur. Dans ce cas, si les conditions ne semblent pas trop défavorables, on peut courir la chance de la gangrène partielle des lambeaux.

C'est surtout lorsqu'on fait l'amputation à la suite de l'arrachement violent d'un membre ou de son écrasement par un corps très-pesant, ainsi qu'on en observe des exemples dans les accidents de chemin de fer, qu'on ne doit pas craindre de s'éloigner du siége de la lésion. Souvent alors les tendons et les muscles sont déchirés bien au-dessus de la plaie des téguments, et faute de porter le couteau à une hauteur suffisante, on s'expose à voir survenir la gangrène primitive des lambeaux, des phlegmons graves, etc.; la cicatrisation est par suite souvent interminable et le moignon très-défectueux.

HÉMOSTASE PRÉLIMINAIRE.

Lorsqu'on pratique une amputation, il est sinon absolument nécessaire du moins très-utile que le cours du sang soit suspendu dans le membre pendant toute la durée de l'opération. Jusque dans ces derniers temps on avait exclusivement recours à la compression digitale qu'un aide était chargé d'exercer, au pli de l'aine pour les amputations du membre inférieur, à la face interne du bras, dans l'aisselle ou même dans la région sus-claviculaire pour les amputations du membre supérieur (voir p. 11). Depuis qu'Esmarch a fait connaître son procédé hémostatique, la compression digitale tend à être abandonnée dans la pratique des amputations ou du moins réservée aux cas où l'opération est pratiquée si près du tronc qu'il ne reste pas de place pour l'application du tube de caoutchouc. Elle est, en effet, passible de quelques reproches. D'après le professeur

Verneuil, au lieu d'être limitée à l'artère, elle est presque toujours exercée simultanément sur la veine satellite et peut par suite devenir, ainsi que quelques autopsies l'ont démontré, le point de départ d'une phlébite et d'accidents mortels. En admettant même qu'elle soit sans influence sur le résultat de l'opération, elle a encore, au point de vue de la chirurgie d'urgence, le grave inconvénient de nécessiter la présence d'un aide exercé, ayant au moins quelques connaissances anatomiques, doué d'une certaine vigueur et de beaucoup de sang-froid. Il arrive donc rarement au médecin exerçant à la campagne et forcé de pratiquer une amputation à la suite d'un accident, de rencontrer dans l'entourage du blessé une personne qui réunisse ces qualités.

L'appareil d'Esmarch est à tous les points de vue supérieur. Il assure mieux l'arrêt de la circulation et permet de chasser du membre, qu'on va retrancher, tout le sang qu'il contient, de telle sorte qu'on opère sur des parties complétement exsangues. Outre la facilité plus grande qui en résulte pour l'opérateur, le malade en retire cet avantage considérable de perdre beaucoup moins de sang. Pour ce qui concerne cet appareil (fig. 54) et son mode d'application, nous renverrons à la description donnée précédemment (Voir page 16). Nous répéterons seulement que ce procédé de compression est surtout efficace à la cuisse et au bras, tandis qu'à l'avant-bras et à la jambe les artères situées entre deux os peuvent échapper à la compression. Il faut donc toujours, quel que soit le point sur lequel on opère, appliquer l'appareil au-dessus du genou ou du coude.

A défaut d'un appareil d'Esmarch, on peut se servir d'un simple garrot, mais il ne faut l'appliquer qu'après avoir exercé la compression digitale pendant quelques instants, le membre étant élevé de façon à

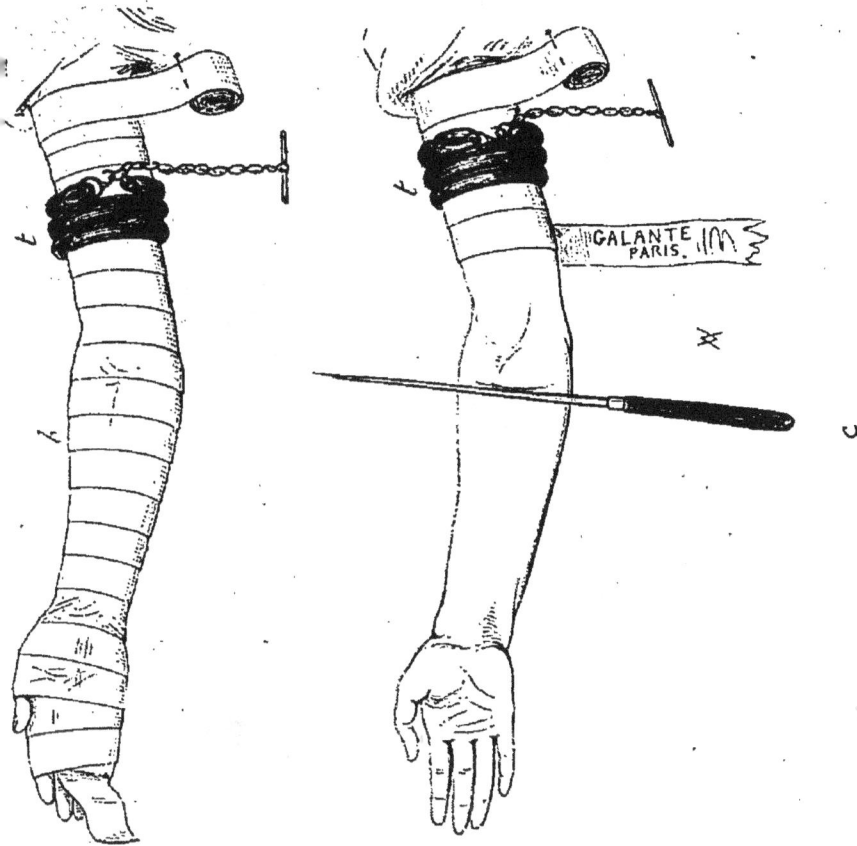

Fig. 54. — Appareil d'Esmarch appliqué. — *b*. Bande élastique. — *t*. Tube de caoutchouc.

se vider du sang qu'il contient. Comme avec l'appareil d'Esmarch, l'amputation peut alors se faire sans que le blessé perde de sang en quantité notable.

Si le lieu de l'amputation est tellement rapproché de la racine du membre qu'on ne puisse appliquer ni l'appareil d'Esmarch, ni un garrot et qu'on n'ait pas à sa disposition un aide capable de pratiquer la compression digitale, il faut procéder à l'amputation comme si on faisait l'ablation d'une tumeur, c'est-à-dire en liant les artères à mesure qu'elles sont divisées ; on réserve pour la fin de l'opération la section de la portion du membre dans laquelle se trouve l'artère principale et on ne la divise qu'après avoir scié l'os en plaçant au-dessous de lui pendant sa section une petite planchette pour protéger les chairs.

On peut encore commencer par mettre à découvert et lier l'artère principale au-dessus du lieu où l'on doit opérer, puis, ainsi assuré contre l'hémorrhagie principale, pratiquer l'amputation.

INSTRUMENTS ET AIDES.

Les instruments nécessaires pour pratiquer une amputation sont : un couteau droit, d'une longueur proportionnée au volume du membre et égale environ au double de son diamètre ; un bistouri droit ou légèrement convexe et à manche fixe destiné à disséquer la peau si l'on doit faire une manchette et à diviser les muscles interosseux quand il entre deux os dans le segment de membre sur lequel on opère ; une scie avec une lame de rechange dans le cas où la première se briserait ; une pince coupante afin de régulariser l'extrémité de l'os s'il vient à éclater avant que sa section soit complète, enfin plusieurs pinces à ligature.

La pince la plus commode pour saisir les artères béantes à la surface d'une plaie d'amputation est la pince anglaise (fig. 55) à branches arrondies dont les mors sont terminés par des griffes. Lorsqu'on lie une artère, saisie entre les mors de cette pince, il est impossible de comprendre ceux-ci dans le nœud du fil, ainsi que cela a si souvent lieu avec les pinces ordinaires.

On prépare en outre une compresse fendue à deux ou trois chefs, suivant que le segment de membre, qu'on va retrancher, renferme un ou deux os ; des fils à liga-

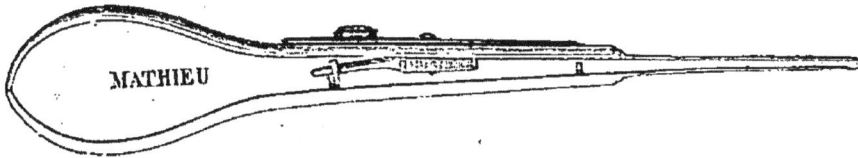

Fig. 55. — Pince à ligature.

tures ; des éponges et enfin les pièces nécessaires au pansement.

Lorsqu'on se sert, pour obtenir l'arrêt de la circulation, de l'appareil d'Esmarch ou du garrot, trois aides sont, à la rigueur, seulement nécessaires. L'un est chargé du chloroforme. Cette mission ne peut être confiée qu'à un médecin qui doit ne pas se laisser détourner du rôle qu'il a à remplir pour suivre l'opération et concentrer toute son attention dans la surveillance de la circulation et de la respiration. Un autre tient le moignon et relève les chairs ; le troisième soutient la portion de membre qui doit être retranchée. En décrivant le manuel opératoire des différentes amputations, nous indiquerons comment chacun d'eux doit remplir ce rôle. Un quatrième aide serait utile pour passer les instruments et les éponges, mais à son défaut le chirurgien place les instruments à sa portée et aussitôt l'opération terminée l'aide qui soutenait l'extrémité du membre se charge de lui passer des éponges propres, des fils à ligatures, etc.

Le malade doit être opéré couché, quel que soit le membre qu'on ampute ; le décubitus horizontal est du reste une des conditions de l'administration du chloroforme. On le place sur une table solide ou un meuble recouvert d'un matelas et on l'attire vers le bord de façon que le membre à opérer le dépasse complétement.

MÉTHODES OPÉRATOIRES.

Quelle que soit la méthode mise en pratique, il faut, dans toute amputation, ménager assez de parties molles pour recouvrir les os. On peut atteindre ce but de plusieurs manières.

Par la *méthode circulaire*, la section du membre est faite perpendiculairement à son axe, et les parties sont divisées à des hauteurs différentes, d'autant plus haut qu'elles sont plus profondes, de sorte qu'après l'opération l'os représente le sommet d'un cône creux dont la base est à la peau. Dans ce procédé les parties molles de toute la circonférence du membre concourent dans une proportion égale à recouvrir l'os, et la cicatrice se trouve à l'extrémité du moignon. La section de la peau est pratiquée au-dessous du niveau de la section osseuse, à une distance égale ou un peu supérieure à la moitié du diamètre du membre.

Par la *méthode à lambeaux*, on emprunte des parties molles inégalement sur les différents points de la circonférence du membre. Tantôt on prend deux lambeaux sur deux faces opposées, tantôt on en taille un seul d'une étendue plus considérable et au niveau de sa base on coupe circulairement et à la même hauteur toutes les parties situées en dehors de lui. Ce lambeau unique doit être pris, autant que possible, à la face antérieure ou supérieure, pour que la pesanteur l'amène à recouvrir la surface de section. Cependant on s'écarte de cette règle, lorsqu'en prenant un lambeau sur une autre face on peut pratiquer l'amputation à une distance plus grande du tronc. Dans les amputations traumatiques, on est autorisé, par suite de l'irrégularité des lésions à prendre, le lambeau sur l'une des faces latérales ou même sur la face postérieure ou inférieure.

Lorsqu'on taille deux lambeaux, on leur donne pour base la demi-circonférence du membre et pour hauteur un peu plus de la moitié du diamètre de celui-ci. Lorsque le lambeau est unique, sa base doit comprendre également la demi-circonférence du membre, mais sa longueur doit être un peu plus grande que le diamètre.

Les lambeaux peuvent être taillés de dedans en dehors, par transfixion, ou de dehors en dedans. Comme il faut une certaine habitude pour tailler d'emblée avec le couteau un lambeau régulier et de dimensions exactes, il est préférable, quand on n'est pas familiarisé avec la pratique des amputations, de tracer d'abord le lambeau en divisant les téguments avec le bistouri, après avoir pris les mesures nécessaires. On peut ensuite couper les muscles de dedans en dehors par transfixion; mais comme en agissant de la sorte, on conserve souvent trop de muscles qui débordent ensuite les téguments, il est plus sûr de couper les chairs obliquement de dehors en dedans et de bas en haut, du sommet à la base du lambeau.

Chacune de ces méthodes a ses indications spéciales que nous ferons connaître ultérieurement. Nous dirons seulement que la méthode à lambeaux se prête mieux que la méthode circulaire aux éventualités des amputations traumatiques. Elle permet souvent de faire l'ablation du membre sur un point plus éloigné du tronc. Si, en outre, au moment de scier l'os, on s'aperçoit que la lésion remonte plus haut qu'on ne l'avait supposé, rien n'est plus simple que d'en faire la sec-

24.

tion quelques centimètres au-dessus ; au contraire, avec
la méthode circulaire, il faut pratiquer une nouvelle
amputation au-dessus de la première ou en venir à tailler un lambeau pour dégager l'os.

La méthode à lambeaux est encore préférable lorsqu'on n'a pas d'aide pour exercer la compression digitale et qu'on opère trop près de la racine du membre
pour appliquer l'appareil d'Esmarch ou un garrot. On
taille le lambeau aux dépens de la face du membre opposée à celle sur laquelle se trouve l'artère principale
et on ne divise celle-ci qu'en dernier lieu après avoir
scié l'os ou désarticulé. On peut ainsi éviter toute perte
de sang considérable.

HÉMOSTASE DÉFINITIVE.

L'opération terminée, il faut pratiquer la ligature des
artères et ne procéder au pansement qu'après l'hémostase complète. Il est donc important de ne pas se hâter
et de détacher les caillots qui peuvent oblitérer les orifices des vaisseaux. Pour favoriser l'écoulement sanguin
par les artères ou les artérioles dont la ligature n'a pas
été pratiquée, on passe à plusieurs reprises à la surface de la plaie une éponge imbibée d'eau tiède.

La ligature des artères à la surface d'une plaie d'amputation se pratique de la façon suivante : on saisit avec
une pince l'extrémité tout entière de l'artère et non
pas seulement une des lèvres de son ouverture, on l'attire légèrement pour la dégager des parties voisines, et
au besoin on l'isole avec une autre pince dans l'étendue
d'un demi-centimètre. On confie alors à l'aide la pince,
après en avoir poussé le verrou, et on étreint, avec un
fil ciré, le vaisseau perpendiculairement à son axe et
assez fortement pour produire la rupture des tuniques
interne et moyenne.

Lorsque l'artère est rétractée ou entourée de tissus denses, il peut être impossible de la saisir, si surtout on n'a pas à sa disposition la pince anglaise ; on se sert alors d'un ténaculum avec lequel on soulève l'extrémité de l'artère et une partie des tissus voisins ; une ligature médiate est ensuite appliquée au-dessous de l'instrument. A défaut de ténaculum, on en improvise un avec une aiguille courbe ou une épingle fixée entre les mors d'une pince.

DU PANSEMENT.

Les plaies d'amputation présentent rarement les conditions nécessaires à la guérison par première intention. Il ne suffit pas en effet que les lambeaux soient assez grands pour être amenés aisément au contact, il faut encore qu'il y ait coaptation exacte des surfaces dans toute leur hauteur. La présence des ligatures est à elle seule un obstacle à la réunion complète. On cherche donc seulement la réunion partielle, en rapprochant les bords, dans les deux tiers ou les trois quarts de leur étendue, par la suture ou des bandelettes agglutinatives et en laissant béant à la partie déclive un passage pour les liquides sécrétés et les fils des ligatures.

Il ne rentre pas dans notre plan de décrire les nombreux modes de pansement conseillés après les amputations et de discuter leur valeur. Nous nous contenterons d'exposer une nouvelle méthode, convenant à la très-grande majorité des cas et désignée sous le nom de *pansement ouaté*. Depuis que son inventeur M. A. Guérin a fait connaître cette importante découverte, véritable révolution dans la thérapeutique des plaies, le pansement ouaté a été expérimenté par de nombreux chirurgiens. Il a permis d'obtenir des succès dans les

conditions les plus désavantageuses, là où l'insuccès
était autrefois la règle, et d'étendre, dans des limites
tout à fait imprévues, les indications de la chirurgie
conservatrice.

En dehors de la pratique des hôpitaux et notamment
à la campagne, par suite de la salubrité du milieu et
aussi de la constitution généralement meilleure des
blessés, la question du pansement offre une moindre
importance; mais dans ces conditions encore, le pansement ouaté mérite la préférence. Outre qu'il s'oppose
à l'absorption par la surface de la plaie des miasmes
contenus dans l'atmosphère, il réunit en effet plusieurs
autres qualités d'une importance majeure. Son effica-
cité doit être attribuée à la réunion des conditions
suivantes: soustraction de la plaie à l'action incessante
de l'air et aux dangers de l'absorption des principes
délétères du milieu ; compression régulière, étendue,
continue, modifiant l'afflux du sang et prévenant les
congestions vers la plaie ; température constante et im-
mobilisation rigoureuse de la partie blessée ; enfin, par
la rapidité avec laquelle la plaie s'organise, les causes
d'infection, dues à la gangrène moléculaire, sont écartées.

Le pansement ouaté n'exige que des objets qu'on peut
se procurer promptement et en tous lieux. Ce sont
huit ou dix bandes de toile solide, mesurant chacune
6 mètres, et un ou deux kilogrammes d'ouate blanche
en feuille et vierge de toute souillure. Si elle est gommée
sur une de ses faces, on enlève la couche de gomme.

L'hémostase étant complète, les fils à ligature sont
ramenés dans l'angle inférieur de la plaie qu'on lave
avec un liquide antiseptique, une solution d'acide phé-
nique au centième ou simplement un mélange à partie
égale d'eau et d'eau-de-vie camphrée.

On distingue deux temps, l'application de l'ouate et l'application des bandes.

L'ouate doit être appliquée très-régulièrement sous forme de petites plaques et non sous forme de boulettes. Elles sont déposées par couches successives et également sur tous les points, de façon à ne pas former en se tassant des amas durs qui provoqueraient des douleurs sinon des accidents plus sérieux.

Voici comment A. Guérin conseille de procéder : la manchette du moignon est confiée à un aide qui la maintient tendue en la prenant entre le pouce et l'index à chaque extrémité de son diamètre horizontal ; un second aide embrasse entre ses deux mains le membre comme pour rapprocher les lambeaux ; alors le chirurgien dispose sur le fond de la manchette de petites couches successives d'ouate qui adhèrent intimement aux tissus humides avec lesquels elles se trouvent en contact. Aucun point n'est laissé exposé, et on comble ainsi peu à peu la cavité de la manchette.

Lorsque la plaie a été partiellement réunie, on remplit seulement le vide existant inférieurement entre ses bords.

On recouvre ensuite de lames d'ouate la surface du moignon et les parties voisines bien au-dessus de la plaie. Pour les amputations de la main ou de l'avant-bras, du pied ou de la jambe, le pansement est appliqué jusqu'à l'aisselle ou jusqu'à l'aine ; pour les amputations du bras on comprend dans l'appareil le cou et la partie supérieure de la poitrine, pour les amputations de la cuisse tout le bassin. Les lames d'ouate de plus en plus larges sont également réparties à l'extrémité du moignon et sur toutes les faces du membre.

La superposition d'un grand nombre de couches d'ouate est une condition aussi importante du panse-

ment que son prolongement à une grande distance de
la plaie. Comme on l'a dit, il faut mettre *trop d'ouate*
pour qu'il y en ait assez. On considère que le pansement
présente une épaisseur suffisante lorsqu'elle atteint
10 ou 12 centimètres, ou que le membre enveloppé a
acquis le triple de son volume ordinaire. D'après Hervey,
interne d'A. Guérin, il faut qu'en exerçant une compression énergique avec les mains appliquées à plat sur
le membre, dans les points qui sont le siége de la
plaie, le patient ne trahisse ni douleur ni même aucune
sensation pénible.

Les couches d'ouate, successivement appliquées, sont
ensuite assujetties par des tours de bande. Les bandes
doivent être solides, car la constriction doit être énergique, surtout pour les derniers tours. Par suite de
l'élasticité de l'ouate, la constriction n'est presque
jamais assez forte pour arrêter la circulation ou déterminer des douleurs.

Pour empêcher l'ouate de glisser sur le membre et de
former une masse irrégulière au bout du moignon, le
chirurgien fixe l'extrémité de celui-ci contre sa poitrine,
et, dans cette situation, avec quelques circulaires de
bande, donne la forme à l'appareil. Il se place ensuite
en dehors du membre pour continuer l'application du
bandage, lequel recouvre toute l'ouate, se prolonge
dans l'étendue nécessaire et se compose de plusieurs
tours de bande imbriqués et serrés de plus en plus.
Le coton doit être si étroitement appliqué sur la peau,
que l'introduction de l'air sous l'ouate soit absolument
impossible au point où finit le bandage. Le pansement
terminé doit présenter une assez grande résistance pour
qu'on puisse le presser sans le déprimer.

Le malade porté dans son lit, le moignon est couché
sur une simple alèze et protégé par un cerceau contre

le poids des couvertures. L'opéré n'éprouve généralement aucune douleur, ou seulement une légère cuisson
résultant du lavage de la plaie avec l'eau phéniquée ou
alcoolisée et qui disparaît au bout de quelques heures.
La fièvre traumatique, qui survient le deuxième ou le
troisième jour, est ordinairement modérée ; le sommeil
et l'appétit sont conservés et le patient accuse un bien-
être qu'on observe bien rarement à la suite des amputations pansées suivant les procédés anciens. Lorsque
l'amputation a porté sur le membre supérieur, le malade, dès la fin du premier septénaire, est ordinairement
en état de se lever ou d'être transporté au dehors si la
saison le permet.

Le pansement ouaté doit être renouvelé, à moins
d'indications spéciales, du quinzième au vingtième jour,
quelquefois même plus tard. Mais il importe de surveiller chaque jour l'appareil et de noter la température du
blessé.

Par suite du tassement de l'ouate, le pansement peut
se relâcher, il faut donc souvent vérifier la compression
et, si elle est diminuée, la rétablir par l'application de
nouveaux tours de bande.

Si on aperçoit à la surface du pansement des taches
formées par de la sérosité ou du pus ayant traversé
l'ouate et les bandes, on lave ces souillures avec un
pinceau imbibé d'une solution phéniquée au 1/10° et
on les recouvre de nouvelles couches d'ouate maintenues
par de nouveaux tours de bande.

Pour pallier la mauvaise odeur que répand l'appareil
à la suite d'une application prolongée, on saupoudre
sa surface extérieure avec du camphre en poudre ou
avec de l'amidon phéniqué au centième.

Il importe infiniment, après l'application du pansement ouaté, de prendre, matin et soir, la température du

blessé; c'est seulement ainsi qu'on peut prévoir et reconnaître les complications et savoir si le pansement doit être renouvelé. Les complications ne sont pas, en effet, purement locales; elles s'accompagnent, et même le plus souvent sont précédées d'un mouvement fébrile. Les modifications survenues dans la température, recueillie matin et soir, permettent donc, aussi bien que la surveillance directe de la plaie qui fait défaut, d'établir le diagnostic de ces complications.

On se sert d'un petit thermomètre à mercure indiquant les dixièmes de degré. Il est très-portatif, et, renfermé dans un étui, peut trouver place dans la trousse du praticien (fig. 56).

Pour prendre la température, le thermomètre est appliqué dans l'aisselle, le bras rapproché du tronc, et on

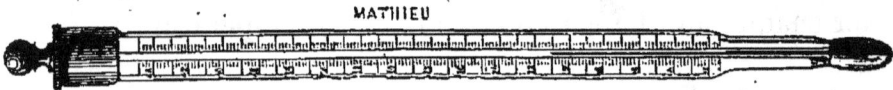

Fig. 56. — Thermomètre médical.

attend pour la noter que l'ascension de la colonne thermométrique ait cessé depuis quelques instants.

A l'état normal, la température axillaire varie suivant les individus entre 36° et 38°. Comme, en général, on n'a pas fait de mensuration pendant l'état de santé, c'est-à-dire avant l'accident, on considère comme normale, la température qui ne dépasse 38°.

Pendant les premiers jours qui suivent l'opération, on constate une légère augmentation, mais si la réaction est modérée et qu'ensuite la température retombe au degré normal, on peut affirmer que tout va bien.

La période de réaction, une fois passée, si le thermomètre monte brusquement, se maintient à un point élevé ou encore dépasse, tous les soirs, le niveau du ma-

tin de plus d'un degré on doit redouter quelque anomalie dans le travail réparateur et enlever le pansement
pour faire l'inspection directe de la plaie. Quelquefois
cependant le renouvellement du pansement n'est pas
nécessaire ; l'élévation de la température peut être due,
en effet, à ce que les liquides contenus dans l'appareil
reçoivent l'influence directe de l'air extérieur. Lorsque, avec l'élévation de la température, on constate
que l'appareil est souillé par du pus, on peut donc se
borner à faire un lavage au niveau des taches avec l'eau
phéniquée et à appliquer de nouvelles couches de ouate ;
mais si, le lendemain, il n'y a pas d'abaissement de la
température il faut renouveler le pansement. En résumé,
tant que le malade ne souffre pas, que le thermomètre
n'accuse aucune élévation et que le pansement reste bien
fait, on peut le laisser en place.

Lorsqu'on le renouvelle, après avoir enlevé les bandes,
on déchire l'ouate couche par couche, avec précaution
sur la ligne médiane, jusqu'à ce qu'on soit arrivé sur
la plaie. Si celle-ci n'est le siége d'aucune complication
on trouve seulement à sa surface une petite quantité de
pus quelquefois brunâtre, épais et répandant une odeur
rance très-prononcée. Elle est granuleuse dans toute
son étendue aussi bien sur les os que sur les parties
molles et ses bords ne présentent aucun gonflement
inflammatoire. Si elle offre encore une certaine étendue,
on applique de nouveau le pansement ouaté, en se con-
formant aux règles indiquées, si, au contraire, elle est
réduite à de petites dimensions, on la recouvre d'un
pansement par occlusion pratiqué avec le diachylon ou
la baudruche gommée.

Aucun pansement n'est d'un emploi plus général,
plus simple et on peut ajouter plus utile que le pansement ouaté. Il mérite d'occuper le premier rang dans

25

la thérapeutique des plaies et quoiqu'il demande une surveillance incessante, il est appelé à rendre de réels services aux médecins exerçant à la campagne et souvent séparés par une grande distance de leurs opérés. Une personne intelligente de l'entourage du malade peut très-bien, sur les indications du médecin, surveiller le pansement et la température. Le pansement ouaté est peut-être plus utile encore, lorsqu'on tente de conserver un membre atteint de lésions traumatiques graves.

RÉGIME.

Les opérés ne sont plus soumis aujourd'hui à cette diète sévère contre laquelle se sont élevés avec raison Malgaigne et surtout Philippe Boyer.

En l'absence de complications, ils n'éprouvent guère de dégoût pour les aliments que pendant la fièvre traumatique.

L'alimentation doit être proportionnée à l'appétit aussi bien qu'à l'état général ; c'est ainsi qu'elle doit être plus large chez les sujets affaiblis, les enfants et les vieillards. Elle consiste en bouillons, potages, lait, œufs, et aussitôt après la fièvre traumatique en viandes grillées et rôties. Le vin additionné d'eau doit être préféré à toutes les tisanes ; la dose en sera plus considérable, au point même d'être portée à un litre par jour, chez les sujets adonnés à l'alcool ou très-épuisés.

La propreté la plus rigoureuse et l'aération répétée plusieurs fois par jour, en toute saison, de la chambre dans laquelle se trouve l'opéré, sont aussi des conditions de succès, qu'on ne doit pas négliger.

AMPUTATIONS DU MEMBRE SUPÉRIEUR.

Les lésions traumatiques de la main ne réclament presque jamais l'amputation. Généralement, elles sont moins graves qu'elles le paraissent au moment de l'accident, et si on confie à la nature le soin de la guérison, on réussit presque toujours à conserver des parties qu'on aurait sacrifiées en opérant immédiatement. Denonvilliers, Verneuil, et du reste la plupart des chirurgiens de Paris, vont jusqu'à proscrire, d'une manière absolue, toute régularisation de la plaie et toute extraction ou résection primitives des fragments osseux. La ligature des vaisseaux qui fournissent du sang est seule nécessaire.

Quand les délabrements ne sont pas trop étendus, on applique un *pansement ouaté*, ou dans les cas graves d'écrasement des doigts un *pansement par occlusion*. Ce dernier, recommandé par Chassaignac, consiste à recouvrir la partie blessée, en ayant soin d'en dépasser notablement les limites, d'une sorte de cuirasse formée de bandelettes de sparadrap croisées et se recouvrant par imbrication.

Si les désordres sont considérables, on a recours à l'*irrigation continue*, qui rend alors les plus grands services, à moins qu'on ait lieu de craindre, par suite des anfractuosités de la plaie, que le liquide ne déterge pas suffisamment toute la surface contuse et toutes les parties mortifiées, dans lequel cas on emploie le *bain permanent*.

Pour cela, on place la main, l'avant-bras et le coude dans un vase assez long pour que l'avant-bras y repose horizontalement et on le remplit d'eau dégourdie ou tiède, suivant la saison, additionnée d'un vingtième de liqueur de Labarraque ou de tout autre liquide désinfectant.

Le bain, dont on peut entretenir la température, en y ajoutant de temps en temps de petites quantités d'eau

chaude, additionnée également et dans les mêmes proportions de liquide antiseptique, est renouvelé deux fois
dans les vingt-quatre heures. Le blessé est maintenu
demi-assis dans son lit, le tronc soutenu par des oreillers, le bras écarté du tronc, en ayant soin que la face
interne de celui-ci ne presse pas sur le bord du vase,
ce qui gênerait la circulation veineuse.

M. Verneuil, qui a souvent employé ce moyen dans
des lésions extrêmement graves de la main, du poignet,
de l'avant-bras et du coude, en a obtenu d'excellents
effets. Plusieurs de ses malades sont restés douze ou
quinze jours en permanence dans le bain; l'un d'eux y
a même séjourné pendant vingt-huit jours et a parfaitement guéri, en conservant de sa main broyée des débris
fort utiles.

C'est seulement quand les eschares sont tombées et
les os nécrosés à moitié séparés, qu'on doit procéder
à la régularisation de la plaie. A l'aide de pansements
faits avec soin, on dirige alors la cicatrisation, de façon à utiliser les débris. Parfois, on peut être obligé
de faire l'amputation de quelque doigt difforme ou
privé de tendons ou de squelette, mais ces opérations
tardives sont peu dangereuses.

Les résultats avantageux fournis par les moyens précédents sont, comme on le voit, de nature à engager le
praticien à ne pas trop se hâter d'amputer pour les
lésions traumatiques de la main. Cette suprême ressource doit être réservée pour les cas dans lesquels
celle-ci est broyée en totalité, les os du carpe et du mé-
tacarpe écrasés et les parties molles désorganisées, au
point que leur mortification peut être considérée comme
certaine. On doit faire alors immédiatement l'amputation, mais si, au moment même de l'accident, on n'a
pas pris cette détermination, on se conformera au pré-

cepte qui veut qu'on rejette les amputations pendant
la période inflammatoire, et qu'on les ajourne à l'époque où la fièvre et la réaction ont cessé.

Dans ces cas extrêmes, le chirurgien se décide,
suivant la hauteur à laquelle remontent les lésions,
pour la désarticulation du poignet ou l'amputation de
l'avant-bras.

DÉSARTICULATION DU POIGNET.

Un aide maintenant l'avant-bras en demi-pronation,
et attirant à lui les téguments, le chirurgien fait, en
suivant le pli cutané qui limite inférieurement le poignet et le sépare des éminences thénar et hypothénar,
une incision circulaire comprenant les téguments, qu'il
dissèque ensuite jusqu'au niveau des apophyses styloïdes. Il les retrousse et, au ras de la manchette, divise les tendons par une seconde incision circulaire. La
main étant alors amenée dans la flexion forcée, il pénètre dans l'articulation par sa face postérieure, divise
les ligaments latéraux et termine par la section des ligaments antérieurs.

Ce procédé est le meilleur; aussi, est-ce seulement
lorsque les téguments sont désorganisés sur l'une des
faces du membre qu'on a recours à la méthode à lambeau unique. Celui-ci, qu'on prend de préférence sur
la face palmaire, peut être emprunté à la face dorsale.
Il doit commencer au niveau des apophyses styloïdes et
son sommet arrondi descendre à deux centimètres plus
que le sillon cutané qu'on suit dans la méthode circulaire. Lorsqu'on l'a disséqué et relevé, on incise circulairement les téguments de la face opposée, ainsi que
les tendons, et on achève l'opération comme dans le
procédé précédent.

AMPUTATION DE L'AVANT-BRAS.

On peut amputer l'avant-bras dans toute sa hauteur. Cette opération, pratiquée par la *méthode circulaire*, qui doit être préférée, comprend quatre temps, la section de la peau, la dissection de la manchette, la section des muscles et enfin celle des os.

Un aide maintient immobile le bras dépassant complétement le bord du lit et relève les chairs ; un autre soutient la partie à retrancher. Le chirurgien se place en dedans ou en dehors de telle sorte que sa main gauche soit plus rapprochée du tronc, ce qui lui permet de relever plus facilement les téguments dans la dissection de la manchette.

La section de la peau est faite perpendiculairement à sa surface et comprend d'emblée toute son épaisseur jusqu'à l'aponévrose. En deux coups de couteau, elle doit être complète.

Le chirurgien, saisissant la lèvre supérieure de l'incision, dissèque la peau, en rasant l'aponévrose, dans une hauteur plus grande de un à deux centimètres que la moitié du diamètre antéro-postérieur du membre. A la partie supérieure de l'avant-bras, la manchette doit avoir un peu plus de longueur à cause de la présence des masses musculaires. La peau isolée dans une étendue suffisante est retroussée et attirée en haut par l'aide qui soutient le moignon.

Dans l'amputation à la partie moyenne, là où les muscles sont en grande partie remplacés par des tendons, il est souvent impossible de retrousser la manchette à cause de l'augmentation brusque de volume du membre ; l'anneau, représenté par les téguments divisés circulairement, est trop étroit pour embrasser un seg-

ment plus gros du membre. On a conseillé de pratiquer
alors latéralement deux incisions verticales ; mais comme
les extrémités du radius et du cubitus correspondent au
sommet de chacune de ces incisions et sont ainsi à
découvert, il est préférable de faire une seule incision
médiane d'une hauteur égale à celle de la manchette.
Lorsque les lèvres de cette incision sont isolées de l'aponévrose, il devient facile de disséquer complétement la
peau et de la retrousser.

Les muscles sont coupés circulairement au ras de la
manchette. Leur section est rarement complète d'emblée, car la couche profonde, logée dans la gouttière
interosseuse, échappe souvent à l'instrument. On introduit alors celui-ci horizontalement, en rasant les os,
puis avec son tranchant directement tourné en avant on
divise ces muscles au même niveau que ceux de la couche superficielle. A la partie inférieure de l'avant-bras,
l'espace interosseux est moins profond, mais les tendons,
dépourvus de fibres musculaires, roulent sous le couteau ; pour les tendre, l'aide portera alternativement
la main dans l'extension et la flexion forcées.

Le chirurgien, abandonnant le couteau pour le bistouri, pénètre dans l'espace interosseux, divise le ligament et les fibres musculaires qui lui adhèrent encore,
puis, retournant le tranchant en haut, détache, en rasant successivement le radius et le cubitus, les muscles
dans l'étendue d'un centimètre. Il agit de même sur les
autres faces des os, enfin, les muscles étant fortement
relevés, il incise circulairement le périoste aussi haut
que possible.

Le chef moyen de la compresse fendue qu'on a préparée à l'avance, est introduit avec une pince dans l'espace
interosseux. Le plein de la compresse, placé à la partie
postérieure, est attiré en haut et les trois chefs sont ra-

menés en avant et en haut et croisés de façon à recouvrir complétement la surface de section. L'aide, embrassant le membre par-dessus la compresse, attire celle-ci fortement à lui pendant que le chirurgien scie les os.

Pour que les os du moignon présentent une longueur égale, il faut, pendant leur section, placer l'avant-bras dans une attitude intermédiaire à la pronation et à la supination. On porte d'abord la scie sur le radius, et, quand elle y a marqué sa voie, elle attaque le cubitus puis simultanément les deux os, inclinée de telle sorte que la section du radius soit terminée la première. Le cubitus, plus solidement réuni à l'humérus, est divisé le dernier.

Pendant le pansement, le moignon est tenu en position moyenne, entre la pronation et la supination, et cette attitude doit être conservée jusqu'à la cicatrisation complète. Pour s'opposer à une soudure des extrémités osseuses, ce qui entraînerait la perte des mouvements de pronation et de supination du moignon, il faut ne pas trop rapprocher les os et même les maintenir écartés en plaçant sur les faces antérieure et postérieure une compresse graduée. Cette précaution est seulement utile lorsque l'amputation a été pratiquée au-dessous de l'insertion du rond pronateur.

La *méthode à deux lambeaux* n'offre pas d'avantages sur la méthode circulaire. Elle ne permet pas de conserver au membre une plus grande longueur et expose les extrémités osseuses à rester découvertes à l'angle de réunion des lambeaux.

La *méthode à lambeau unique*, tout en présentant ce dernier inconvénient, permet d'amputer plus bas que la méthode circulaire, lorsque les lésions remontent à des hauteurs inégales sur les différentes faces du membre. Dans ce cas spécial, elle est donc indiquée.

Le lambeau unique ne peut être emprunté qu'à la face antérieure du membre. Sur les autres faces, il ne présente pas une épaisseur et une vitalité suffisantes.

Ce lambeau, qui se termine par une extrémité arrondie, mesure à sa base la demi-circonférence du membre et a une hauteur plus grande de deux centimètres que son diamètre antéro-postérieur.

Les aides étant disposés comme il a été dit précédemment, le chirurgien saisit avec la main gauche le membre à sa partie postérieure, en marquant avec le pouce et l'index les deux extrémités du diamètre transverse correspondant à la base du lambeau, puis, avec un bistouri convexe, fait l'incision de la peau, de façon à en tracer les limites. Cette manière de faire est moins brillante mais plus sûre que celle qui consiste à agir par transfixion. On divise ensuite les muscles en conduisant le couteau obliquement de bas en haut et d'avant en arrière. Le lambeau relevé par l'aide, on incise circulairement, au niveau de sa base, les parties molles de la région postérieure. Puis on divise les parties molles de l'espace interosseux, on passe la compresse à trois chefs et on scie les os comme dans le procédé circulaire.

Les artères liées, le lambeau antérieur est réuni par quelques points de suture, avec les téguments de la face postérieure en laissant la partie inférieure de la plaie béante, pour livrer passage aux liquides et aux fils des ligatures.

AMPUTATION DU BRAS.

Le bras peut être amputé depuis trois travers de doigt au-dessus du coude jusqu'au niveau du col chirurgical.

La méthode circulaire donne ici de si brillants résultats qu'on ne pratique guère l'amputation à lambeau, sauf lorsqu'elle permet d'opérer sur un point plus éloigné du tronc quand les lésions traumatiques remontent inégalement sur les différentes faces du membre. Nous verrons cependant plus loin qu'elle peut trouver son indication dans d'autres circonstances.

Méthode circulaire. — L'amputation du bras comprend trois temps : section de la peau, des muscles et de l'os. Généralement on ne dissèque pas de manchette. Lorsque le membre est volumineux et que les téguments sont exactement appliqués sur les muscles cette dissection est nécessaire ; mais la division avec la pointe du couteau des liens celluleux qui unissent la couche sous-cutanée à l'aponévrose est ordinairement suffisante pour produire une rétraction convenable de la peau. Il n'est donc pas nécessaire de retrousser une manchette, comme dans l'amputation de l'avant-bras.

Lorsqu'on ampute au niveau du col chirurgical, comme on divise à leur insertion à la coulisse bicipitale les muscles grand dorsal, grand pectoral et grand rond dont la rétraction est très-considérable, on ménage les téguments dans une étendue plus grande que sur tout autre point du membre.

Le bras étant tendu hors du lit, qu'il dépasse complétement, et écarté à angle droit du tronc, un aide l'embrasse entre ses deux mains et attire les téguments vers l'aisselle, tandis qu'un autre aide en soutient l'extrémité libre. Le chirurgien, placé en dehors, commence la section de la peau sur la face antérieure et la continue sur les faces interne et postérieure en ramenant l'instrument à lui ; puis une seconde incision réunit les deux extrémités de la première et complète ainsi la section des téguments qui doivent être divisés d'emblée dans toute leur épaisseur.

L'aide qui embrasse la partie supérieure du membre

attire à lui les téguments pour écarter les lèvres de l'incision de deux travers de doigt. Si l'écartement est moindre, avec la pointe du couteau, on isole la couche sous-cutanée de l'aponévrose. Au niveau de la peau rétractée, le chirurgien divise circulairement les muscles.

Tous les muscles du bras sont adhérents à l'humérus, à l'exception du biceps, il en résulte qu'après la section circulaire ce dernier remonte plus haut que les autres. En raison de cette rétraction inégale, la surface de section forme un côné allongé, à la base duquel on pratique une nouvelle incision circulaire allant jusqu'à l'os. Quoiqu'on ait divisé sur des points de plus en plus élevés, la peau, les muscles superficiels et les muscles profonds, pour être bien sûr que les parties molles présenteront une étendue suffisante pour arriver au contact sans tiraillement, il est toujours bon de détacher en outre, dans une étendue de un à deux centimètres, les fibres musculaires qui s'insèrent à l'os. On contourne alors celui-ci presque parallèlement à son axe avec la pointe du couteau.

Dans ce temps de l'opération, il faut se rappeler que le nerf radial logé à la partie postérieure et externe de l'humérus, dans une gouttière à bords quelquefois très-saillants, peut échapper à l'action de l'instrument. On doit donc, avant de passer à la section de l'os, s'assurer qu'il a été divisé.

A l'aide de la compresse fendue dont le plein est placé à la partie postérieure et les deux chefs ramenés de chaque côté de l'humérus et croisés en avant, l'aide attire les chairs énergiquement en haut. Avec le bistouri, le chirurgien divise le périoste immédiatement au-dessous de la compresse, puis procède à la section de l'humérus. La scie doit être conduite à grands traits de haut en bas. Il est important que l'aide maintienne parfaitement immobile l'extrémité du membre sans la relever ni l'abaisser. Dans le premier cas, il pince la lame de la scie qui peut se briser, dans le second, l'os éclate avant que sa section soit complète.

L'amputation terminée, on lie les artères en commençant par l'humérale située à la partie interne du moignon, puis on réunit les bords latéraux de la plaie en laissant seulement sa partie inférieure béante.

Méthode à un seul lambeau. — Elle est indiquée lorsque les lésions traumatiques remontent à des hauteurs inégales sur les différentes faces du membre, car elle permet d'amputer sur un point plus éloigné du tronc. Quoique le lambeau doive être de préférence emprunté à la région antérieure, on peut néanmoins, en cas de nécessité, le prendre sur les régions latérales et même à la région postérieure. Toutefois il faut faire en sorte de n'y pas comprendre l'artère humérale. Sa base doit mesurer la demi-circonférence du membre et sa hauteur en dépasser le diamètre de deux centimètres. Il se termine par un sommet arrondi.

On incise d'abord la peau avec le bistouri pour marquer les limites du lambeau, puis on coupe les muscles en faisant suivre de bas en haut à la lame du couteau les incisions cutanées. Sur la face opposée du membre les chairs sont divisées circulairement au niveau de la base du lambeau.

Méthode à deux lambeaux. — Elle ne permet pas de s'éloigner davantage du tronc que la méthode circulaire et n'offre sous ce rapport aucun avantage. Mais avec les modifications que lui a fait subir M. Verneuil elle est appelée à rendre de réels services dans la pratique, lorsque l'amputation doit être faite si haut que l'application de l'appareil d'Esmarch ou du garrot est impossible et qu'en outre, ce qui a lieu le plus souvent à la campagne, on ne dispose pas d'un aide habile qu'on puisse charger de la compression digitale de l'artère axillaire ou de la sous-clavière. Dans le procédé du professeur de Paris, dont nous empruntons la description à la thèse d'un de ses élèves (1), l'hémostase préliminaire devient en effet inutile.

On trace avec le bistouri le lambeau externe sur la peau que l'on fait rétracter; puis, on porte l'instrument à plein tranchant de bas en haut dans la masse musculaire et on dissèque ainsi le lambeau que l'on sépare de l'os, jusqu'au point où on veut faire la section de ce dernier.

On trace ensuite sur la peau un second lambeau, dit interne, jusqu'à la rencontre du premier. On dissèque légèrement la peau qu'un aide rétracte en haut de façon à découvrir le biceps. On coupe ce muscle avec quelque précaution, on en relève le chef supérieur et on tombe sur le paquet vasculo-nerveux qui se trouve découvert sur une grande longueur.

On cherche l'artère avec les doigts, on la dénude et on la lie, ainsi que les veines qui l'accompagnent, en ayant soin que les ligatures portent aussi haut que possible.

On coupe alors à petits coups une partie du triceps contenu dans le lambeau interne, et lorsqu'on rencontre l'humérale profonde accompagnée du nerf radial, on la soulève avec une aiguille de Deschamps et on la lie. Ainsi assuré contre tout écoulement sanguin, on termine ensuite l'opération, comme dans le procédé ordinaire.

Lorsqu'on se trouve dans la nécessité de pratiquer l'amputation à un seul lambeau, on peut agir de la

_____

(1) Pillet, *De la suppression de la compression digitale préliminaire dans l'amputation des membres.* Thèse. Paris, 1871.

même manière pour découvrir l'artère humérale et la lier avant de la diviser. Ce procédé est très-facile et n'amène qu'une perte de sang insignifiante.

DÉSARTICULATION DE L'ÉPAULE.

Procédé de Verneuil (1).

Ce procédé n'est autre que celui de Larrey perfectionné. Il offre sur ce dernier le très-grand avantage de supprimer l'aide habile et difficile à rencontrer, qui doit comprimer l'artère axillaire. Grâce à des modifications d'une exécution facile, cette opération est ainsi rendue accessible aux praticiens isolés.

Le malade est couché, à hauteur convenable, sur un lit ou une table que l'épaule déborde en entier.

Un fort bistouri à manche fixe, ou un petit couteau à lame robuste, longue de 12 à 15 centimètres, est seulement nécessaire.

On pratique une incision qui, partant du bord externe de l'acromion, descend verticalement au-dessous du col de l'humérus et divise les fibres du deltoïde jusqu'à l'os. De cette incision, à trois centimètres au-dessous de l'acromion, en part une seconde qui d'abord gagne obliquement le bord antérieur de l'aisselle, puis croise la face interne du bras perpendiculairement à son axe, au niveau des poils axillaires, pour remonter enfin en haut et en arrière jusqu'à son point de départ. Le couteau marche de la sorte pour le bras droit; il suivrait pour le bras gauche un trajet inverse.

Pour pratiquer les incisions obliques antérieure et

(1) Chambaud. *De la désarticulation scapulo-humérale.* Thèse, Paris, 1870, n° 62.

postérieure, le membre est appliqué contre le tronc ;
on l'en écarte un peu pour l'incision circulaire.

En avant et en arrière, dans ses portions obliques,
l'incision intéresse la peau, le tissu cellulaire sous-
cutané et même les fibres les plus superficielles du deltoïde. Au niveau de la face interne du bras, dans la région des vaisseaux et des nerfs, le tégument seul doit
être divisé. Il faut donc en ce dernier point conduire
l'instrument avec précaution (fig. 57).

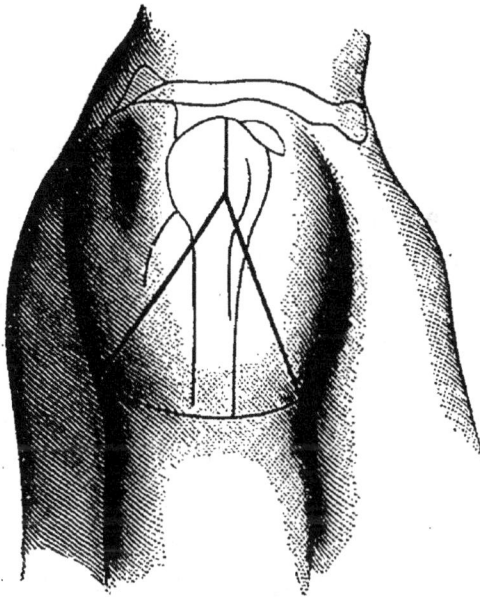

Fig. 57. — Désarticulation de l'épaule.

Un aide saisit à pleines mains les portions molles du
moignon de l'épaule, les rétracte en haut et fait entre-
ouvrir l'incision cutanée. Le chirurgien, portant le couteau au niveau de la peau rétractée, divise la moitié
antérieure du deltoïde, perpendiculairement et d'un seul
coup si le sujet est maigre, successivement et en bi-
seau s'il est très-musclé, afin d'éviter la conservation de

masses musculaires trop volumineuses qui déborde-
raient la peau. L'artère acromio-thoracique divisée est
liée ou comprimée par le doigt d'un aide.

Le tendon du grand pectoral, les deux chefs du biceps sont ensuite divisés et le coraco-brachial, ainsi découvert, incisé avec précaution et à petits coups. La
section complète de ce muscle met à nu le faisceau vasculo-nerveux; souvent la veine axillaire distendue par
le sang se présente à la vue.

Abandonnant le couteau, le chirurgien glisse son
doigt entre le faisceau vasculo-nerveux et la face postérieure du segment supérieur du coraco-brachial, dé-
colle ce dernier, le refoule en haut et découvre le
plexus brachial jusqu'au V du nerf médian. Là, il reconnaît l'artère à ses battements, l'isole avec la sonde
cannelée, passe au-dessous d'elle une aiguille de Deschamps et en fait la ligature le plus haut possible.

Il reprend alors le couteau et achève, jusqu'à l'os,
l'incision oblique postérieure. Il attaque ensuite l'articulation par sa partie supérieure et divise la capsule,
en rapprochant le bras du tronc pour faire saillir
la tête de l'humérus. Dirigeant successivement le bistouri en bas et en avant, puis en bas et en arrière, il
sectionne les parties latérales de la capsule et les tendons des muscles de l'omoplate qui s'insèrent sur les
tubérosités de la tête de l'os. Pour rendre plus facile ce
temps de l'opération, il faut tendre les muscles ainsi
que la partie correspondante de la capsule, en portant
alternativement le bras dans la rotation en dehors et
en dedans.

Pour terminer, il ne reste plus alors qu'à engager l'instrument en arrière de l'humérus et à lui faire suivre les
incisions cutanées. On achève ainsi la section des parties
molles de la face interne du bras.

Les bords de l'incision verticale descendant de l'acromion peuvent être réunis par quelques points de suture, mais, dans tout le reste de son étendue, la plaie doit être maintenue largement béante.

Deux fois, pendant mon internat, j'ai vu, à la suite de cette opération, la cicatrisation complète être retardée pendant plusieurs semaines par l'élimination du cartilage articulaire. On éviterait cet inconvénient en faisant l'ablation du cartilage et en ruginant le fond de la cavité glénoïde.

AMPUTATIONS DU MEMBRE INFÉRIEUR.

Les lésions traumatiques du pied réclament plus souvent l'amputation que celles de la main. Outre qu'on n'a pas la ressource précieuse de l'irrigation continue et du bain permanent qui, ici, s'appliquent mal ou donnent des résultats moins avantageux, il faut au pied des cicatrices solides et régulières, ne rappelant en rien la conicité du moignon, sans quoi on observe une gêne considérable ou même un obstacle absolu à l'exercice fonctionnel du membre. La préoccupation de l'avenir doit tenir une large place dans la décision du chirurgien.

Le pansement ouaté convient dans les cas de gravité légère ou moyenne ; mais quand une roue de wagon, la chute d'un corps pesant, etc., ont littéralement broyé l'avant-pied, il faut amputer. L'urgence est même grande, car il ne faut pas attendre que l'inflammation ait envahi les gaines tendineuses. La régularisation de la plaie tout aussi grave que l'amputation est suivie d'une cicatrice moins régulière, qui, dans la suite, peut s'opposer à la marche.

L'amputation est pratiquée, suivant l'étendue des

lésions, dans les articulations tarso-métatarsienne, médio-tarsienne ou tibio-tarsienne.

AMPUTATION TARSO-MÉTATARSIENNE OU DE LISFRANC.

On saisit la plante du pied de la main gauche, le pouce et l'index appliqués, l'un sur la tubérosité du cinquième métatarsien, l'autre sur l'extrémité postérieure du premier métatarsien. L'articulation est située en arrière de ces saillies, qu'on reconnaît en suivant, d'avant en arrière, le premier et le cinquième métatarsiens.

On réunit ces deux points par une incision dorsale, légèrement convexe en avant et pénétrant d'emblée jusqu'aux os.

L'index et le pouce gauches laissés en place, on divise, avec la pointe du couteau, les ligaments dorsaux, sans pénétrer dans l'articulation, en commençant par le côté externe.

En arrière du cinquième et du quatrième métatarsiens, l'interligne articulaire suit la direction d'abord d'une ligne oblique aboutissant à la face interne de l'articulation du gros orteil, puis d'une seconde ligne moins oblique, se terminant sur la partie moyenne du premier métatarsien. L'articulation du troisième métatarsien est transversale, mais dépasse d'un millimètre en avant l'articulation du quatrième (fig. 58).

En suivant ces différentes directions, le couteau arrive jusqu'au second métatarsien. On attaque alors l'articulation par son côté interne. Elle est à ce niveau légèrement oblique en avant et en dehors. On y pénètre à plein tranchant.

Reste à séparer le deuxième métatarsien de la mortaise, profonde de neuf millimètres, formée par les trois os cunéiformes, dans laquelle il est engagé. On plante le couteau, la lame dirigée vers la jambe, et incliné à 45° sur les orteils, entre le premier cunéiforme et le second métatarsien ; quand il a pénétré à une profondeur de presque un centimètre, on saisit son manche à pleine main et on le relève à angle droit. Le ligament interosseux interne ainsi divisé, on sectionne le ligament dorsal par une incision transversale. On abaisse la pointe du pied pour écarter les surfaces articulaires et avec la pointe du couteau introduite entre elles on divise les ligaments interosseux et plantaires.

Le pied est ensuite ramené dans la position horizontale, et avec le couteau introduit à plat en arrière des métatarsiens, le tranchant dirigé en avant, on taille en rasant les os, un lambeau dont le sommet arrondi correspond à la rainure digito-plantaire.

AMPUTATION MÉDIO-TARSIENNE OU DE CHOPART.

On a reproché à cette opération de fournir un moignon impropre à la marche. Il arrive, en effet, quelquefois que le talon s'élevant peu à peu, par suite de la rétraction du tendon d'Achille, le poids du corps est supporté par la partie antérieure et externe du moignon, de là des déchirures de la cicatrice, la carie des os, la formation de trajets fistuleux et même la nécessité de pratiquer l'amputation de la jambe.

Ces reproches s'appliquent surtout aux amputations pathologiques, pratiquées pour des lésions chroniques du pied et s'accompagnant déjà d'ascension du talon au moment de l'opération. Pour les cas traumatiques, l'amputation médio-tarsienne n'est pas au même degré passible de ces reproches et elle fournit des résultats satisfaisants pourvu qu'on dirige convenablement la cicatrisation.

Le chirurgien embrasse avec la main gauche la plante

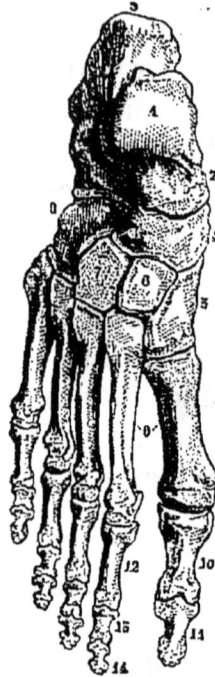

Fig. 58. — Squelette du pied, face dorsale.

1. Poulie articulaire qui surmonte le corps de l'astragale. — 2. Tête et col de cet os. En dehors du col de l'astragale on voit l'excavation calcanéo-astragalienne. — 3. Calcanéum contribuant à former cette excavation par sa partie antéro-supérieure. — 4. Scaphoïde uni en avant aux trois cunéiformes. — 5. Premier ou grand cunéiforme. — 6. Second ou petit cunéiforme. — 7. Troisième ou moyen cunéiforme. — 8. Cuboïde. — 9. Métatarse. — 10. Première phalange du gros orteil. — 11. Dernière phalange du même orteil. — 12. Premières phalanges des quatre derniers orteils. — 13. Secondes phalanges de ces orteils. — 14. Leurs troisièmes phalanges.

du pied et applique le pouce et l'index aux deux extrémités de l'interligne articulaire. Celui-ci est situé, au côté interne, immédiatement en arrière de la saillie formée par le scaphoïde, et, au côté externe, à trois centimètres en avant de la malléole, immédiatement en avant de la saillie du calcanéum. Ces deux saillies sont les premières qu'on rencontre en avant à partir des malléoles.

Les deux extrémités de l'interligne articulaire, ainsi reconnues, sont réunies par une incision légèrement convexe en avant et allant jusqu'aux os.

On attaque l'articulation par son côté externe. Entre le calcanéum et le cuboïde, l'interligne articulaire présente une direction presque transversale ; entre l'astragale et le scaphoïde, il décrit une légère courbure à convexité antérieure (fig. 58). On suit ces directions avec la pointe du couteau et on divise les ligaments dorsaux.

En abaissant la pointe du pied, on écarte les surfaces articulaires et on sectionne les ligaments interosseux et plantaires. On introduit alors le couteau transversalement et à plat, le tranchant dirigé en avant, au-dessous du cuboïde et du scaphoïde, et en rasant la face inférieure de ces os et du métatarse, on taille un lambeau dont le sommet arrondi atteint la rainure digito-plantaire.

Nous ajouterons quelques remarques sur la formation des lambeaux dans les amputations partielles du pied.

Les lésions traumatiques qui provoquent ces opérations ne respectent pas toujours assez les parties molles de la face plantaire pour qu'il soit possible d'y tailler le lambeau unique, large et long précédemment décrit. On conseille alors d'emprunter le lambeau aux régions épargnées par la blessure, c'est-à-dire, à la face dorsale ou aux bords interne ou externe du pied. On recommande encore la formation de deux lambeaux égaux ou inégaux dorsal et plantaire, interne et externe. Ces expédients, dictés par le désir de conserver une plus grande longueur à l'avant-pied, doivent être subordonnés à l'usage ultérieur du moignon, destiné, comme on le sait, à supporter impunément les pressions. C'est pourquoi on doit, suivant nous, rejeter non-seulement le lambeau dorsal unique, mais encore toutes les combinaisons opératoires qui aboutiraient à la formation d'une cicatrice soit à la face plantaire, soit même à l'extrémité terminale du moignon.

Quant à la taille des lambeaux eux-mêmes, et quelle que soit leur situation, nous conseillons de l'exécuter de dehors en dedans, c'est-à-dire, en procédant de la peau aux parties profondes, pour peu qu'on ne se sente pas capable de leur donner la forme régulière et les dimensions suffisantes, en les taillant de dedans en dehors, comme cela est indiqué dans les livres classiques.

AMPUTATION TIBIO-TARSIENNE.

Un aide maintient solidement la partie inférieure de la jambe. Le chirurgien, placé en face, saisit le pied de la main gauche et l'amène dans l'extension et la rotation en dedans.

Avec un bistouri convexe, fort et à lame courte, il pratique une *première incision*, commençant sur la face externe du calcanéum, un peu en arrière de la partie moyenne de cet os, se dirigeant horizontalement au-dessous de la malléole externe, et venant se terminer un peu en avant du bord antérieur de la malléole interne. Elle décrit une courbure à convexité antérieure, dont le sommet est distant de trois centimètres de l'articulation tibio-tarsienne (fig. 59).

De l'extrémité interne de cette incision, il en fait partir une *seconde* se dirigeant verticalement en bas vers le bord interne du pied, décrivant à la face plantaire une légère courbure à convexité antérieure et venant regagner obliquement, à partir du bord externe du pied, la première à son point de départ (fig. 60).

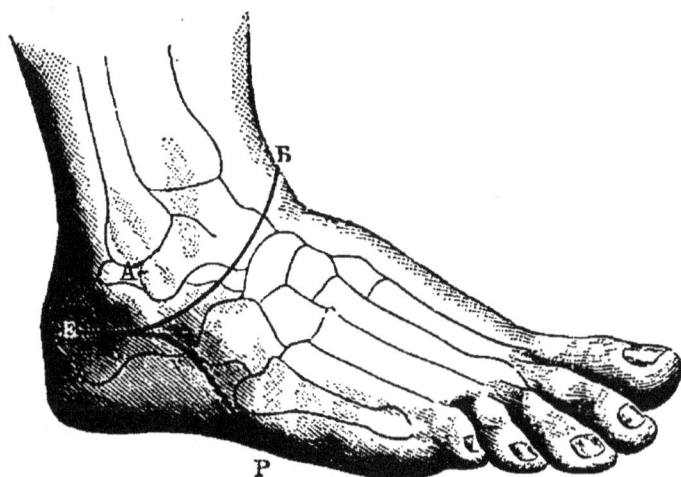

Fig. 59. — Amputation tibio-tarsienne.
EB, incision dorsale. — EP, terminaison de l'incision plantaire.

Le lambeau antérieur relevé et l'articulation découverte, on divise ses ligaments externes, antérieur et interne.

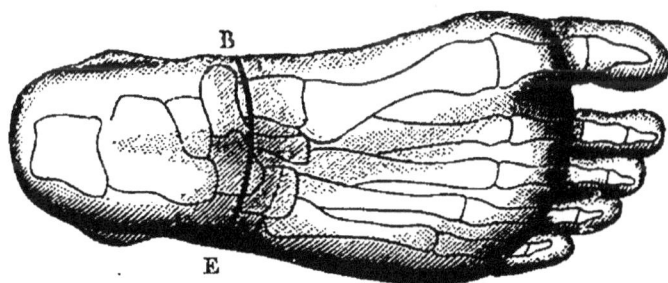

Fig. 60. — Amputation tibio-tarsienne.
EB, incision plantaire.

Le lambeau inférieur est détaché à la partie externe d'abord, puis à la face plantaire, en rasant les os jus-

qu'au niveau du bord postérieur et inférieur du calcanéum, et ensuite à la face postérieure de cet os.

Le pied, placé dans la flexion pendant la dissection
plantaire, est amené dans l'extension qu'on exagère de
plus en plus, quand on détache le lambeau de la face
postérieure du calcanéum et qu'on divise les insertions
du tendon d'Achille.

On termine par la dissection du lambeau à la partie
interne. Cette partie de l'opération est la plus importante; il est, en effet, indispensable de ne pas intéresser
l'artère tibiale postérieure en arrière de la malléole interne et sous la voûte du calcanéum, car sa blessure
peut être suivie de la gangrène du lambeau. On doit
donc raser les os.

Le pied séparé et les chairs relevées, on abat transversalement avec la scie les malléoles au niveau de leur
base ainsi que le rebord postérieur de la mortaise tibiale
qui descend plus bas que le bord antérieur.

Les artères plantaire et pédieuse liées, les lambeaux
antérieur et talonnier sont réunis par plusieurs points
de suture. Pour éviter la stagnation du pus, il est bon de
pratiquer à la partie postérieure, au-dessous du tendon
d'Achille rétracté, une contre-ouverture livrant passage
aux fils des ligatures et qu'on maintient béante à l'aide
d'un tube à drainage ou d'une mèche de charpie. En ce
point, le lambeau très-mince est constitué seulement
par la peau.

AMPUTATION DE LA JAMBE.

On peut amputer la jambe à tous les niveaux depuis
les malléoles jusqu'à six centimètres au-dessous de la
tubérosité du tibia.

On a même conseillé d'amputer plus haut, c'est-à-dire
dans l'épaisseur des condyles; mais on risque alors

d'ouvrir l'articulation tibio-péronière supérieure qui,
d'après Lenoir, communique fréquemment avec l'articulation du genou. En raison des dangers qui en résultent l'amputation de la jambe à ce niveau doit être
rejetée.

Dans l'immense majorité des cas on ampute soit au
quart supérieur : lieu d'élection supérieur, *amputation
d'Ambroise Paré;* soit au quart inférieur, à cinq centimètres de l'interligne tibio-tarsienne, *amputation sus-
malléolaire.* L'épaisseur considérable des muscles au
niveau du mollet, chez les sujets vigoureux récemment
blessés, est une contre-indication à l'amputation à la
partie moyenne.

D'après la théorie générale, l'amputation de la jambe
est d'autant moins grave qu'on la pratique plus loin du
cœur. Le fait est confirmé par la comparaison des résultats fournis par l'amputation au lieu d'élection supérieur et par l'amputation sus-malléolaire. Il paraît
donc impérieusement commandé de préférer cette dernière toutes les fois que le choix est possible.

Cependant de longs débats se sont élevés sur ce point.
Ils ont pour base principale la position sociale des opérés. Lorsque ceux-ci sont pauvres et forcés de gagner
péniblement leur vie on ne peut guère les faire marcher
que sur le genou fléchi à l'aide du classique pilon. Les
appareils perfectionnés prenant leur point d'appui sur le
renflement supérieur du tibia ou sur l'ischion sont en
effet très-coûteux, se détériorent facilement et ne peuvent être réparés que par un artisan habile qu'on ne
trouve pas partout.

Or, si on fait marcher sur le genou les amputés sus-
malléolaires, la jambe conservée forme en arrière une
saillie longue et incommode qui se heurte à tout et devient gênante même dans la position assise.

Donc, dans ces conditions, il faut se résoudre à remonter jusqu'au lieu d'élection supérieur, en dépit du pronostic plus grave, pour assurer plus complétement l'usage ultérieur du membre.

Ces motifs ont certainement une valeur, surtout s'il est vrai que certains sujets, pour se soustraire aux inconvénients précités, viennent plus tard réclamer avec instance une seconde amputation. Cependant il est cruel d'exposer davantage, sans nécessité absolue, la vie des opérés et indispensable de soumettre à une critique sévère les arguments en question. Disons d'abord que nous avons vu beaucoup d'amputés sus-malléolaires marcher très-solidement sur le genou avec le simple pilon sans se plaindre. Que jamais nous n'avons eu à pratiquer d'amputations secondaires quand les moignons étaient bien cicatrisés, qu'enfin, lorsqu'il existait à l'extrémité de ces moignons de l'ostéite, des fistules, en un mot des lésions indiquant une nouvelle mutilation, la faute en était non pas au procédé en lui-même mais à la mauvaise application qui en avait été faite. En d'autres termes, on avait été primitivement trop conservateur, on avait opéré trop près de la blessure d'où le développement ou la persistance d'une ostéite rebelle.

Ajoutons que les progrès de la prothèse ont permis de confectionner, à des prix très-modérés et dans d'excellentes conditions de solidité, des appareils prenant leur point d'appui sur la cuisse ou l'ischion et se terminant par le pilon ordinaire. Terminons en disant que les appareils remontant très-haut sont seuls utilisables et qu'il faut absolument renoncer, quelque soit le procédé employé et la perfection primitive du moignon, à prendre un point d'appui sur son extrémité terminale. Faire marcher un amputé de la jambe avec une simple

bottine est une pure illusion, sauf au cas où on pratique
l'amputation très-bas, dans l'épaisseur des malléoles
avec un lambeau talonnier, procédé à l'étude et qui
n'est pas encore définitivement jugé.

Toutes ces considérations nous font maintenir pour
la jambe les grands principes qui, avant tout, sauve-
gardent la vie des opérés.

AMPUTATION DE LA JAMBE AU LIEU D'ÉLECTION SUPÉRIEUR.

Méthode circulaire.

La jambe dépassant en entier le bord du lit, un premier aide en saisit à deux mains l'extrémité supérieure
tandis qu'un second aide en soutient l'extrémité libre.
Le chirurgien, toujours placé en dedans du membre, reconnaît la tubérosité antérieure du tibia, puis le point
situé six centimètres plus bas où les os doivent être
sciés. La section circulaire de la peau doit porter plus
bas encore, à une distance de la section osseuse égale au
demi-diamètre du membre plus deux ou trois centimètres; on peut marquer à l'avance avec de l'encre ces
différents niveaux.

L'incision cutanée est faite en deux coups de couteau, l'un divise les trois quarts de la circonférence du
membre, l'autre réunit les deux extrémités de la première incision.

Abandonnant le couteau pour le bistouri, le chirurgien saisit entre le pouce et l'index gauches, la lèvre
supérieure de l'incision et la dissèque à grands coups
en rasant l'aponévrose. Cette dissection est poursuivie
à la partie antérieure et interne jusqu'à un centimètre
au-dessous du point où doit être pratiquée la section
osseuse; la traction, exercée sur les téguments, suffit

ensuite pour découvrir l'os à ce niveau. Elle est un peu moins étendue à la partie externe du membre et moins encore à la face postérieure où elle est suffisante lorsque la peau de la région antérieure peut être retroussée en manchette.

A l'exception de ceux du mollet, tous les muscles de la jambe sont adhérents aux os. Après leur section les premiers se rétractent donc beaucoup plus que les autres, aussi doit-on les diviser plus bas. D'un premier coup de couteau, le chirurgien incise les muscles du mollet en rasant la peau retroussée en manchette, puis ces muscles rétractés, d'un second coup, allant jusqu'aux os, il coupe à leur niveau les muscles des régions externe et postérieure.

Avec un bistouri droit, il pénètre ensuite dans l'espace interosseux, en rasant la face externe du tibia, le tranchant de l'instrument dirigé en haut. Après avoir détaché les muscles de l'os dans l'étendue d'un centimètre, il divise transversalement le ligament interosseux et les fibres musculaires qui y adhèrent, puis détache, dans l'étendue d'un centimètre, les muscles s'insérant sur le péroné, contourne cet os à ce niveau avec le bistouri pour inciser le périoste et termine, en répétant la même opération, à la même hauteur, sur le tibia.

Le chef moyen de la compresse fendue est introduit, avec une pince à pansement, d'arrière en avant dans l'espace interosseux. Le plein est attiré en haut et en arrière, et les trois chefs ramenés et croisés en haut et en avant, de façon à recouvrir toute la surface de section. L'aide, saisissant le membre à pleines mains et tirant énergiquement sur la compresse, relève les chairs et dégage ainsi les os.

Après s'être assuré que le périoste est divisé, le

chirurgien procède à la section osseuse. Il attaque d'abord le tibia, au niveau de son bord antérieur, puis lorsque la scie a marqué sa voie, il relève le manche de l'instrument, scie le péroné et complète la section du tibia.

Reportant alors la scie à un centimètre et demi en arrière et la dirigeant obliquement en bas et en avant, il abat la crête du tibia, formant un angle saillant, qui pourrait déterminer la perforation des téguments.

L'amputation achevée, on lie d'abord les artères tibiales antérieure, et postérieure, et péronière, puis, l'appareil d'Esmarch retiré, les artères de moindre importance. Lorsque l'hémostase est complète, on réunit partiellement la plaie, soit d'avant en arrière, soit latéralement, et on applique le pansement ouaté.

Méthode à lambeau.

Quand les lésions remontant à des hauteurs inégales s'opposent à l'emploi de la méthode circulaire, il faut, plutôt qu'amputer la cuisse, appliquer la méthode à lambeau.

Celui-ci peut être pris sur les faces antérieure, externe ou postérieure. Il doit comprendre à sa base la moitié de la circonférence du membre, avoir une hauteur plus grande que son diamètre de deux à trois centimètres et se terminer par une extrémité arrondie.

Après avoir tracé ses limites, en incisant la peau avec un bistouri convexe, on divise les muscles sous-jacents de dehors en dedans et de bas en haut. On coupe circulairement les parties molles de la face opposée. On pénètre dans l'espace interosseux et on détache les muscles dans l'étendue de un ou deux centimètres afin de reporter la section osseuse au-dessus de l'angle de

26.

réunion des incisions; on introduit la compresse fendue et on procède à la section des os.

AMPUTATION SUS-MALLÉOLAIRE.

L'amputation de la jambe pratiquée à quatre ou cinq centimètres au-dessus des malléoles donne un bien meilleur résultat lorsqu'on emprunte un lambeau à la face postérieure du membre que lorsqu'on opère par la méthode circulaire. Le lambeau est plus fourni et la cicatrice placée en avant mieux protégée.

Le patient et les aides disposés comme pour l'opération précédente, le chirurgien fait à la face antérieure de la jambe, à deux travers de doigt au-dessus de l'articulation tibio-tarsienne, une incision demi-circulaire à convexité inférieure, étendue transversalement du bord interne du tibia au bord postérieur du péroné. Il introduit, en arrière des os, un bistouri droit à lame longue et étroite, le tranchant dirigé en bas, et le fait ressortir à l'extrémité externe de la première incision. Il le conduit en bas jusqu'à ce qu'il soit arrêté par le calcanéum; à ce moment le tranchant est dirigé en arrière et le tendon d'Achille et les téguments divisés transversalement.

L'aide attirant fortement les chairs en haut, le chirurgien pénètre dans l'espace interosseux, détache le ligament dans l'étendue d'un centimètre, divise le périoste, introduit la compresse fendue et fait la section des os comme il a été dit précédemment.

Après la ligature des artères, le lambeau postérieur est ramené en avant et réuni par plusieurs points de suture avec les téguments de la région antérieure.

Lorsque les parties molles de la région postérieure ont été intéressées et qu'on ne peut leur emprunter un lam-

beau, on pratique l'amputation par la méthode circulaire. Le procédé est le même qu'au lieu d'élection supérieur. L'augmentation subite de volume du membre,
à la partie inférieure du mollet, empêche quelquefois de

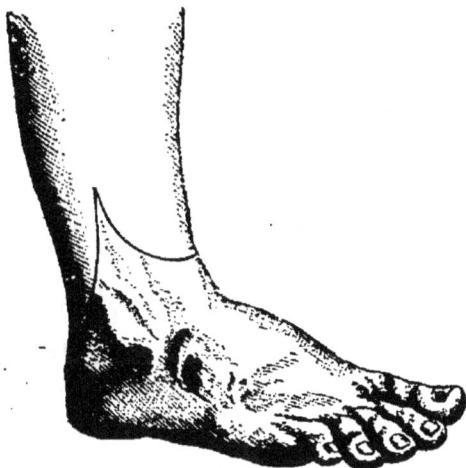

Fig. 61. — Amputation sus-malléolaire.

retrousser la peau, on fait alors sur la ligne médiane, à
la région antérieure, une incision verticale d'une étendue égale à la hauteur de la manchette.

AMPUTATION DE LA CUISSE.

Méthode circulaire.

On peut faire l'amputation de la cuisse, dans toute
son étendue, immédiatement au-dessus et même dans
l'épaisseur des condyles jusqu'au-dessous du petit trochanter.

Comme pour le bras, c'est la méthode circulaire qui
est le plus souvent employée.

Dans un premier temps, le chirurgien placé en dehors

-incise circulairement les téguments en deux coups de couteau, comprenant le premier les trois quarts de la circonférence du membre, et le second le quart restant. L'aide attire à lui la peau, qui se rétracte le plus souvent dans une étendue suffisante. Si cet écartement est moindre de trois travers de doigt, avec la pointe du couteau, on divise les liens qui unissent la couche sous-cutanée à l'aponévrose, et on lui donne une étendue convenable. C'est tout à fait exceptionnellement et chez les sujets dont le membre est très-volumineux et les chairs très-fermes, qu'il est nécessaire de disséquer une manchette.

La section des muscles est faite en deux temps. Dans le premier, on divise les muscles superficiels, libres d'adhérences avec le fémur et dont la rétraction est plus considérable. Ces muscles divisés, on sectionne, au niveau de la base du cône allongé en dehors que forment alors les chairs, les muscles profonds, en allant jusqu'à l'os.

Pour reporter la section de celui-ci sur un point plus élevé et être bien sûr qu'il sera facilement recouvert par les parties molles, on introduit à une profondeur d'un à deux centimètres, la pointe du couteau le long du fémur et on lui fait contourner cet os presque parallèlement à son axe, pour détacher les muscles qui s'y insèrent. On applique alors la compresse fendue et les chairs fortement relevées par l'aide, on incise circulairement le périoste et on scie le fémur.

Méthode à lambeau.

On peut être amené à pratiquer l'amputation de la cuisse par la méthode à lambeau, lorsque, les lésions traumatiques remontant à des hauteurs inégales sur

les différentes faces du membre, elle permet d'en faire
l'ablation sur un point plus éloigné du tronc ou bien
encore lorsque l'opération doit être faite si près de la
racine du membre qu'on ne peut appliquer ni l'ap·
pareil d'Esmarch ni un garrot et qu'on n'a pas à sa disposition un aide capable de pratiquer la compression
digitale.

On mettra en pratique le procédé suivant, conseillé
par le professeur Verneuil. On trace avec le bistouri un
lambeau antéro-externe comprenant la peau et le tissu
cellulaire sous-cutané et mesurant en largeur, à sa base,
la moitié de la circonférence du membre, et en longueur
une distance supérieure de trois à quatre centimètres
à son diamètre. Ce lambeau se termine par un sommet arrondi. La peau rétractée, on découvre le muscle
couturier, qu'on incise avec précaution ; le long de son
bord interne se trouve la gaîne des vaisseaux, on l'ouvre
sur la sonde cannelée, on isole l'artère et on pratique sa
ligature. Si, comme nous l'avons conseillé, on a appliqué l'appareil d'Esmarch au-dessous du lieu de l'amputation, on peut se dispenser de lier la veine fémorale
dans le cas contraire, on fait également la ligature,
afin de se mettre à l'abri d'un écoulement sanguin qui
gênerait pendant le cours de l'opération.

L'artère fémorale une fois liée, on coupe largement
le triceps et on dissèque le lambeau jusqu'à l'os que
l'on met à nu.

Pour tailler le lambeau postérieur, on réunit par une
incision légèrement courbe, à convexité dirigée en bas,
les deux extrémités du lambeau antérieur. On incise les
couches superficielles, puis on divise les couches profondes avec précaution, comme dans l'ablation d'une
tumeur, en liant les artères à mesure qu'elles sont
ouvertes. Celles-ci se trouvant dans les interstices

musculaires sont facilement découvertes par la rétraction des muscles divisés.

On termine le lambeau, qu'on fait relever, ainsi que le lambeau antérieur, on applique la compresse fendue et on scie l'os.

On peut ainsi faire l'amputation de la cuisse sans perdre une quantité de sang notable, quoique la compression de l'artère fémorale au-dessus de la plaie ne soit pas pratiquée.

Lorsque l'amputation à lambeau est indiquée par suite de la hauteur inégale des lésions traumatiques sur les différentes faces du membre, on peut tailler celui-ci soit à la région antérieure, soit sur les régions latérales, soit même à la région postérieure. La seule recommandation à faire est de n'y pas comprendre l'artère fémorale. Il doit, dans tous les cas, mesurer à sa base la demi-circonférence du membre, et en hauteur une distance supérieure de trois à quatre centimètres au diamètre de celui-ci. Pour être plus assuré que les téguments arriveront facilement au contact, on divise sur la face opposée les parties molles par une incision légèrement convexe inférieurement.

Si au lieu d'un lambeau unique on fait l'amputation à deux lambeaux, chacun d'eux doit comprendre à sa base la demi-circonférence du membre et avoir une hauteur moitié moindre.

CHAPITRE SEPTIÈME

DE L'ANESTHÉSIE CHIRURGICALE

L'anesthésie, qui permet d'obtenir l'insensibilité et la résolution musculaire, répond à deux indications : supprimer la douleur et placer le patient dans le relâchement nécessaire à l'exécution de certains actes opératoires.

DU CHOIX DE L'AGENT ANESTHÉSIQUE.

Des différents agents qui peuvent produire l'anesthésie, le chloroforme est aujourd'hui presque seul employé dans la pratique chirurgicale. Presque partout en effet il a remplacé l'éther. Ce dernier compte cependant encore quelques rares partisans fidèles sous le prétexte qu'il est moins dangereux, mais cette opinion, qui, si elle était fondée, devrait faire abandonner le chloroforme, ne repose pas sur des essais comparatifs en nombre suffisant pour être acceptée. Il importe du reste de ne pas s'exagérer les dangers du chloroforme et on s'en fera une idée exacte en opposant au nombre considérable des chloroformisations qui sont journellement pratiquées la rareté des décès observés.

Cette question du danger écartée, les avantages du chloroforme sont si grands qu'il est facile de s'expliquer la préférence que lui accorde la presque totalité des chirurgiens.

Au point de vue de la commodité de son administration, qui se fait avec une simple compresse ou un mouchoir, il est déjà bien supérieur à l'éther dont l'extrême volatilité rend nécessaire l'emploi d'un appareil inhalateur. Son action est, en outre, beaucoup plus rapide ; il produit l'anesthésie en deux ou trois fois moins de temps, et le sommeil qu'il procure est plus profond, plus prolongé et précédé d'une excitation moins longue et moins bruyante. Nous nous occuperons donc seulement du chloroforme, que la facilité et la simplicité de son emploi recommandent spécialement pour la chirurgie d'urgence et que nous considérons comme l'anesthésique par excellence.

Le médecin qui va pratiquer l'anesthésie, doit se préoccuper d'avoir du ch'oroforme pur. A défaut des réactifs chimiques, qui seuls pourraient lui donner une certitude absolue et dont l'emploi n'est pas de son ressort, il pourra, séance tenante, reconnaître, dans une certaine mesure, à quelques caractères faciles à constater, le degré de pureté de ce liquide. Le chloroforme pur est complétement incolore, limpide et neutre au papier de tournesol ; il a une saveur sucrée et répand une odeur rappelant celle de la pomme reinette. Versé dans l'eau, il tombe au fond et y demeure transparent, au moins dix minutes, avant de devenir opalin. Lorsqu'on en verse quelques gouttes dans la paume de la main, l'évaporation est rapide, complète, s'accompagne jusqu'à la fin d'une odeur uniforme, agréable, et l'épiderme reste sec et comme parcheminé ; s'il est impur, après l'évaporation, il reste sur la peau une tache graisseuse qui répand une odeur empyreumatique désagréable.

MODE D'ADMINISTRATION.

L'emploi du chloroforme ne nécessite aucun appareil spécial. Pour en faire respirer les vapeurs, on le verse simplement sur un mouchoir ou une compresse pliée en plusieurs doubles ou roulée en forme de cornet dans le fond duquel on place une petite éponge fine ou une boulette de charpie.

On a renoncé aux appareils plus ou moins ingénieux et compliqués, imaginés dans le but de doser la quantité de vapeurs anesthésiques absorbées et dont les prétentions à la précision n'étaient pas suffisamment justifiées. Ces appareils sont du reste sans utilité, car il n'existe aucun rapport entre la dose du médicament et les accidents qu'il faut éviter. Le danger consiste à faire pénétrer brusquement dans les voies aériennes une trop grande quantité de vapeurs anesthésiques, mélangées d'air en proportion insuffisante. Or on peut avec le mouchoir diminuer ou augmenter à volonté la quantité de vapeurs suivant qu'on l'éloigne ou le rapproche de la bouche du patient; on laisse ainsi arriver avec elles une quantité d'air plus ou moins grande.

Avant de commencer l'anesthésie, on doit s'assurer, par l'examen des grandes fonctions, qu'il n'existe aucune des contre-indications que nous signalerons plus loin.

Le malade à jeun est placé dans le décubitus presque horizontal, la tête peu élevée au-dessus du tronc et sur le lit même où il doit être opéré. On le débarrasse de tous les liens ou vêtements qui peuvent gêner la circulation ou la respiration; la poitrine et l'épigastre sont à découvert. Si l'estomac contient des aliments, des vomissements ne manquent guère de se produire, ce qui force à suspendre, au moins momentanément, l'anesthésie. Comme la syncope figure parmi les accidents qu'on a à redouter pendant la chloroformisation, on l'évite mieux en plaçant le malade dans le décubitus horizontal que dans toute autre attitude et en ne lui imprimant aucun mouvement d'élévation lorsqu'il est plongé dans le sommeil anesthésique.

L'administration du chloroforme doit être confiée à un médecin qui, autant que possible, ne joue aucun autre rôle dans l'acte opératoire. Cependant, lorsque le malade est endormi, si l'opération doit être de courte durée, le praticien peut, en l'absence d'un confrère, charger un aide étranger à la médecine mais intelligent de la surveillance du pouls et de la respiration, sans toutefois perdre complétement et trop longtemps de vue le patient.

La circulation, la respiration, l'état de la physionomie, doivent être l'objet d'une surveillance incessante et des plus attentives.

L'exploration du pouls peut se faire comme à l'ordinaire à la radiale; mais, comme l'usage des deux mains est nécessaire pour maintenir la compresse, il est plus commode d'appliquer le doigt sur l'une des artères temporales.

Les difficultés et les irrégularités de la chloroformisation résidant surtout dans la façon défectueuse dont s'accomplit la respiration, la surveillance de cette fonction présente une importance considérable. La marche de la respiration est indiquée par le soulèvement de l'épigastre; aussi, cette région étant à découvert, l'œil du médecin ne la quitte que de temps en temps pour jeter un regard rapide sur le visage. Quelquefois le sujet contracte automatiquement son diaphragme et l'épigastre est soulevé quoique la respiration n'ait pas lieu; il faut donc ne pas s'en rapporter seulement à la vue et prêter en même temps l'oreille afin d'écouter le bruit respiratoire.

En surveillant ainsi la circulation, la respiration et
l'état de la face dont la pâleur doit faire craindre la syncope, et la congestion, l'asphyxie, un observateur attentif peut le plus souvent surprendre, dès leur apparition, les signes avant-coureurs des accidents et se
mettre immédiatement en mesure de les conjurer.

En prévision de ces accidents, on ne doit jamais administrer le chloroforme sans avoir à sa portée les
objets nécessaires pour les combattre : un flacon d'ammoniaque ou de vinaigre fort, une pince à pansements
ou une érigne pour attirer la langue au dehors, une
cuiller pour ouvrir la bouche, un bouchon de liége
taillé en coin pour être introduit entre les arcades dentaires et les maintenir écartées, enfin un linge mouillé
un peu fort pour flageller le visage et l'épigastre. On a
conseillé également de se munir d'une machine électrique ; le conseil est bon, mais est-il toujours suivi, même
par ceux qui le donnent? On ne doit pas renoncer à
l'anesthésie faute d'une machine électrique, cependant
nous nous empressons de reconnaître qu'il est toujours prudent d'en avoir une à sa disposition.

Avant de commencer les inhalations, on explique
au patient qu'il doit respirer doucement, naturellement,
comme s'il flairait un bouquet. Souvent le malade se croit
obligé de faire de larges inspirations, qui ont l'inconvénient d'introduire brusquement trop de vapeurs anesthésiques dans les voies aériennes ; ou bien encore, au lieu
de respirer, il exécute des mouvements de déglutition et avale ainsi une grande quantité d'air mélangé de chloroforme qui provoque des vomissements. On
lui recommande également d'avaler régulièrement sa

salive, sans quoi elle s'accumule dans le pharynx et l'œsophage, et provoque, soit des vomissements incommodes, soit l'arrêt de la respiration, par le sentiment qui fait qu'on ne respire pas quand on a la bouche pleine de liquide.

Le chloroforme n'est versé que par petites quantités à la fois, assez pour faire une tache de la grandeur d'une pièce de cinq francs. La compresse est alors placée au devant de la bouche, à une distance de 10 centimètres, pour commencer, afin que les vapeurs anesthésiques ne pénètrent pas d'emblée en trop grande abondance dans le poumon et n'y arrivent que mélangées avec une notable quantité d'air. Lorsque le patient s'est familiarisé avec l'odeur du chloroforme, on rapproche graduellement la compresse jusqu'à 4 centimètres de la bouche, puis on fixe d'une main son bord inférieur sur le menton, tandis que de l'autre on maintient son bord supérieur écarté pour laisser libre l'accès de l'air, qui à son passage se charge ainsi de vapeurs anesthésiques. Cette manière de disposer la compresse offre cet avantage de ne pas soustraire la face à la vue du chirurgien, placé derrière le malade, et de lui permettre d'observer les modifications qui s'y produisent.

De temps en temps, on verse sur la compresse une nouvelle quantité de chloroforme. On reconnaît que cela est nécessaire lorsqu'en approchant le nez, on perçoit une impression moins vive. Comme il est préférable de ne pas suspendre l'anesthésie, même pendant quelques instants, le chirurgien fait verser par un aide la quantité voulue de chloroforme sur la surface extérieure de la compresse, qu'il retourne ensuite. Afin que les vapeurs anesthésiques ne pénètrent pas en quantité plus considérable que précédemment, on éloigne alors la compresse du visage pour la rapprocher ensuite graduellement. Il est, en effet, très-important, lorsqu'on pratique l'anesthésie, de ne pas aller trop vite et de n'accroître brusquement, ni au début ni dans le cours de l'opération, la dose du médicament.

PHÉNOMÈNES DE L'ANESTHÉSIE.

Le chloroforme agit sur les centres nerveux d'une façon progressive; son action se fait sentir successivement sur le cerveau, le cervelet, la protubérance annulaire, la moelle épinière, et enfin la moelle allongée; de là des périodes distinctes dans l'anesthésie. Dans une première période, l'action, limitée au cerveau et au cervelet, se traduit par les troubles de l'intelligence, l'excitation et le défaut de coordination des mouvements. Dans une seconde période, le chloroforme agit sur la protubérance annulaire et entraîne la perte de la sensibilité et des mouvements volontaires. Enfin, dans une troisième période, l'action de l'agent anesthésique s'exerçant sur la moelle épinière, il y a suppression des mouvements réflexes et abolition complète des fonctions de la vie de relation. Cette période, qu'on doit toujours atteindre, a été désignée par Chassaignac sous le nom d'*état de tolérance anesthésique*. Le malade est alors plongé dans un sommeil calme et profond qui ne peut être troublé par les temps les plus douloureux de l'opération. L'anesthésie supprime donc l'action des parties de l'encéphale qui président à la vie de relation sans porter atteinte à celles sous la dépendance desquelles se trouvent les fonctions de la vie de nutrition.

Lorsqu'on commence à faire respirer le chloroforme, surtout si, d'emblée, on a trop rapproché la compresse, la première impression est souvent désagréable. Les vapeurs anesthésiques arrivant dans les voies aériennes en

trop grande quantité, irritent le larynx, provoquent la
toux et un sentiment de suffocation qui pousse le malade à résister. Cette agitation est due simplement à une
impression locale, il suffit d'écarter la compresse et de
laisser pénétrer les vapeurs avec une plus grande quantité d'air pour que le calme se rétablisse.

C'est seulement après une ou deux minutes que l'action du chloroforme se fait sentir sur les centres nerveux et que commence la première période de l'anesthésie. Les phénomènes qui surviennent alors présentent
une grande analogie avec ceux de l'ivresse alcoolique.
La face s'anime, le pouls, après avoir faibli un peu, s'ac-
célère, le patient parle, tient des propos incohérents,
chante, rit ou pleure et se livre à des mouvements dé-
sordonnés et irréguliers.

Il importe, dans cette période plus que dans toute
autre, de surveiller attentivement la respiration, le
pouls et les modifications de la physionomie. Tant que
la respiration se fait régulièrement, que le pouls, quoique fréquent, ne faiblit pas, que la face n'est ni congestionnée ni décolorée, que le malade parle, on peut continuer sans crainte. Mais il en n'est pas toujours ainsi
et souvent la respiration et la circulation sont plus ou
moins troublées.

Tantôt les mouvements respiratoires sont à peine
apparents, ou bien la respiration est calme, mais lente,
puis après deux ou trois inspirations s'arrête, comme
si le malade oubliait de respirer; il faut alors lui parler
et exercer quelques percussions légères sur la poitrine
ou l'abdomen ; quelquefois on est même obligé d'entretenir une conversation avec lui pour que la respiration
se régularise et que, l'absorption des vapeurs continuant, l'anesthésie se produise.

D'autres fois la respiration est irrégulière, saccadée ;

les inspirations sont courtes, précipitées, puis cessent complétement, les mâchoires se contractent, le cou , et la face se congestionnent. Il faut alors suspendre les inhalations, écarter les mâchoires, et ne revenir au chloroforme que lorsque la respiration s'est rétablie.

Ces troubles, qui se montrent dans la première période, cessent ordinairement avec elle, aussi le meilleur moyen de régulariser la respiration est-il de poursuivre l'anesthésie, aussitôt que les contractions ont disparu.

Quand le pouls cesse d'être perceptible ou ne fournit plus que la sensation d'un simple frémissement, on doit immédiatement cesser les inhalations. Il en est de même en cas de congestion prononcée ou de pâleur exagérée de la face. Les troubles de la circulation et de la respiration se produisent du reste simultanément. Les battements du cœur sont forts si la respiration est énergique, accélérés et faibles si elle est courte et saccadée, inappréciables enfin quand la respiration se suspend.

Assez souvent durant la première période, quelquefois dans la seconde et même pendant le sommeil, il y a des vomissements. Ceux-ci surviennent, quoique le malade soit à jeun, parce que la salive non déglutie régulièrement s'amasse dans le pharynx et l'œsophage, ou encore parce qu'au lieu de respirer, il a avalé de l'air mélangé de vapeurs anesthésiques. Cet accident est pendant la première période un très-grand obstacle à l'invasion du sommeil. Il faut alors incliner sur le côté, sans trop la soulever, la tête du malade de façon à recevoir les matières vomies sur une serviette, essuyer la bouche avec une compresse et la débarrasser de la salive épaisse qu'elle contient, puis, la crise de nausées passée, reprendre le chloroforme qui fait souvent alors cesser les vomissements.

A la période d'excitation, qu'on pourrait dire constante, tant elle manque rarement, succède la période de résolution durant laquelle la respiration est régulière, mais plus lente, le pouls mou et peu fréquent, la face ordinairement pâle. La sensibilité est abolie, ainsi que la volonté et l'intelligence, mais non le pouvoir excito-moteur de la moelle et il faut prolonger encore les inhalations, pendant quelques instants, pour obtenir l'anesthésie confirmée ; le sommeil est alors calme et profond, accompagné parfois de ronflements sonores ; si on soulève un membre, il retombe comme une masse inerte ; si on pince ou pique la peau, même dans les régions douées d'une sensibilité très-vive, on ne provoque aucun mouvement réflexe. Le moment est venu d'agir.

Certains chirurgiens commencent l'opération avant que le patient soit entré dans cette période d'anesthésie confirmée. C'est une pratique dangereuse, car l'action prématurée du couteau peut provoquer la syncope, accident qui n'est guère à redouter lorsqu'au contraire l'anesthésie est complète.

D'autres opérateurs, trop pressés d'agir, interrogent à chaque instant la sensibilité en pinçant le malade. Pendant la première période cette exploration n'a pas sa raison d'être, car il est bien certain que la sensibilité n'est pas encore abolie, en outre elle offre ce grave inconvénient d'accroître l'excitation et de rendre la chloroformisation interminable. Il faut dans la première période laisser le malade absolument tranquille, à moins que, la respiration venant à languir ou s'accomplissant d'une façon incomplète, il y ait lieu de la régulariser en faisant parler le patient ou en l'excitant par quelques percussions sur l'épigastre. Lorsque la résolution musculaire est survenue, qu'un membre soulevé retombe inerte, alors seulement on peut explorer la sensibilité, et si, en pinçant la peau de la tempe, par exemple, on ne provoque aucun mouvement, le moment d'agir est arrivé ; dans le cas contraire, on continue les inhalations et au bout de quelques instants on interroge de nouveau la sensibilité.

Pour obtenir l'anesthésie complète, il faut en moyenne 6 à 8 minutes. Cependant on observe, sous ce rapport, des différences assez grandes ; ainsi chez les femmes et les enfants, 3 ou 4 minutes peuvent suffire, tandis que, chez les sujets adonnés à l'ivrognerie ou très-impressionnables, il faut prolonger les inhalations au delà de la durée ordinaire et les continuer quelquefois pendant 15 ou 20 minutes.

Si, l'anesthésie obtenue, on cesse les inhalations, la période de tolérance ne se prolonge pas au delà de 5 à 6 minutes ; par conséquent, quand l'opération doit durer plus longtemps, il est nécessaire de continuer les inhalations afin d'entretenir l'anesthésie. Il suffit pour cela que le malade respire une dose assez faible de chloroforme. On place donc la compresse à 6 centimètres environ de la bouche, de façon que les vapeurs ne pénètrent dans les voies aériennes qu'avec une assez grande quantité d'air. On peut de la sorte, et sans danger, entretenir la tolérance, pendant une demiheure, une heure et plus.

Quand l'opération est terminée ou sur le point de l'être, on enlève la compresse. Au bout de quelques minutes le malade se réveille et les fonctions se rétablissent dans l'ordre inverse de celui dans lequel elles ont disparu. Si le réveil tarde à se produire, on asperge la face d'eau froide, on parle au patient et au besoin on lui flagelle légèrement la poitrine et la face avec une compresse imbibée d'eau froide. Mais il est préférable

27.

de confier aux seuls efforts de la nature le réveil, qui
est beaucoup plus calme, que si on cherche à tirer brusquement le patient de son sommeil. Il n'est pas rare
d'observer alors une excitation de retour qui peut être
dangereuse. Elle se produit principalement lorsqu'on
néglige d'entretenir l'anesthésie pendant toute l'opération et que le patient se réveille trop tôt.

En résumé, lorsqu'on pratique l'anesthésie, il faut
faire respirer le chloroforme d'une façon graduelle et
continue, sans en augmenter brusquement la dose,
attendre la période de résolution pour explorer la sensibilité, ne commencer l'opération que lorsque les
mouvements réflexes sont supprimés, et alors entretenir l'anesthésie en faisant respirer de très-petites doses
de chloroforme, jusqu'à la fin de l'acte opératoire.

DES ACCIDENTS DE L'ANESTHÉSIE.

Ces accidents sont la syncope et l'asphyxie.

Syncope. — La gravité de cette complication est due
à la dépression que détermine l'anesthésie. Une syncope
qui, en d'autres conditions, n'aurait pas eu de suites
fâcheuses, peut être alors mortelle.

Outre l'*idiosyncrasie*, signalée par Robert, et par suite
de laquelle la syncope se produit chez certains individu savec une remarquable facilité, il faut ranger, parmi
les causes qui peuvent la provoquer, l'*anémie antérieure
ou subitement créée par la perte de sang pendant l'opération*, l'*alcoolisme*, l'*état nerveux* dans lequel se trouvent
les blessés à la suite des grands traumatismes, la *réplétion
de l'estomac*, la *position assise du sujet*, l'*administration
brusque d'une trop grande quantité de chloroforme* et l'*intervention prématurée du chirurgien*. Nous engageons donc
de nouveau le praticien à se conformer rigoureusement

aux règles que nous avons précédemment indiquées. Les conditions qui sont de nature à produire ou à favoriser la syncope peuvent être une contre-indication formelle à l'anesthésie; si elles sont peu prononcées, elles commandent toujours de procéder avec une extrême prudence et d'exercer la surveillance la plus active.

La syncope peut se produire à toutes les périodes, mais survient bien plus fréquemment dans l'anesthésie incomplète. C'est ordinairement pendant la phase d'excitation qu'on l'observe, cependant elle se montre aussi pendant la période de tolérance, quelquefois même après le réveil du malade et le retour de la sensibilité et de l'intelligence.

Elle apparaît le plus souvent soudainement et sans que rien puisse la faire prévoir. Quelquefois elle est précédée, pendant quelques instants, du ralentissement et de l'affaiblissement du pouls, ainsi que de la pâleur de la face. Lorsqu'elle survient après l'opération et le retour de la sensibilité et de l'intelligence, c'est ordinairement chez des sujets affaiblis par l'âge, les excès, la misère, les hémorrhagies abondantes ou un état cachectique quelconque; enfin l'étranglement herniaire et les affections graves des voies urinaires ont été également accusés de favoriser son apparition tardive.

La soudaineté de la syncope montre combien il est important que le médecin, qui administre le chloroforme, ne se relâche pas, même pendant quelques instants, de la surveillance du pouls. Son affaiblissement, qui peut être un signe précurseur de la syncope, commande de modérer et même de suspendre momentanément les inhalations. Enfin, lorsque l'opéré est réveillé, que la sensibilité et l'intelligence sont revenues, le médecin ne doit pas le quitter avant que la chaleur soit rétablie, car la syncope peut encore se produire à cette période et entraîner la mort. Elle est surtout à redouter si le sujet reste dans la prostration et présente un abaissement notable de la température.

En cas de syncope, il faut immédiatement, et sans se départir du calme et du sang-froid que commande la gravité de la situation, employer les moyens suivants : suspendre les inhalations, ouvrir largement les croisées, souffleter vigoureusement la face avec une compresse mouillée ou, ce qui est plus expéditif encore, avec la main ; placer le malade la tête en bas, pendante hors du lit ; placer sous les narines de l'ammoniaque ou du vinaigre, et, pendant ce temps, faire fouetter énergiquement, par un aide, l'épigastre avec une compresse mouillée d'eau froide.

Si, au bout de quelques minutes, l'emploi de ces moyens est insuffisant, il faut pratiquer la respiration artificielle. On applique les mains à plat de chaque côté du thorax, au niveau des fausses côtes, et on presse de façon à rétrécir son diamètre transverse, puis on cesse de presser et on attend, pour recommencer, que, par suite de son élasticité, la poitrine soit revenue à ses dimensions normales. Pour favoriser les mouvements du thorax, à cette manœuvre on peut ajouter la suivante, qu'on fait exécuter par un aide placé en arrière du patient. Au moment où on cesse de comprimer la poitrine, l'aide élève les bras de façon à les placer derrière la tête, puis les ramène le long du corps pendant la compression. Ce double mouvement d'élévation et d'abaissement des membres supérieurs a pour effet de dilater le thorax en élevant les côtés et de le rétrécir en les abaissant.

Si on a eu la précaution de se munir d'un appareil électrique, un aide le dispose pendant qu'on exécute la respiration artificielle, et, si on n'a pas été assez heu-

reux pour obtenir le rétablissement des grandes fonctions, il ne reste plus alors qu'à pratiquer la faradi-
sation des nerfs phréniques. Un des pôles est placé au
milieu du bord interne du sterno mastoïdien, l'autre
à la base du thorax, au niveau des insertions du diaphragme, puis on fait passer le courant.

Ces moyens doivent être, en cas d'insuccès, employés
avec persévérance pendant un temps assez long, une
demi-heure au moins, avant de déclarer que tout espoir
est perdu; du reste, en pareille circonstance, on est
plus porté à pécher par excès que par défaut.

Asphyxie. — Tandis que dans la syncope l'arrêt des
battements du cœur précède la suspension de la respiration, le contraire a lieu dans l'asphyxie. Celle-ci
peut être due au *spasme de la glotte* ou à la *rétrocession de la langue.*

Le spasme de la glotte est souvent dû à l'arrivée dans le
larynx d'une trop grande quantité de vapeurs anesthésiques, mélangées à l'air en proportion insuffisante. On voit
alors subitement la face se congestionner, se cyano-
ser et la respiration s'arrêter. D'autres fois, le patient se
dresse brusquement sur son séant, puis retombe inerte.
Il faut alors asperger le visage d'eau froide, fustiger la
face et la poitrine avec la main ou une compresse imbibée d'eau froide, puis pratiquer la respiration artificielle. En cas d'insuccès, la trachéotomie et l'insuffla-
tion pulmonaire offrent quelques chances de rappeler
le malade à la vie.

C'est dans le cours de l'opération, souvent lorsque
l'anesthésie est confirmée, que l'asphyxie peut se produire par rétrocession de la langue. La respiration, qui
était régulière, silencieuse ou accompagnée de ronflements sonores, devient tout à coup stertoreuse,
bruyante et cesse complétement en même temps que la

face se cyanose. La langue, retombant en arrière, renverse l'épiglotte et obstrue le larynx. Écarter les mâchoires avec une spatule ou le manche d'une cuiller et saisir, entre les mors d'une pince à pansements, la langue qu'on attire au dehors, telle est la première chose à faire. Si ensuite la respiration ne se rétablit pas, on a recours aux moyens précédemment indiqués, fustigation de la face et de la poitrine, respiration artificielle, etc.

Chez certains sujets, cet accident se répète continuellement ; il faut alors, sans hésiter, saisir la pointe de la langue avec une érigne ou une pince de Museux et la tenir au dehors, tout en continuant les inhalations, quelquefois pendant toute la durée de l'opération. L'érigne est préférable à la pince à pansements, qui ne peut maintenir qu'au prix d'une pression énergique la langue qui s'échappe à chaque instant, et qu'il est souvent difficile alors de ressaisir.

La contracture des mâchoires disparaît généralement par la traction de la langue ; on peut, du reste, pour la prévenir, introduire entre les arcades dentaires un bouchon de liége taillé en coin.

CONTRE-INDICATIONS A L'ANESTHÉSIE.

L'âge n'est jamais une contre-indication à l'anesthésie. On peut l'employer également chez les vieillards et chez les enfants. Giraldès a anesthésié des enfants de quinze jours. On a jadis avancé que l'enfance jouissait d'une immunité complète ; mais des cas de mort ont montré depuis que cette assertion était trop absolue.

Les affections des centres nerveux, du cœur et des poumons, à une période avancée, sont des contre-indications admises par tous les chirurgiens ; il en est de même de la chloro-anémie, succédant à des hémorrhagies abondantes. L'alcoolisme est une condition toujours défavorable et devient une contre-indication, lorsqu'il est très-prononcé. D'après Gosselin, chez les sujets qui ont passé cinquante ans, et chez lesquels il est bien établi que l'habitude des alcooliques remonte à quinze ou vingt années, les anesthésiques doivent être rejetés, ou du moins n'être employés qu'en très-petite quantité et avec les plus grandes précautions.

La *stupeur*, qui succède aux grands traumatismes et qui s'accompagne de petitesse du pouls, de pâleur de la face et de refroidissement des extrémités, doit aussi faire renoncer à l'emploi du chloroforme. Gosselin est même d'avis de ne pas administrer les anesthésiques, quoique la stupeur ait disparu depuis vingt-quatre heures. Le thermomètre, ici encore, sert de guide ; il est imprudent d'endormir un blessé dont la température axillaire n'atteint pas 37 degrés.

ARSENAL

DE LA CHIRURGIE D'URGENCE

Quoique nous ayons indiqué, à propos de chacune d'elles, les instruments que nécessitent les opérations d'urgence, il nous a semblé utile d'en dresser, à la fin de cet ouvrage, la liste complète. Bien peu de médecins, en effet, surtout parmi ceux qui exercent à la campagne, les possèdent tous, et maintes fois nous avons eu à constater la pénurie et l'insuffisance de l'outillage de nos confrères. Le jeune médecin, peu au courant des besoins de la pratique, manque de guide dans ses acquisitions et se laisse le plus souvent diriger par le fabricant. Plus tard, alors qu'il pourrait faire un choix mieux raisonné, il néglige de compléter son arsenal, et, lorsque l'occasion se présente, il se trouve pris au dépourvu. De là des retards et souvent des abstentions préjudiciables aux malades.

La liste suivante comprend les instruments qui nous ont paru strictement nécessaires et que tout médecin doit posséder. Ce sont :

1° Un appareil d'Esmarch ;

2° Deux pinces à ligature, dont une dite pince anglaise ;

3° Une aiguille de Cooper ;

4° Un ténaculum ;

5° Deux crochets mousse ;

6° Deux bistouris, droit et boutonné ;

7° Une pince dilatatrice trachéale ;

8° Quatre canules assorties pour la trachéotomie ;

9° Une sonde d'argent à grande courbure ;

10° Quatre bougies exploratrices à tête conique assorties ;

11° Trois sondes en caoutchouc pur assorties ;

12° Six sondes à bout olivaire assorties ;

13° Trois sondes cylindriques droites, moyen et gros calibres ;

14° Trois mandrins ;

15° Une bougie conductrice ;

16° Trois sondes de gomme ouvertes aux deux bouts ;

17° Six bougies filiformes assorties ;

18° Un trocart courbe pour ponction de la vessie ;

19° Une seringue en maillechort ;

20° Un écarteur des paupières à ressort ;

21° Une pince à fixation de l'œil ;

22° Une aiguille à cataracte ;

23° Un couteau linéaire de Graefe ;

24° Un couteau triangulaire droit à arrêt ;

25° Un couteau triangulaire coudé à arrêt ;

26° Une pince à iridectomie ;

27° Une paire de ciseaux coudés à iridectomie ;

28° Une curette de Daviel ;

29° Une pince pour l'extraction des corps étrangers de l'oreille ;

30° Une sonde œsophagienne avec panier de Graefe ;

31° Deux couteaux à amputation ;

32° Une scie avec un feuillet de rechange ;

33° Une pince de Liston ;

34° Un thermomètre médical ;

35° Six aiguilles à suture.

Un de nos plus habiles fabricants, M. MATHIEU, a, sur

notre invitation, réuni tous ces instruments dans une
boîte (fig. 62) et, grâce à un agencement ingénieux des
pièces qu'elle contient, a heureusement réussi à la ren-

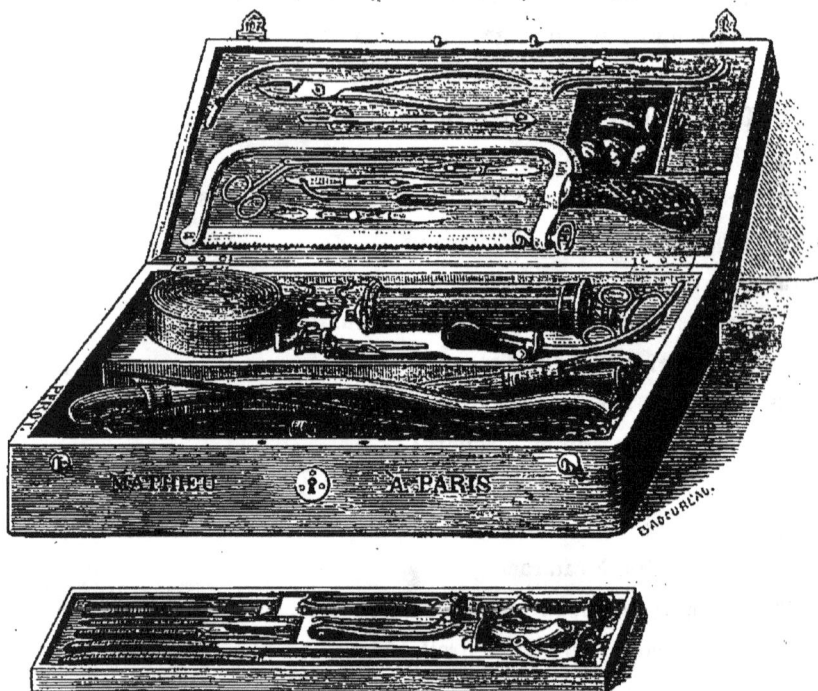

Fig. 62. — Boîte de chirurgie d'urgence.

dre portative. Elle peut donc accompagner le médecin
de campagne dans ses tournées, où l'imprévu joue souvent un si grand rôle, et le mettre en mesure de parer
à toutes les éventualités.

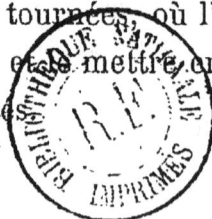

FIN

TABLE ALPHABÉTIQUE
DES MATIÈRES

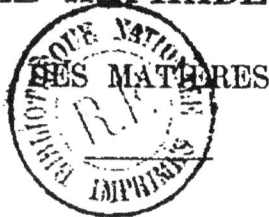

FIN DE LA TABLE ALPHABÉTIQUE

CORBEIL. — TYP. ET STÉR. DE CRÉTÉ FILS.

TABLE DES MATIÈRES

TROISIÈME SECTION

HÉMORRHAGIES VEINEUSES, 162 A 165.

CHAPITRE DEUXIÈME

OPÉRATIONS NÉCESSITÉES PAR LA SUFFOCATION

CHAPITRE TROISIEME

OPÉRATIONS NÉCESSITÉES PAR L'ÉTRANGLEMENT INTESTINAL ET LA RÉTENTION STERCORALE

CHAPITRE QUATRIÈME

OPÉRATIONS NÉCESSITÉES PAR LA RÉTENTION D'URINE

CHAPITRE CINQUIÈME

OPÉRATIONS NÉCESSITÉES PAR LES CORPS ÉTRANGERS DONT L'EXTRACTION NE PEUT ÊTRE SANS INCONVÉNIENT DIFFÉRÉE

CHAPITRE SIXIÈME

DES AMPUTATIONS D'URGENCE

CHAPITRE SEPTIÈME

DE L'ANESTHÉSIE CHIRURGICALE

FIN DE LA TABLE DES MATIÈRES.

www.ingramcontent.com/pod-product-compliance
Lightning Source LLC
Chambersburg PA
CBHW052058230326
41599CB00054B/3059